在中国中医科学院研究生院讲授《伤寒论》课程实录

为其硕士、博士、博士后系统讲授《伤寒论》课程原音再现

伤寒"类方－方证－主证"传讲录

何庆勇　著

全国百佳图书出版单位

中国中医药出版社

·北 京·

图书在版编目（CIP）数据

伤寒"类方－方证－主证"传讲录 / 何庆勇著 . — 北京：
中国中医药出版社，2021.9（2025.5 重印）
ISBN 978-7-5132-7080-9

Ⅰ . ①伤… Ⅱ . ①何… Ⅲ . ①《伤寒论》—研究
Ⅳ . ① R222.29

中国版本图书馆 CIP 数据核字 (2021) 第 143426 号

中国中医药出版社出版

北京经济技术开发区科创十三街 31 号院二区 8 号楼
邮政编码　100176
传真　010-64405721
三河市同力彩印有限公司印刷
各地新华书店经销

开本 710×1000　1/16　印张 22　字数 294 千字
2021 年 9 月第 1 版　2025 年 5 月第 3 次印刷
书号　ISBN 978 - 7 - 5132 - 7080 - 9

定价　88.00 元
网址　www.cptcm.com

服 务 热 线　010-64405510
购 书 热 线　010-89535836
维 权 打 假　010-64405753

微信服务号　zgzyycbs
微商城网址　https://kdt.im/LIdUGr
官 方 微 博　http://e.weibo.com/cptcm
天猫旗舰店网址　https://zgzyycbs.tmall.com

作者简介

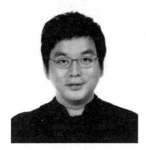

何庆勇，字鹏伟。湖北黄冈罗田人，博士，主任医师，博士研究生导师，博士后合作导师，仲景国医导师，中华中医药学会中青年创新人才，中国青年科技工作者协会理事，国家健康科普专家，北京市科技新星，中华中医药学会内科分会青年委员会常委。师从王阶教授（系其硕士、博士）、张允岭教授（系其博士）。现工作于中国中医科学院广安门医院心内科。

长年来着迷于仲景伤寒学说，笃尊汉唐古方，矢志于方证辨证，临证恒用经方或经方叠用而治今病，临证处方药味严格遵守《黄帝内经》"多则九之，少则二之"，临床处方平均药味仅 3 ～ 6 味。对运用《伤寒论》《金匮要略》《备急千金要方》等书的古方治疗临床疑难病症有较深的体会。兼任中国中医科学院研究生院《伤寒论》课程、《金匮要略》课程授课老师，针对《伤寒论》提出了"类方 – 方证 – 主证"辨证新体系，针对《金匮要略》提出了"辨病 – 方证 – 主证"辨证新体系。

先后主持或参加国家自然科学基金项目、"十五"国家科技攻关计划、"十一五"国家科技支撑计划、国家973项目等国家级课题13项，申请或授权国家发明专利9项，培养硕士、博士、博士后26名，获得包括国家科学技术进步奖二等奖等在内的国家及省部级奖12项。在核心期刊发表论文200余篇，在 *Int J Cardiol* 等杂志上发表SCI文章24篇。独著或主编《白天临证，夜间读书——方证辨证解伤寒》《伤寒论钤法》《金匮"辨病－辨证－主证"传讲录》等学术著作13部。近年来受邀在国内外讲课或直播，累计听众十万余人次。

前　言

　　《伤寒杂病论》为医圣张仲景于东汉面对大疫流行时，发愿"勤求古训，博采众方"而著成的我国第一部理法方药完备、理论联系临床的医学著作。药王孙思邈晚年曾对仲景及《伤寒论》中记载的方剂有如此评价："至于仲景，特有神功……行之以来，未有不验。"即仲景之方临床使用时多有效验。宋代林亿曾说："常以对方证对者，施之于人，其效若神。"即临床中对于《伤寒论》中记载的方剂，若能运用方证辨证的模式，有是证则用是方，常会收到意想不到的佳效。欲成明医，仲景之书不可不读；欲治大病，经方方证不可不知。笔者从事《伤寒论》《金匮要略》与疑难病治疗的临床与研究工作已逾二十年，努力身体力行"白天临证，夜间读书"之道，每日都将自己完全沉浸于为患者解决病痛的临床氛围里，又时时反复精研仲景医书，并将其反哺回归于临床实践之中，自觉受益颇多！

　　本书是根据笔者在中国中医科学院研究生院讲授《伤寒论》，及为笔者自己的硕士、博士、博士后系统讲授《伤寒论》的录音而转录成的文字讲稿，后又在其基础之上进行适当补充而成。全书的主要内容包括导言、总论、分论三部分。其中，分论又包括辨太阳病脉证并治上第五、辨太阳病脉证并治中第

六、辨太阳病脉证并治下第七、辨阳明病脉证并治第八、辨少阳病脉证并治第九、辨太阴病脉证并治第十、辨少阴病脉证并治第十一、辨厥阴病脉证并治第十二、辨霍乱病脉证并治第十三、辨阴阳易瘥后劳复病脉证并治第十四，共计 10 章。导言部分，主要论述了笔者提出的"类方-方证-主证"辨证体系与《伤寒论》之间的紧密联系，力求使每一位读者均能了解此辨证体系的具体应用。总论部分，主要论述了《伤寒论》的作者、历史显晦、内容、学术特点及如何学好《伤寒论》。分论部分，分别将太阳病、阳明病、少阳病、太阴病、少阴病、厥阴病、霍乱病及瘥后劳复病进行系统讲解，将条文从"条文旁参、词释、何注、临床体会、医家选注"等角度出发，详细地阐释了具体条文在不同《伤寒论》版本中的展现、疑难词汇的注释、对条文的解释、某方的方证及主证、笔者临床使用此方的具体心得体会，以及其他两名医家对本条文的见解。

本讲稿最大的特点为包含了笔者多年来在临床实际应用中探索出的心得体会，从临床实战角度入手，内有大量笔者临床摸索出的"不传之秘"，如经方的方证、主证、经方中误用千年的药物、药物在临床应用时的具体剂量等。另外，本讲稿在讲述具体条文及笔者的辨证思路时，突出展现了笔者提出的"类方-方证-主证"辨证体系，不仅力求读者对某一方的使用能有较深刻理解，更使读者能将同一类方、不同类方等融会贯通，并能形成较成熟的思维体系。本讲稿广泛参阅不同版本的《伤寒论》，除明代赵开美复刻宋本《伤寒论》外，亦有康平本、康治本、唐本（即《备急千金要方》《千金翼方》所记录的版本）、白云阁藏本、涪陵古本、桂林古本等。若与宋本相出入之处，已将其列于宋本条文之下，使读者能旁参不同版本，以试窥仲景《伤寒论》的本来面目。此书亦广泛参阅《神农本草经》《名医别录》《新修本草》等唐代及以前的本草著作，力求从仲景时代所涉及的本草原文角度分析每味药物的具体使用。为了便于学习查找，本书除极少数条文外，多数条文均按照明代赵开美复刻宋本的顺序编排，并重点讲解了带有方名的条文，以求指导读者更好地将其运用于临床中。

本讲稿总论部分由笔者的学生李安琪整理，各章节部分由学生李尚瑾整理，在此向其一并致谢。

何庆勇

2021 年 3 月

医　缘

我生癖耽医，

嗜经人似痴。

君问何为乐？

临证心自怡。

——何庆勇 2011 年于北京勤学斋

目 录

导言 《伤寒论》"类方 - 方证 - 主证"辨证体系概述

　　辨证论治是中医治疗疾病的特色和精华，辨证方法众多，有六经辨证、脏腑辨证、三焦辨证、卫气营血辨证等，均各有其合理性和局限性。笔者着眼于方与证，立足经典与历代医家的论著，结合个人多年的临床经验，提出"类方 - 方证 - 主证"的辨证新体系。该辨证体系特别适合汉唐时期的方剂，尤其是经方，不失为临床辨证执简驭繁的一种新途径。

一、类方思想

　　类方是指在功效或者组成上具有一定的相似特征，或者具有源流衍化关系的一类方剂。类方思想可能首见于《易经·系辞上》："方以类聚，物以群分。"唐代孙思邈的"比类相附"更是类方思想的直接体现。在《千金翼方》中，他对《伤寒论》进行编排时，将太阳病诸法分列于"桂枝汤法""麻黄汤法""青龙汤法""柴胡汤法""承气汤法""陷胸汤法""杂疗法"之下，开类方思想之先河。明代施沛延续这种思想，其《祖剂》以仲景诸方为祖，将后世用药相近的方剂同类相附。清代的柯琴亦尝试用类方思想梳理《伤寒论》，其在《伤寒来苏集·凡例》中主张"是编以证为主，故汇集六经诸论，各以类从"，采用以方名证、以经类方的方法对《伤寒论》进行重编。清代医家徐灵胎在谙熟了经方采用六经辨证的弊端之后，探求三十年，用类方思想编集《伤寒论》，在《伤寒类方·序》中提出"不类经而类方"，具体方法为"每类先定主方，即以同类诸方附焉"，将《伤寒论》诸方分为"桂枝汤类""麻黄汤类""葛根汤类"等十二类。其后，王泰林仿徐氏《伤寒类方》，化裁编辑，将方剂分为二十四类并编成歌括，作《退思集类方歌注》。与徐灵胎同期，日本医家吉益东洞作《类聚方》，"列而类之，附以己所见"，以方为类目，不涉及阴阳五行、脏腑经络等理论，更不以六经辨证为藩篱，编次《伤寒论》。此外，沿用类方思想的还有清代张璐的《医通祖方》，近现代左季云的《伤寒论类方汇参》、段苦寒的《中医类方辞典》等。

那么，为什么诸多医家都提倡运用类方思想呢？首先，使用类方的方法能提高医者临证处方的准确度和高效性。类方之法具有普遍规律性，各种疾病但凡有相同的主要表现，治疗时便可选用一类特定的方剂。故掌握了类方的思想，临证时便能胸有定见，能够准确而高效地判断疾病的主要矛盾。例如，患者以"恶寒、恶风、舌淡"为主要表现者，即可考虑桂枝类方；以"心烦、身热、胸中窒塞"为主要表现者，可考虑栀子类方；等等。此外，类方思想有利于医者迅速地学习经方、掌握经方，达到举一反三的目的，例如柴胡类方的主方小柴胡汤原方加减就有多种变方，可帮助医者应对多种变证。

二、方证辨证

方证是证候的一种特殊形式，以方名证，故名方证。仲景在《伤寒论》第317条说："病皆与方相应者，乃服之。"这就是方与证相应的最早论述。由于类方是药物组成相似的方剂的集合，其在主治的证候上就会带有一定的相似性，这时候就需要我们在把握一类方剂相似性的同时，了然该类各方剂间的差异性，对不同的方证进行鉴别筛选。强调以方名证，方证相应是倡导类方者主要的学术主张。宋代林亿在《金匮要略方论·序》中说"尝以对方证对者，施之于人，其效若神"，就道明了方证相应的神奇疗效；伤寒大家刘渡舟说"要想穿入《伤寒论》这堵墙，必须从方证的大门而入"，认为《伤寒论》幽奥深邃，而方证是学习经方的不二法门，从方证入手，便能迅速掌握《伤寒论》；已故医药学家叶橘泉也说，"方证学是仲景学说的核心"，将方证置于经方研究极高的地位。《伤寒论》诸方，方由证立、证以方名、方证一体，构成其证治的主要内容。故而笔者认为，在汉唐方书的体例下，方证辨证是汉唐时期的主要辨证方法。"类方－方证"的方法，其着眼点不在病而在证，有是证用是方，走出了传统以经解经的圈子，而直接面对临床，扩大了经方的应用范围，所治疗疾病也就不再局限于伤寒。同时，这也是中医特色的诊疗手段，区别于西医解构、还原的特点，并不需要我们从病理生理入手，即便是病因尚未明确或尚无有效治疗手段的疾病，我们也可以从其四诊信息中找到用方的指征和证据，确定方剂。

例如桂枝附子汤的方证是身体疼痛（酸重疼痛），恶风、恶寒，阴雨天加重，严重者不能转侧，便溏，脉浮虚而涩。风湿性关节炎、类风湿关节炎、骨性关节炎等疾病，凡是其症状符合桂枝附子汤方证者，均可使用桂枝附子汤，多能取得较好疗效。再如桂枝加葛根汤的方证是项背发紧，恶风恶寒，局部汗出，触诊局部发凉；桂枝加芍药生姜各一两人参三两新加汤的方证是周身疼痛，恶风寒，有汗。以上三个方剂均属于桂枝类方，组成和功效多有相似之处，都需要具备桂枝类方的共同特征——恶风、恶寒、舌淡，然而把握其各自的方证就可以相互区别开来，以便临证之时选择恰当的方剂。

三、方证辨证与抓主证相结合

"证"就是仲景原条文的方证，抓主证，就是抓住方证最具特征性的四诊信息，"抓主证用经方"就是"辨方证用经方"的提炼与升华。主证是决定全局而占主导地位的证候。方证辨证可以使我们找到合适的方剂治疗疾病，然而临证之时，患者病证往往复杂多变，其证候的表现未必完全与方书相合，这常常令医者对方证辨证难以把握。这时候就需要把方证辨证与抓主证相结合。经方大家刘渡舟老提出：

"在临床辨证时，应先抓主证……主证是纲，纲举而目张，对附属于主证的兼证、变证、夹杂证等也就自然迎刃而解。"可见，主证就是反映一方方证最重要的四诊信息，抓住了主证也就是找到了治疗疾病的关键，有"射人先射马，擒贼先擒王"之妙。笔者认为，抓主证是辨证的尖端。方证辨证与抓主证相结合，是学习古方执简驭繁的圭臬。每方必有其主证，且主证一般不超过三条。例如，桂枝附子汤的主证为恶风、肌肉疼痛、阴雨天加重。桂枝加葛根汤的主证为项背发紧、恶风恶寒、汗出。桂枝加芍药生姜各一两人参三两新加汤的主证是出汗之后周身疼痛、乏力。抓住主证方能抓住辨证的要点，迅速找到恰当的方剂。

四、"类方－方证－主证"辨证体系

早在《伤寒论》里，就已经体现出了类方、方证、主证的系列思想。《伤寒论》中第 30 条"以承气汤微溏，则止其谵语"，此处仲景说可以用承气类方，小承气汤与调胃承气汤均可运用。第 34 条"太阳病，桂枝证，医反下之"、第 166 条"病如桂枝证，头不痛，项不强"，这两处并未指出应用何方，而以"桂枝证"概括了桂枝类方所适用的证。此外，第 251 条"得病二三日，脉弱，无太阳柴胡证……"此条的"柴胡证"亦为概述，乃是指柴胡类方可见之证。由前所述，仲景先师虽未明确提出"类方"的概念，但其医学观点已经有了类方思想的雏形，并且在医学实践中自发使用了类方的方法。第 76 条"若少气者，栀子甘草豉汤主之；若呕者，栀子生姜豉汤主之"、第 77 条"发汗若下之而烦热，胸中窒者，栀子豉汤主之"、第 79 条"心烦腹满，卧起不安者，栀子厚朴汤主之"等即为栀子类方下的几种方证，在符合栀子类方的普遍性之后，根据患者的特殊之处，便可确定不同的方剂。可见，仲景是在确定类方之后，再通过四诊信息的鉴别，寻找当前患者状态的特殊之处，从而确定类方中某一特定的方证。"方证同条，比类相附"就是孙思邈对仲景类方和方证散在学术观点的传承和

发展。而临证之时，医者面对复杂的病情，往往需要抓住最重要的四诊信息（即主证），如第149条："伤寒五六日，呕而发热者，柴胡汤证具……但满而不痛者，此为痞，柴胡不中与之，宜半夏泻心汤。"根据该条文，患者出现多种症状，但以腹部"但满而不痛"为最主要表现时，即可使用半夏泻心汤，这就是抓主证的典型运用。抓住患者当前最重要的症状体征，便能排除干扰、迅速确定所用方剂。

近代著名中医学家蒲辅周曾说："辨证论治的真谛是一人一方……善治病者，一人一方，千人千方，如一锁一钥，千锁千钥，务期药证相符，丝丝入扣。"可见，辨证论治的意义就在于找到符合患者当前病情的最佳方剂。本于《伤寒论》，立足于先贤著述，结合自己多年的临床经验，笔者提出了"类方－方证－主证"辨证新体系（图1）。该辨证体系的具体内容分为三步：第一步，先辨类方，依据徐灵胎的《伤寒论类方》可分出"桂枝汤类""麻黄汤类""葛根汤类""柴胡汤类""栀子汤类""承气汤类""泻心汤类""白虎汤类""五苓散类""四逆散类""理中汤类"和"杂法方类"等十二类，根据患者大致情况选择一类方剂；第二步为辨方证，根据患者特异性的四诊信息，进行方证辨证，选择该类方中合适的方剂；第三步，若该患者病情复杂，则抓主证，抓住患者最重要的四诊信息，结合方证辨证最终确定方剂。根据患者实际情况，若患者病情较为典型或单一，也可以省去其中的步骤，由"类方－方证"或"类方－主证"确定方剂，甚至从类方、方证或主证中的某一要素直接入手，确定所用方剂。在此过程中必须认识到，不论是哪一种辨证方法都是治疗患病之人，而不是单纯的某一种疾病，所以"人"是我们这个辨证新体系的中心。

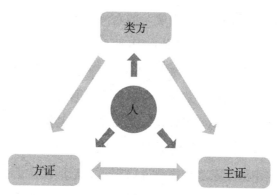

图1　"类方－方证－主证"构架图

　　总之，一人一方，是一切辨证的最终目的也是治疗的要务。不论采用六经辨证、脏腑辨证、三焦辨证、卫气营血辨证，或其他何种辨证方法，无疑，"类方－方证－主证"辨证体系可以为我们提供一种辨证的新思路，找到最佳方剂（表1-1）。这种辨证体系很好地比较了类方之间、每一类方下的各方证以及各方剂的主证，因而便于我们理解方义和药性。再者，这种方法简便而易于掌握，可以使经方的学习更加贴近临床；适用于经方的学习而又不限于经方，可以在中医的学习过程中推而广之。最后，这种方法是中医实证化的一种尝试，尊重前人的临床经验与事实，强调中医学的实践性和可重复性。

表1　类方、方证、主证的内涵和外延

项目	内涵与外延
类方	包括桂枝类方、柴胡类方等十二大类方，有相似的组成和功效
方证	辨某方证以及人体发生病情时整体反映的证候，只要这两个证相对应，即可治疗
主证	一般不超过3个症状体征，多为使患者最为痛苦的四诊信息或该方剂最特征性的四诊信息

五、典型医案

患者刘某，女，35 岁，初诊日期：2018 年 10 月 5 日。主诉：反复心悸半年。现病史：患者半年前出现心悸，每日均发作，每次心悸持续约 1 小时，平素注意休息仍不能缓解，遇阴冷天则心悸加重，遂于我处就诊。刻下症：心悸，发作时持续约 1 小时，心悸时喜安神静卧，双手喜按揉胸部。乏力，畏寒，受风寒后即感冒，后背正中发紧，疼痛，易紧张，易流泪，情绪急躁，与人不和则欲打架，大便 1 天 1 次、成形，夜尿 0 次。查体：体型正常，舌淡，苔薄黄，脉濡弱。诊断：心悸（心阳不足，心神失养证）。治则：温通心阳，养心安神。处方：方用桂枝甘草汤合甘麦大枣汤。桂枝 15g，生甘草 15g，肉桂 15g，浮小麦 90g，大枣 30g。14 剂，水煎服，日 1 剂，分 3 次，早、中、晚饭后半小时温服。

二诊（2018 年 10 月 21 日）：患者诉服药 1 剂后，心悸未再发作，服药 1 周后于阴雨天受凉亦无心悸发作；易紧张与易流泪明显好转。服药两周期间心悸未发作。治疗：守原方 14 剂巩固治疗。随访 1 个月，未再复发。

按语：此患者症见畏寒，受风寒后即感冒（恶风），舌淡符合桂枝类方的特征，故可选用桂枝类方。确定类方之后，要根据患者特有的四诊信息进行方证辨证。本案中使患者感到最痛苦的症状是心悸，遇阴冷天加重，心悸发作时喜安神静卧，双手喜按揉胸部。《伤寒论》第64 条："发汗过多，其人又手自冒心，心下悸，欲得按者，桂枝甘草汤主之。"根据条文可总结桂枝类方中桂枝甘草汤的方证为心悸（或胸闷、胸痹），欲得按，兼见畏寒、恶风，或多汗，舌淡；其主证为心悸，欲得按，畏寒。将方证辨证与抓主证相结合，可见该患者的最主要的症状符合桂枝甘草汤的方证及"心悸，欲得按"的主证。另外该患者"容易紧张，易流泪，情绪急躁，与人不和则欲打架"的症状符合甘麦大枣汤"脏躁，喜悲伤欲哭，容易紧张"的主证，故予桂枝甘草汤合甘麦大枣汤。

六、结语

笔者依据前人的探索尝试，深究《伤寒论》的相关条文，结合自己多年的临床经验，首次较系统地提出"类方－方证－主证"的辨证新体系，以期提供一种研究和应用汉唐古方特别是经方的新思路。或有不足之处，尚需同道争鸣、辨误。

（原载于《中华中医药杂志》2021 年第 3 期）

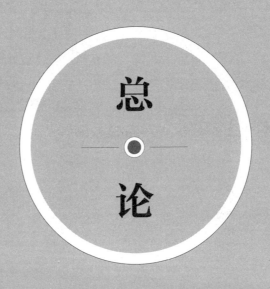

总

论

一、《伤寒论》作者及历史显晦

1. 作者及时代背景

《伤寒杂病论》由东汉末年著名医学家张仲景所撰。张仲景，名张机，其生卒年代在公元150～219年，南阳郡人，具体生平不详，主要见于唐代甘伯宗《名医录》：张仲景"举孝廉，官至长沙太守，始受术于同郡张伯祖。时人言，识用精微过其师。所著论，其言精而奥，其法简而详，非浅闻寡见者所能及"，说明了其医术之高超和《伤寒杂病论》的非凡价值。张仲景所生活的东汉末年，战乱频繁，瘟疫流行，正如曹植在《说疫气》中所描述的"家家有僵尸之痛，户户有号泣之哀"。张仲景的家族"其死亡者，三分有二"，这刺激了张仲景从医之心，遂发愿"勤求古训，博采众方"。到东汉末年，中医学蓬勃发展，《素问》《灵枢》《难经》《胎胪药录》等经典的成书也为张仲景的医学实践活动提供了客观条件。

2.《伤寒论》的历史显晦

据推算，《伤寒杂病论》成书于公元206年前后，原书共有16卷，在其写成的半个世纪后，晋太医令王叔和进行了第一次编纂与整理，并将其收录至《脉经》，这是《伤寒杂病论》现存最早的传本。之后在南北朝、隋唐时期虽然已经产生了各种各样的抄本，但多限于师徒传授，公开流传的较少。唐代孙思邈在《备急千金要方》中收录了古传本的大部分内容，尤其《千金翼方》所收录的伤寒病佚文较为完整。《外台秘要》中引《张仲景伤寒论》，实际是《伤寒杂病论》的另一古传本，又称为"外台本"。宋初，高继冲将内府收藏的编录本进献宋朝，后根据这一版本为底本编写入了《太平圣惠方》中，又称为淳化本《伤寒论》。1057 年北宋成立校正医书局，将当时传世的 3 种古传本分别加以整理刊行，这就是"宋本"《伤寒论》《金匮要略方论》和《金匮玉函经》，其中《金匮玉函经》是《伤寒论》内容基本相同的别本，故而《伤寒杂病论》一书以《伤寒论》和《金匮要略方论》二书流传下来，其后内容未再有大的变动，文字也基本定型。

而现在较为通行的版本，一个是明万历年间赵开美复刻的志平本，简称赵本；另一个是汪济川复刻成无己的《注解伤寒论》本，简称汪本。

二、《伤寒论》内容及其学术特点

1.《伤寒论》的内容

经宋代林亿校正的《伤寒论》，全书分为 12 卷，22 篇，包括辨脉法、平脉法、伤寒例、辨痓湿暍脉证、辨太阳病脉证并治上中下、辨阳明病脉证并治、辨少阳病脉证并治、辨太阴病脉证并治、辨少阴病脉证并治、辨厥阴病脉证并治、辨霍乱病脉证并治、辨阴阳易瘥后劳复病脉证并治、辨不可发汗、辨可发汗、辨发汗后、辨不可吐、辨可吐、辨不可下、辨可下、辨发汗吐下后病脉证并治。其中辨脉法和平脉法主要为脉法理论和脉象描述，伤寒例主要论述节气主病和伤寒病的病因病机，一般认为这三篇并非出自张仲景之手，为王叔和撰集。痓湿暍病重出于《金匮要略》中，辨不可发汗等后 8 篇，几乎都是前面内容的重复。所以需要重点学习的是辨太阳病脉证并治上中下 3 篇，辨阳明、少阳、太阴、少阴、厥阴病脉证并治 5 篇，以及辨霍乱、辨阴阳易瘥后劳复病脉证并治 2 篇，共 10 篇，398 条条文，113 方。一般所说的六经辨证以及方证辨证，依据的也主要是这部分内容。

2.《伤寒论》的六经辨证体系

《伤寒论》最重要的学术特点之一，就是创立了六经辨证体系，确立了辨证论治的原则。笔者认为六经虽名为经，但并不完全等同于经络，而是涵盖证候、经络、脏腑等的综合性概念。仲景所言的六经，并非与《黄帝内经》中的六经含义完全相同。想要理解仲景的六经辨证，还是要从《伤寒论》的原文入手。六经有传变，《伤寒论》中传变的概念，分为两部分。传，病证由某一经发展为另一经，并可以用六经病的提纲证加以概括，称之传经。变，某一经病证起了质的变化，再不能用六经病提纲证加以概括。影响传变的因素包括正气的强弱、感邪的轻重以及治疗是否得当。六经传变的一般规律：①由表入里。②由实转虚。③阳证转阴。传变的主要方式包括：①循经传——病情按六经排列次序传变。②越经传——病情不按六经排列次序传变。③本经自病——未经传变，初起即为少阳或阳明病，也称"直中"。④阴经与阳经同时发病。此外，在六经辨证中还存在着合病和并病的情况。合病是指两经或三经的病证同时出现，例如"太阳与阳明合病""三阳合病"等。并病是指某一经病证未罢，另一经病证又起，两经病证往往同时并见，例如"太阳和少阳并病""二阳并病"等。但六经辨证有其局限性，如酸枣仁汤等方剂没法按六经辨证法归经。

后世还有用其他辨证方法解读《伤寒论》的，例如现代名家胡希恕先生提出以八纲辨证解读《伤寒论》的思想，亦有其合理性。

3. 类方－方证－主证辨证体系

笔者在研读《伤寒论》的基础上，提出了"类方－方证－主证"辨证新体系。类方：根据徐灵胎《伤寒论类方》的分法，包括桂枝类方、柴胡类方等十二大类方，有相似的组成和功效。方证：辨某方证以及人体发生病情时整体反映的证候，只要这两个证相对应，即可治疗。主证：一般不超过3个症状体征，多为该方剂最具特征性的四诊信息或患者最为痛苦的四诊信息，主证是辨证的尖端，现在我们使用的绝大部分方剂的主证已都出现在《伤寒杂病论》中。在实际运用该辨证体系时，第一步为辨类方，根据患者的一般情况选择一类合适的方剂；第二步为辨方证，根据患者特异性的四诊信息，进行方证辨证选择该类方中合适的方剂；第三步，若该患者病情复杂，则抓主证，抓住患者最重要的四诊信息，结合方证辨证最终确定方剂。亦可根据临证的实际情况由"类方 – 方证"或"类方 – 主证"确定方剂，甚至从类方、方证或主证中的某一要素直接确定所用方剂。

笔者认为，早在《伤寒论》里就已经体现出了类方、方证、主证的系列思想；并且在笔者看来，类方中包含六经的思想，类方可以涵盖六经，且一些不便用六经归类的方剂，却可以用"类方 – 方证 – 主证"体系来解读，例如栀子干姜汤等。这种辨证方法可以为我们提供一种《伤寒论》辨证的新思路，找到最佳方剂。详见《"类方 – 方证 – 主证"辨证体系的探讨》一文。（李安琪，何庆勇 ."类方 – 方证 – 主证"辨体系的探讨 . 中华中医药杂志，2021，04：2148-2151）

4. 历代医家的评价

《伤寒论》一书，流传近千年，历代医家无不精读此书，也皆对其有着非同一般的评价。如金代成无己《伤寒明理论·药方论序》中评价："唯张仲景方一部，最为众方之祖。是以仲景本伊尹之法，伊尹本神农之经，医帙之中，特为枢要，参今法古，不越毫末，实乃大圣之所作也。"宋代林亿等在宋本《伤寒论》序中曰："所著论，其言精而奥，其法简而详，非浅闻寡见者所能及，自仲景于今八百年，唯王叔和能学之。"南宋严器之为《注解伤寒论》作序时说：《伤寒论》十卷，其言精而奥，其法简而详，非寡闻浅见所能赜究。"明代徐春甫在《古今医学统大全·伤寒论》中说："大纲大要无越乎汗、吐、下、温四法而已，盖一证一药，万选万中，千载之下，若合符节，前修指为群方之祖信矣。"明代方有执的《伤寒论条辨·序》中说：《伤寒论》之书，仲景氏统道垂教之遗经，治病用药大方大法之艺祖，医系继开之要典。"从历代医家的评价可以看出，他们都对《伤寒论》十分重视，这足以说明《伤寒论》的价值，《伤寒论》是学习中医不能绕开的经典。

三、如何学好《伤寒论》

《伤寒论》是中医的精华，是中医学王冠上的珍珠。古往今来，凡是立志成为大医者，多半绕不开《伤寒论》。在笔者看来，学好《伤寒论》，离不开以下四个方面。

1. 熟练背诵原文

著名中医学家，伤寒大家刘渡舟先生曾说过："不背一点书，是没有功夫可言的。"背诵原文，对于学习经典有着不可替代的作用。书读百遍，其义自现，对于《伤寒论》核心的398条内容，要做到反复阅读，反复背诵。直至说到某一条文，能够不假思索地脱口而出；说到某一方剂，能知道它的药物组成和剂量，在《伤寒论》中出现了几次，大概在什么位置，具体条文是什么，基本就达到了背诵的目的。只有这样熟悉，才能够让自己尽可能贴近仲景的思维，真正体会到每条条文的含义，并且能做到前后联系，发掘仲景著书的全貌。唯有多读多背，才可全面掌握其方剂的方证、主证，临床应用起来，才是有源头的活水，能够左右逢源，以不变应万变。

2. 早临床、多临床

《伤寒论》被公认开创了辨证论治的先河，其主要价值在于临床实践中。学习《伤寒论》，光纸上谈兵是行不通的。王阳明说儒家精神的精髓在于"知行合一"，近代以来，实践也被认为是检验真理的唯一标准，这些道理一样适用于中医。只有不断临证，边学边用，才能真正学好《伤寒论》。按照《伤寒论》的方证，临证取得疗效，一方面增强了我们学习《伤寒论》的兴趣，也加深了对条文方证的理解。患者是最好的老师，患者服药后的反应和效果，有时候会出乎我们意料之外，却又完全符合《伤寒论》的描述，这对我们的学习将会有非常大的帮助。笔者自己的体会是，任何一个方子结合条文应用了三遍以上，就可以非常深刻地掌握了，一辈子难以忘记。

3. 广泛涉猎，条文互参

林亿在宋本《伤寒论》序言中说"（仲景）所著论，其言精而奥，其法简而详"，说明了其语简而意深，导致了后之学者学习时有切实困难。为解决这一困境，学习《伤寒论》时需注意参考《金匮要略》《神农本草经》《备急千金要方》《千金翼方》等书籍，以补学习《伤寒论》之不及。通过这些书，一方面可以明确方剂的应用范围，如《伤寒论》中炙甘草汤："伤寒脉结代，心动悸，炙甘草汤主之。"根据条文，看似所有的心悸病皆可用炙甘草汤，但若参阅《金匮要略·血痹虚劳病脉证并治六》中所附《千金翼》炙甘草汤"治虚劳不足，汗出而闷，脉结悸，行动如常，不出百日，危急者十一日死"，就可看出，炙甘草汤针对的是虚劳病的患者，存在全身乏力，有心慌、口干、大便干等症状。另一方面，可以扩大方剂的应用范围，如《伤寒论》中半夏泻心汤"但满而不痛者，此为痞，柴胡不中与之，宜半夏泻心汤"，针对的是"心下但满而不痛"这样的一种病证；而《备急千金要方·卷十三》中泻心汤后注有"若寒，加附子一枚；若渴，加栝楼根二两；呕，加橘皮一两；痛，加当归一两；客热，以生姜代干姜"，可见，半夏泻心汤的应用不止限于"但满而不痛"，若出现痛证或其他病证我们都可以灵活化裁，扩大了其应用范围。

4. 多版本的互参

《伤寒论》在流传的过程中产生了许多的版本，有宋本《伤寒论》、《注解伤寒论》、《金匮玉函经》、唐本《伤寒论》、淳化本《伤寒论》、康平本《伤寒论》、康治本《伤寒论》，此外还有桂林古本《伤寒论》、敦煌残卷、涪陵古本《伤寒论》等。现在最流行的，也是最常用的版本是宋本《伤寒论》，其他版本与其各有差异。多版本互参，能帮助我们进一步窥见《伤寒论》的原貌，加深对其的理解。仍以炙甘草汤为例。宋本《伤寒论》载："伤寒脉结代，心动悸，炙甘草汤主之。"为什么伤寒会引起脉律不齐，心慌心悸？参阅康平本《伤寒论》："伤寒解后，脉结代，心动悸。"这个问题便迎刃而解。伤寒病愈后，因发汗太多，或者正邪相争太过，导致正气不足，出现了脉结代、心动悸的症状，用炙甘草汤两补阴阳，复其正气。再如宋本《伤寒论》中，桂枝加葛根汤的组成为"葛根四两，麻黄三两（去节），芍药二两，生姜三两（切），甘草二两（炙），大枣十二枚（擘），桂枝二两（去皮）",但在康平本《伤寒论》中,桂枝加葛根汤组成为"葛根四两,芍药二两,生姜三两（切）,甘草二两（炙）,大枣十二枚（擘）,桂枝二两",只加葛根而没有麻黄,不排除宋本"麻黄三两,去节"六字为衍文,康平本《伤寒论》为我们保留了一个更贴合前后文与临床实践的桂枝加葛根汤。

四、结语

历经千年的磨砺和检验,《伤寒论》却愈发闪耀光芒。药王孙思邈曾于《备急千金要方·卷第九》慨叹"江南诸师,秘仲景要方而不传",而在发达的现代社会,中医经典书籍已经是垂手可得,中医学人再不必发出这样无奈的感慨。我辈更应该勤奋勉励,勇攀中医经典的高峰。笔者学用《伤寒论》多年,逐渐总结出一套适用于《伤寒论》的"类方 – 方证 – 主证"辨证体系,故不揣谫陋,以此书将我多年心得全盘托出,以期为经方医学的发展贡献绵薄之力。

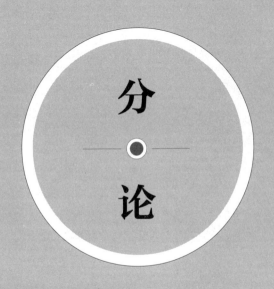

第一章　辨太阳病脉证并治上第五

太阳之为病，脉浮，头项强[1]痛而恶寒。(1)

【词释】

[1] 强：不柔和，有拘谨感。

【何注】

此条为太阳病的提纲证。

如果患者出现了脉浮、头颈项僵硬、恶寒的症状，则可定义为太阳病。太阳为六经之首，邪在表时，太阳受之，故此时人身正邪相争于表，气血亦向外走，故脉见浮象；太阳经枢不畅，故太阳经循行之位可见头痛、项僵或肩背不适；寒邪闭表，阳气被郁难以舒达，故恶寒。

【临床体会】

此类患者常根据不同兼证，临床上可以给予桂枝类方、麻黄类方、葛根类方等治疗。

【医家选注】

经云：太阳者，巨阳也，为诸阳主气。应天道之居高而卫外，在肤表之第一层。寒冬属膀胱司令。凡运行于肤表者，皆膀胱津液随太阳之气，而周六经之外藩，润经络而和营卫者也。津液不足则腠理不固，风寒暑湿得以乘虚而入。（清代邵成平《伤寒正医录·卷二·太阳》）

太阳主人身最外一层，有经之为病，有气之为病，主于外则脉应之而浮，何以谓经？《内经》云：太阳之脉连风府，上头项，夹脊，抵腰，至足，循身之背，故其为病头项强痛。何以谓气？《内经》云：太阳之上，寒气主之。其病有因风而始恶寒者，有不因风而自恶寒者，虽有微甚，而总不离乎恶寒。盖人周身八万四千毛窍，太阳卫外之气也。若病太阳之气，则通体恶寒，若病太阳之经，则背恶寒。（清代陈修园《伤寒论浅注·卷一·辨太阳病脉证篇》）

太阳病，发热，汗出，恶风[1]，脉缓[2]者，名为中风[3]。(2)

【词释】

[1]恶风：畏惧风袭，为恶寒之轻者。

[2]脉缓：指脉象柔缓而不紧急，非怠慢迟缓之意。

[3]中风：中医证名，指外感风邪所引起的一种表证，与内伤杂病的中风病不同。

【何注】

太阳中风证的表现是头项强痛，有汗出，发热，恶风、恶寒，脉浮缓。此为风中太阳肌腠，风客于表，正邪相争则发热；卫不固表，汗孔失司则汗出；腠理疏松，不胜风邪则恶风；汗出营泄，脉管不拘则脉缓。

【临床体会】

临床遇到汗出、发热、恶风的患者时，首先考虑桂枝类方。例如发热，怕风怕冷，有汗，头痛，颈项僵硬，舌淡，脉浮，为桂枝汤证，首先考虑桂枝汤；若在此基础上，有脉促、胸闷之症，此时则变为桂枝去芍药汤证，宜用桂枝去芍药汤。

中风证的特点是有汗出，此时易汗孔开泄，使寒邪再入。此时需避风，不可外出。如桂枝汤的方后注提示，在发汗之后，需避风覆被，不宜出门。此为同理。

【医家选注】

《灵枢》曰：夫天之生风者，非以私百姓也，其行公平正直，犯者得之，避者得无，殆非求人而人自犯之，此之谓也。然风之为风，其性属阳，其中人也，从卫而入，卫，气道也，风之所以从卫入者，卫亦阳，从其类也。（明代方有执《伤寒论条辨·卷之一·辨太阳病脉证并治上篇第一》）

发热者，太阳一经，卫阳营阴，本寒标热，自为调畅；邪犯其卫与标，则先从卫气标阳之化，故发热。此发热者，风寒之所同也。汗出者，风性疏泄，伤其外藩，是卫不为营守，而漏其不摄之津液也。恶风者，卫气既疏，似无外廓，有直侵其分肉之状。虽与恶寒约略相兼，实有天壤之隔。盖恶寒，非厚衣重衾不可除；而恶风，止塞埚墐户可以已也。脉缓者，风柳轻柔，风绳不急之象。（清代高学山《伤寒尚论辨似·太阳经总说·太阳经上篇》）

太阳病，或已发热，或未发热，必恶寒，体痛，呕逆，脉阴阳俱紧[1]者，名为伤寒[2]。（3）

【词释】

[1] 阴阳俱紧：阴阳指部位，即寸、尺部脉。指寸、关、尺三部脉均见紧象。

[2] 伤寒：证名，指狭义伤寒。

【何注】

太阳伤寒证的表现是头项强痛，恶寒，身体疼痛，干呕，脉浮紧。若正气强者，可见发热；正气弱者，不发热或仅有低热。然患者因感寒邪，故必有怕冷之象，即使身热，亦恶寒也；寒客太阳之经则身痛拘急；表邪受闭则里气失和，中土升降不调，故见呕逆。

【临床体会】

临床遇到恶寒、身痛、呕逆的患者时，首先考虑麻黄类方。如身痛、骨节痛、喘、恶寒、无汗者，为麻黄汤证，可与麻黄汤；在前基础上又见烦躁，为大青龙汤证，可与大青龙汤。另外，关于呕逆，不一定是太阳伤寒，可以是阳明病，也可以是少阳病（表1-1）。

表 1-1　呕逆的治疗（麻黄汤 / 吴茱萸汤 / 小柴胡汤）

共同症状	鉴别症状	病证	治疗
呕逆	恶寒，发热，脉紧，无汗	太阳伤寒	麻黄汤
	食谷欲呕	阳明病	吴茱萸汤
	往来寒热	少阳病	小柴胡汤

【医家选注】

此篇即于篇首脉浮头项强痛之总脉证中，又增入已发热未发热，恶寒头痛呕逆，及脉之阴阳俱紧，以别其为伤寒所现之脉证，有如此也。伤寒者，寒伤营也。营在卫内而属阴，寒本阴邪，其性锋锐，故深入而伤营也。寒邪入腠，玄府紧闭，阳气不得发泄，未有不郁而为热者。此言或已发热，或未发热者，言其发热之候，虽有或早或迟，而皆必恶寒体痛呕逆也。称恶寒而不言恶风者，以寒伤营而言也……体痛者，寒伤营分也。营者，血中精专之气也。血在脉中，随营气而流贯滋养夫一身者也……胸膈为太阳之区界，邪在胸膈，故气逆而为呕也……脉紧者，如索之紧绞也……病机十九条云：诸寒收引，皆属于肾。肾与膀胱相表里，故寒在太阳而脉紧也。紧则为寒气所伤，故名之曰伤寒也。（清代钱潢《伤寒溯源集·太阳中篇·伤寒证治第二》）

秦子曰：恶寒恶风，以一症而分轻重。恶风者，见风则恶，无风即止；恶寒者，既恶风亦恶寒。恶寒、恶风、发热皆是表邪，虽里证悉具，若有一些恶寒、头疼、身痛、手足冷，即是表邪，宜先解表，不宜清里攻下。（清代秦之桢《伤寒大白·卷一·恶寒》）

太阳病，发热而渴，不恶寒者，为温病[1]。若发汗已，身灼热者，名风温[2]。风温为病。脉阴阳俱浮，自汗出，身重，多眠睡，鼻息必鼾，语言难出。若被下者，小便不利，直视失溲[3]，若被火[4]者，微发黄色，剧则如惊痫，时瘈疭[5]，若火熏之。一逆尚

引日，再逆促命期。(6)

【词释】

[1] 温病：外感病的一种，由温热病邪所致，属广义伤寒的范畴。

[2] 风温：指温病误用辛温发汗后的一种变证，与后世温病学中的"风温"不同。

[3] 失溲：指二便失禁。

[4] 被火：指误用火法治疗。

[5] 时瘈疭：瘈，指收缩；疭，指松弛。即阵发性手足抽搐。

【何注】

太阳温病的表现是头项强痛，发热，无明显恶寒，脉浮。此病为感风热之邪而致，不宜再用辛温药物发汗，应用辛凉解表之法为宜。若使用桂枝汤等药为汗法，则可能使阳热更甚，身体灼热，此证名为风温，因初感温邪故脉但浮不紧，风邪伤卫则汗出，温邪熏灼，则神昏郁冒，肢体沉重，神不足时可见多眠伴鼾鼾，言语不畅；若使用下法，则温邪内陷膀胱，使小便不畅甚者难出，目为太阳膀胱经之终，故见直视；若在温邪之上再用火法，则热乘火势，郁于皮腠则发黄，郁于筋骨则筋骨眴动，坚劲难转。以上三种汗、下、火之法均为逆治之法，一次逆治可迁延病愈之日，两次误治可直接使寿命缩短。

【临床体会】

第一，温病学说的提出者并非是叶天士，其在秦汉时期便已有雏形——《难经·五十八难》说："伤寒有五，有中风，有伤寒，有湿温，有热病，有温病。"《伤寒论·辨太阳病脉证并治上第五》说："发热而渴，不恶寒者，为温病；若发汗已，身灼热者，名风温。"叶天士等人是在此之后，对温病学说进行了更多的补充与发扬，以至如今温病与伤寒齐名。

第二，中医不是慢郎中的角色，亦不是可有可无的辅助替代角色。若辨证准确，用药贴切，则效如桴鼓；若辨证不准，用药不当，则可使病情加重，甚至威胁生命，此实为"医可活人，亦可杀人"也！

【医家选注】

温病者，冬春之月，温暖太甚，所谓非节之暖，人感之而即病者也。此正是伤寒对照处。伤寒变乃成热，故必传经而后渴；温邪不待传变，故在太阳而即渴也。伤寒阳为寒郁，故身发热而恶寒；温病阳为邪引，故发热而不恶寒也。然其脉浮，身热头痛，则与伤寒相似，所以谓之伤寒类病也。（清代尤怡《伤寒贯珠集·卷二·太阳篇下·太阳类病法第五》）

温病虽异于伤寒，然热虽甚不死，以其病即伤寒中转之病，而温病以之为初传，热在于经隧之间，又非伤寒入里胃家实者比。治法只宜求之太阳署之里，阳明署之表。如所云心中懊憹，舌上苔者，栀子豉汤主之。渴欲饮水，口干舌燥者，白虎加人参汤主之。脉浮发热，渴欲饮水，小便不利者，猪苓汤主之之类。若不汗出而烦躁者，大青龙汤可借用，如葳蕤汤亦是也。温病之源头，只是阴虚而津液少，汗下温针，莫非亡阴夺津液之治，故俱属大忌。未发汗，只是温，发汗已，身灼热，则温病为风药所坏，遂名风温，以内蕴之热，得辛温而益助其炎炽也。阴阳俱浮者，自里达表，数急脉中更增其洪盛也。自汗出者，火势熏蒸，而透出肌表也。伤寒烦热，汗出则解。温病得之误汗，热闷转增，身重多眠，睡息必鼾，语言难出者，热盛于经则伤气，故气滞神昏而络脉壅也。被下者，阴虚重泄其阴，小便不利，直视失溲者，水亏营竭，而肾气不藏也。被火者，火盛重壮其火，微发黄色者，两阳熏灼，致脾阴不守，而土气外见也；剧则如惊痫，时瘈疭者，阳气根于阴，静则神藏，躁则消亡，亡则精不能养神，柔不能养筋也。若火熏之者，对微发黄色言，黄而加黑，津血为火热熛枯也。凡此皆温病中之坏病。（清代程郊倩《伤寒论后条辨整理与研究·射集·辨太阳病脉证篇第一》）

病有发热恶寒者，发于阳也；无热恶寒者，发于阴也。发于阳，七日愈；发于阴，六日愈。以阳数七，阴数六[1]故也。(7)

[1] 阳数七，阴数六：依据伏羲氏河图生成数推演而来。

【何注】

发热恶寒之症，属阳证；不发热，但恶寒之症，属阴证。阳证一般七日可自愈，阴证一般六日可自愈，因七为阳数，六为阴数。

【临床体会】

此条为临床辨证的首要大纲，《素问·阴阳应象大论》说："察色按脉，先别阴阳"即是此意，阴阳若明，则"全部伤寒亦提挈在手矣"。

但医者即使医术再高超，拨动阴阳之机时，也必定合于术数范围之内，不全随医者意愿而转。因此，医者万不可恃己所长，便有傲慢之心——患者病愈并非全为医者之功劳，亦有患者之配合，更有"道法自然"之助力。

【医家选注】

凡病有身发热，而外作恶寒之状者，此风寒之邪，伤于阳经而发，乃伤寒病也；有身无热，而外作恶寒之状者，此风寒之邪，直中阴经而发，为中寒病也。阳数奇，故愈约以七日，七者，少阳之数也。阴数偶，故愈约以六日，六者，老阴之数也。成注以火成数七，水成数六，为解亦通。（清代汪琥《伤寒论辨证广注·卷之三·辨太阳病脉证并治法上》）

盖六日七日之愈者，或风伤卫或寒伤荣，总在太阳未尝传变，故行其太阳经尽，不传阳明而愈耳。并非一日一经传遍六经，而预卜其愈期也。主治者遇之，苟病在本经，或解肌或发汗之后，是未痊愈，但无他变，唯有静以为俟而已。慎不可喜事好功，贻误晨小也。若遵程说则阴阳之间，大须调济，岂堪缓至六七日坐误乎？（清代魏荔彤《伤寒论本义·卷之一·太阳上篇总论》）

太阳病，头痛至七日以上自愈者，以行其经尽[1]故也。若欲

作再经[2]者，针足阳明，使经不传则愈。(8)

【词释】

[1] 行其经尽：指邪在太阳经之势已衰，未传他经。

[2] 欲作再经：指欲发生传经之变。

【何注】

对于太阳病，头痛等症状一般在七日左右可以自愈（《素问·热论》："伤寒一日，巨阳受之，故头项痛腰脊强……其不两感于寒者，七日巨阳病衰，头痛少愈……"），这是因为病情轻浅，邪未传变，只在太阳，未入他经。若病有传变之意时，在足阳明胃经针刺，可保病不再传变而向愈。

【临床体会】

第一，此条只言针足阳明之经，并未言针此经何穴。现代针灸大家单玉堂认为此处应刺足阳明胃经之合穴——足三里，其可健运中土，"使胃气充实则邪不内传"；其又为阳明之枢纽，可"主气机升降"。内可补气血，外可调营卫，则外邪便不复传变了。

第二，此条提示我们医圣张仲景并非仅以药治病，亦以针治病。药王孙思邈在《备急千金要方·卷第三十·针灸下》的序言中亦强调道："针灸不药，药不针灸，亦非良医也。"此实为我辈学习中医之戒。

【医家选注】

头痛为太阳所专，故独言之。七日以上，包括一二日、六日言也。自愈者，行尽太阳本经而愈也。欲作再经，自太阳而再传一经，则阳明也。针足阳明，断太阳之来路，使阳明之经不受太阳之热，则愈。（清代徐赤《伤寒论集注·辨太阳病脉证并治法上》）

阳明中土，万物所归，无所复传之地，邪易解散。（清代史以甲《伤寒正宗·卷之一·太阳经风伤卫之证》）

太阳病，欲解时[1]，从巳至未上[2]。(9)

[1] 解时：指有利于病邪解除的时机。

[2] 巳至未上：指巳、午、未三个时辰，即9时至15时这段时间。

【何注】

太阳病将要解决、向愈的时间，是巳时（9点）至未时（15点）。

【临床体会】

很多医家倾向于此句话无临床指导意义，但我在临床中发现，此条文实际具有鲜明的指向性，也是抓主证的重要参考依据。如果患者症状在每日9点至15点出现规律性加重或规律性减轻，可考虑为太阳病，方用桂枝类方、麻黄类方等。句中之"解"乃是"调解""解决"之意，在此段时刻，太阳经气旺盛，正气奋起与邪交争，正邪难分胜负则见病情加剧，正胜则见病情缓解——但更多的时候，表现为"邪胜"，患者的临床表现为病情发作或加重。

【医家选注】

巳为正阳，则阳气得以复也，始于太阳，终于厥阴。六经各以三时为解，而太阳从巳至未，阳明从申至戌，少阳从寅至辰，至于太阴从亥至丑，少阴从子至寅，厥阴从丑至卯者，以阳行也速，阴行也缓。阳主于昼，阴主于夜。阳三经解时，从寅至戌，以阳道常饶也。阴三经解时，从亥至卯，以阴道常乏也。《内经》曰：阳中之太阳，通于夏气，则巳午未，太阳乘王也。（清代张遂辰《张卿子伤寒论·卷二·辨太阳病脉证并治法上第五》）

凡病欲解时，必从其经其气之旺，经气胜邪气也。太阳，盛阳也，故从巳午未之王时而解。成氏曰：太阳从巳至未，阳明从申至戌，少阳从寅至辰，而太阴从亥至丑，少阴从子至寅，厥阴从丑至卯。阳主昼，阴主夜也。阳经解时，从寅至戌；阴经解时，从亥至卯。阳道常饶，阴道常乏也。（清代程知《伤寒经注·太阳辨证第三》）

风家[1]，表解而不了了[2]者，十二日愈。（10）

【词释】

[1] 风家：指常感受风邪的患者。

[2] 不了了：指病未彻底痊愈，身体尚有轻微不适。

【何注】

常感风邪之人，若服药表邪已解，但仍未完全康复者，还需等待至十二日左右才可痊愈。

【临床体会】

此条为"风家"感寒之后的病愈规律。《伤寒论》中出现的"风家""喘家""淋家""湿家""酒客"等词，提示着仲景可能是体质辨证的最早实践者。

【医家选注】

风家表解，是服桂枝汤而表邪已解也。了，了决也。不了了，言了未了也。谓中风家表邪已解，犹有余邪，故未得遽安。汗之则不须更汗，攻之则里无内邪，虽欲治之，无可治也。方注及喻氏，皆以为当静养以需，不可喜功生事也。十二日愈者，言经尽两周，邪去则正自复也，此《内经》立法之常经。若至过经不解，则又为法外之变，又当别论矣。（清代钱潢《伤寒溯源集·卷之一·太阳上篇》）

凡家字，俱指宿病而言。与后衄家、淋家、亡血家同。风家表解不了了，喻氏为阳气扰攘，未得遽宁。程氏为余邪不无散漫，皆是梦中说梦。盖了了者，心中之神明也。而所以了了之源，则以胃中水谷之精华化为营阴，以上供其滋润，犹之灯火之所以清亮者，油之为用也，故经曰心统营血。风家汗疏而营血伤，今又因汗以解表而胃中之津液一时不能输用，故神明时露燥涩之象耳。试观阳明汗多胃燥，便致谵语。谵语者，不了了之甚也。夫阳气可以骤还，而阴津不能即复。至十二日，则地支之数已周，而饮食之滋生，水谷之浸润，渐能灌溉，故愈也。（清代高学山《伤寒尚论辨似·太阳经上篇》）

病人身太热，反欲得衣者，热在皮肤[1]，寒在骨髓[2]也。身

大寒反不欲近衣者，寒在皮肤，热在骨髓也。（11）

【词释】

［1］皮肤：指浅表部位，即在外。

［2］骨髓：指深层部位，即在里。

【何注】

病人身体发热明显，本应脱衣散热，却反而想要加穿更多衣服，这是表热在皮肤，实际寒在骨髓深处。病人身体怕冷明显，本应加衣取暖，却反而想把衣服脱掉，这是表寒在皮肤，实际热在骨髓深处。

【临床体会】

患者的主观感觉并不一定是真正的辨证依据，症状有时也可以是假象，欲成明医，必须"详察形候，纤毫勿失"。四诊合参，才可能准确地辨证并用药，万不可如仲景在序言中说："相对斯须，便处汤药。"此实需戒之戒之。

【医家选注】

（引朱丹溪）大热当喜冷，反欲得衣者，表气虚不足以自温，其人阴弱，阳无所附，飞越而出，发为大热，宜作阴虚治之。大寒反不欲衣者，邪郁肤腠，表气大实，宜作邪郁治之。（清代郑重光《伤寒论证辨·卷上·辨身热恶寒身寒恶热》）

（引赵嗣真）虚弱素寒之人，感邪发热，热邪浮浅，不胜沉寒，故外怯而欲衣也，治宜辛温。壮盛素热之人，感邪之初，寒未变热，阴邪闭其伏热，阴凝于外，热郁于内，故内烦而不欲衣也，治宜辛凉。（清代郑重光《伤寒论证辨·卷上·辨身热恶寒身寒恶热》）

太阳中风，阳浮而阴弱。阳浮者，热自发，阴弱者，汗自出。啬啬[1]恶寒，淅淅[2]恶风，翕翕[3]发热，鼻鸣干呕者，桂枝汤主之。（12）

桂枝汤

桂枝三两，去皮　芍药三两　甘草二两，炙　生姜三两，切

大枣十二枚，擘

上五味，哎咀三味，以水七升，微火煮取三升，去滓，适寒温，服一升。服已，须臾啜热稀粥一升余，以助药力。温覆令一时许，遍身漐漐，微似有汗者益佳，不可令如水流漓，病必不除。若一服汗出病瘥，停后服，不必尽剂。若不汗，更服依前法。又不汗，后服小促其间，半日许，令三服尽。若病重者，一日一夜服，周时观之。服一剂尽，病证犹在者，更作服。若汗不出，乃服至二三剂。禁生冷、黏滑、肉面、五辛、酒酪、臭恶等物。

太阳病，头痛，发热，汗出，恶风，桂枝汤主之。(13)

【康平本原文】

大阳中风，阳浮而阴弱，（阳浮者，热自发，阴弱者，汗自出）啬啬恶寒，淅淅恶风，翕翕发热，鼻鸣干呕者，桂枝汤主之。

桂枝三两（去皮），芍药三两，甘草二两（炙），生姜三两（切），大枣十二枚（擘）。

上五味，哎咀三味，以水七升，微火煮取三升，去滓，适寒温，服一升。服已，须臾啜热稀粥一升余，以助药力。温覆令一时许，遍身漐漐，微似有汗者益佳，不可令如水流离，病必不除。若一服汗出病瘥，停后服，不必尽剂。若不汗，更服依前法。又不汗，后服小促其间，半日许，令三服尽。若病重者，一日一夜服，周时观之。

【词释】

[1] 啬啬：畏缩怕冷之状。

[2] 淅淅：如冷水淋身，不禁其寒。

[3] 翕翕：如羽毛覆盖，温和发热。

【何注】

这是提示使用桂枝汤的两条条文。太阳中风证的脉象是浮取时脉见浮象，沉取时脉见弱象——因有发热，所以脉浮；因有汗出，所以沉取脉弱。若患者出现脉浮，颈项僵硬，怕冷，可判断其为太阳病。

细问之，若兼有怕风，汗出，又闻及鼻鸣，见其干呕，此时可以用桂枝汤。第二条提示头痛、发热的太阳病，若有汗出、恶风的表现，宜用桂枝汤。

【临床体会】

1.桂枝汤的方证是发热，恶风恶寒，有汗，头痛，颈项僵硬，舌淡，脉浮。太阳中风表证初起，若能方证相应，用桂枝汤一服即愈，宋代林亿说"尝以对方证对者，施之于人，其效若神"，诚不欺我也。

表1-2 桂枝汤的"类方-方证-主证"

类方	方证	主证
桂枝类方（特征：恶风、恶寒、舌淡）	发热，恶风恶寒，有汗，头痛，颈项僵硬，舌淡，脉浮	发热有汗，恶寒，舌淡，脉浮

2.桂枝汤中各药物的比例为桂枝：芍药：生姜：甘草=3：3：3：2。先不论剂量大小如何，此比例关系首先不可破坏，否则便不是桂枝汤了。

3.桂枝是什么？据2015年版《中华人民共和国药典》中记载，"桂枝"为樟科植物肉桂的干燥嫩枝，在春夏两季采收。汉末《名医别录·上品·箘桂》说："无骨，正圆如竹，立秋采。"唐代《新修本草·木部上品卷第十二·箘桂》补充说："今俗中不见正圆如竹者，唯嫩枝破卷成圆，犹依桂用，恐非真箘桂也。"今之桂枝因未曾去皮，中间饱满，与"无骨"之形态不符；春夏采集，采收季节亦不符。倒是今之肉桂，符合"无骨，正圆如竹"之形态，又在秋季采收，那么今之肉桂是否便是古之桂枝呢？《新修本草·木部上品卷第十二·箘桂》指出："其牡桂嫩枝皮，名为肉桂，亦名桂枝。其老者，名牡桂，亦名木桂。"由2015年版《中华人民共和国药典》可知，现在的肉桂是肉桂树的干燥树皮（同时包括树干皮及树枝皮），与"嫩枝"之皮又不符。由此可得出，汉代所用"桂枝"，既不是现在的桂枝（肉桂树的嫩枝，不去皮），也不是现在的肉桂（肉桂树的树干皮及树枝皮），而是特指肉桂树的树枝皮。另外，《伤寒论》原文中，桂枝"去皮"是指去掉其木栓层。我在临床使用时，若桂枝用量大，常将桂枝和肉桂同用，以求仲景本意。

4. 炙甘草是什么？"炙"之本意为"炙肉也"，把肉串放在火上烧烤，此处可引申为将采来的甘草放在火上烤干。查阅2015年版《中华人民共和国药典》可知，今之"炙甘草"为生甘草蜜炙，实为"蜜甘草"，而"生甘草"（即甘草片）为将采挖后的甘草洗净切片后，直接干燥。两者相比，后者更符合汉代的"炙甘草"原貌。我在临床中为求更近仲景原意，经方中的炙甘草均用生甘草。

5. 关于服法：此方的药量不是固定的，而是根据患者服药反应而定。"若汗出病瘥（病愈）"，便不必继续服药，可以药"倒"病除；如若未得汗出，就要继续吃，甚至半日就要服完一日的剂量，甚至在夜间仍需接着吃，要"周时观之"，如此观察人体反应而随时调整给药剂量的服法，实为最高明之方式。反观今日，药物服法已经"规范化"，有了"日2次""日3次""每次服用200mL"等规定，好像将医学引入了科学化、规范化的时代，殊不知，这却是"不科学"的服药方法。"人体"与"药物"，似一阴一阳，随着人体的服药反应而即时地调整药量，便如同使此阴阳处于不断交感之中，相互作用，和谐而平衡；而如果将每次服药剂量固定，"人体"与"药物"这一对阴阳便处于分离的状态，阴中无阳，阳中无阴，则该如何达到最好的治疗效果？若药重病轻，或药轻病重，又该从何知晓呢？

6. 关于药后调护之法：服药之后，需盖上被子，再喝碗热粥，为使发汗。尤其应注意禁食生冷，不可出门，需避风避寒。但西医学在发烧时更注重散热——脱去外衣、开窗、敷冰袋，甚至喝冰可乐、吃冰棍……这样做的结果呢？当时退烧了，但第二天却烧得更厉害了。

7.《素问·阴阳应象大论》说："其在皮者，汗而发之。"医经虽未言明具体治疗药物，但今仲景已将理法方药明示，由此可窥《伤寒杂病论》与《黄帝内经》，确是有着千丝万缕的联系。

【医家选注】

此即经所云"荣弱卫强"者是也。阳脉浮者，卫中风也；阴脉弱者，荣气虚也。风并于卫则卫中邪实而发热，荣虚则汗自出也。卫虚则恶风，荣虚则恶寒，既荣弱卫强而恶寒复恶风者，以自汗出，肤腠疏而亦恶风也。鼻鸣干呕者，此风涌气逆之显性，则又可据以辨中风之初症也。桂枝汤和荣卫而散风邪，盖卫在脉外，中风则病在脉之外，故但用桂枝解肌，毋侵动荣血，是为冬时中风谛当之剂。（清代陶憺庵《伤寒源流·源集·六经证治》）

风之伤人也，头先受之，故令头痛。风为阳，气亦为阳，同类相从则伤卫，卫气伤则无以固津液，故令汗出。其恶风者，卫气不能卫也。其脉缓者，卫气不能鼓也。桂枝味辛甘，辛则能解肌，甘则能实表，辛甘发散为阳，故用以治风为君。然恐其走泄阴气，故用芍药之酸以收之，佐以甘草、生姜、大枣，此发表而兼和里之意。然桂枝本为解肌，若脉浮紧，发热汗不出者。不可与也，与之则表益实，而汗益难出矣。故伸之以"常须识此，勿令误也"。大抵桂枝性热，唯冬月正伤寒有汗者宜之。若温病断不可用，酒客亦不可用。抑不独温病酒客也，凡服桂枝汤作呕者，以胃热而服热药，两热相搏故也。（清代杨璿《伤寒瘟疫条辨·卷四·桂枝汤》）

太阳病，项背强几几[1]，反汗出恶风者，桂枝加葛根汤主之。（14）

桂枝加葛根汤

葛根四两　麻黄三两，去节　芍药二两　生姜三两，切　甘草二两，炙　大枣十二枚，擘　桂枝二两，去皮上七味，以水一斗，先煮麻黄、葛根，减二升，去上沫，内诸药，煮取三升，去滓。温服一升，覆取微似汗，不须啜粥，余如桂枝法将息[2]及禁忌。

【康治本原文】

太阳病，项背强几几，反汗出恶风者，桂枝加葛根汤主之。

桂枝三两，去皮　芍药三两　甘草二两，炙　生姜三两，切　大枣十二枚，擘　葛根四两

上六味，以水一斗，先煮葛根，减二升，去上沫，内诸药，煮取三升，去滓。温服一升。

【康平本原文】

太阳病，项背强几几，反汗出恶风者，桂枝加葛根汤主之。

葛根四两　芍药二两　生姜三两（切）　甘草二两（炙）　大枣十二枚（擘）　桂枝二两

上六味，以水一斗，先煮葛根，减二升，去白沫，内诸药，煮取三升，去滓。温服一升，覆取微似汗，不须啜粥，余如桂枝法将息及禁忌。

【词释】

[1]几几：短羽鸟飞之貌，形容项背拘谨不适，转动俯仰不利之状。

[2]将息：调理休息，即服药后护理之法。

【何注】

太阳病，本已有脉浮、头项僵硬、恶寒之状。若患者项背僵硬程度较甚，范围较广，本宜用麻黄类方解表，但患者有汗出，伴怕风，故用桂枝类方中的桂枝加葛根汤以解肌祛风，生津舒筋。

【临床体会】

1.桂枝加葛根汤的方证是项背发紧僵硬，恶风恶寒，局部汗出，触诊局部发凉，舌淡红，脉浮紧。我在临床每于此鉴别之时，均需起身触诊患者后项部（大椎穴附近），以获得更准确、详备的四诊信息。

表1-3　桂枝加葛根汤的"类方-方证-主证"

类方	方证	主证
桂枝类方 （特征：恶风、恶寒、舌淡）	项背发紧僵硬，恶风恶寒，局部汗出，触诊局部发凉，舌淡红，脉浮紧	项背发紧僵硬，恶寒，有汗

2. 林亿在此方后按曰："仲景本论，太阳中风自汗用桂枝，伤寒无汗用麻黄，今证云汗出恶风，而方中有麻黄，恐非本意也。第三卷有葛根汤证，云无汗、恶风，正与此方同，是合用麻黄也。此云桂枝加葛根汤，恐是桂枝中但加葛根耳。"由方名及康治本、康平本的原文及林亿后按综合分析可知，此方中并无麻黄一药，应是错简而致。清代医家孟承意在《张仲景伤寒原文点精·太阳脉证·桂枝汤证上》中说："用桂枝、麻黄二汤，全看有汗、无汗。有汗为虚，故用桂枝汤以和之；无汗为实，故用麻黄汤以发之。是长沙受授心法也。"此患者"汗出"，故方中不用麻黄为佳。但又有一问，若桂枝加葛根汤是"桂枝中但加葛根"，则桂枝、芍药应为二两，而非三两，但宋本原方即使去掉麻黄，亦非"桂枝加葛根汤"，而是"桂枝加桂枝芍药各一两葛根四两汤"。再对比康平本原文，桂枝、芍药正是二两，或许在康平本中才记录着"桂枝加葛根汤"的原方。

3. 原文中"葛根"是粉葛，而不是柴葛（即现在的葛根）。与仲景同时代的本草专著《名医别录·中品·葛根》中对于葛根的性状描述，有"生根汁"一说；南北朝陶弘景于《本草经集注·卷第四·葛根》中对于葛根，在此基础上又补充了"人皆蒸食之""生者捣取汁饮之""多肉而少筋"等文字描述，由此可以看出，彼时在经方中使用的葛根生品，具有鲜嫩、多肉、多汁、少筋、甘甜美味、可供大量食用等特点，而这一特点，正好符合"粉葛"的性状特征——粉葛的根茎中，肥大的肉质作为可食用部分，淀粉含量高达40%，人们常用它来制作美味的菜肴，安全又美味。而"柴葛"的纤维成分较多，肉质较少，汁亦少，可食用性较低，与经典中记载的"葛根"相对比便可知，两者并不是同一品种。江南第一名医叶天士于《临证指南医案·幼科要略·疟》中提出"葛根截胃液"一说，彼时"葛根"本为生津之品，有此之弊，恐其将"粉葛"误用为"柴葛"也。此方之葛根为四两，用药剂量要大（约55g），我常用60g及以上，此时疗效显著。葛根在卫健委公布的药食同源目录中，既是药物，更是食物，所以即使大量使用，亦无须担心。

【医家选注】

此中风表虚无他症而独项背强者，为风邪在经之初症也。以有汗，故去麻黄，而曰桂枝加葛根，所以别于葛根汤之有麻黄也。几几，旧注音殊，作短羽鸟飞则引颈貌。或又云：按诗"赤鸟几几"，注几几，绚貌。谓拘着乌屦，取自拘持，使低目不妄顾，以喻拘强之义。要之以形容项背强，皆可以意譬耳。（清代陶憺庵《伤寒源流·源集·六经证治》）

一方云："太阳病，项背强几几，反汗出恶风者，桂枝加葛根汤。"一方云："太阳病，项背几几，无汗恶风者，葛根汤主之。"此二方内药味俱同，何故变其名也？本方下新注云："太阳中风自汗用桂枝，伤寒无汗用麻黄。"今证云："汗出恶风，而方中有麻黄，恐非仲景本意。"又云："桂枝加葛根，恐是桂枝中但加葛根耳。"今时贤添此注解，但只据二方中药味相同，故特立新意，并不分形证阴阳之异，却将有汗恶风与无汗恶风，同法治之，义可疑焉。病人有汗恶风，三部脉浮，寸脉力小为阳虚，尺脉力大为阴盛，可用桂枝汤，或桂枝加桂。病人无汗恶风，三部脉浮，寸关尺皆有力，为阴阳气俱盛，其桂枝汤可去桂、枣，加葛根、麻黄服之，如此则使后人不惑尔。（宋代韩祗和《伤寒微旨论·附录·辨桂枝葛根麻黄汤篇》）

太阳病，下之后，其气上冲^[1]者，可与桂枝汤。方用前法^[2]。若不上冲者，不得与之。(15)

【康平本原文】

太阳病，下之后，其气上冲者，可与桂枝汤（方用前法）（注：若不上冲者，不可与之）。

【词释】

［1］气上冲：一作症状解，指病人自觉有气上逆；一作病机解，指太阳经气上冲，与邪抗争，表证仍在。

［2］方用前法：指桂枝汤后的煎服法。

【何注】

太阳病，本应发汗却被误下，此时邪未内陷仍留在表，甚至有上冲之势，患者见干呕之症时，桂枝汤证仍在，还可与桂枝汤，煎服法等与前不变。若误下之后，无上冲之气，病已传变，不在太阳，不可再用桂枝汤。

【临床体会】

由《神农本草经·卷二·上品·牡桂》中"牡桂，味辛，温。生山谷。主上气咳逆"一句可知，牡桂有治疗上气、咳逆之用，可平冲降逆，故"其气上冲者，可与桂枝汤"。若此症状更甚，见"气从少腹上冲心者"，可予桂枝加桂汤以降其气。

【医家选注】

桂枝汤为肌腠之主方。邪在肌腠，既可于汗出等正面看出，亦可于误治后反面勘出。太阳病，误下之后，则太阳之气当从肌腠而下陷矣。若不下陷而其气竟上冲者，是不因下而内陷，仍在于肌腠之间，可与桂枝汤，方用前啜稀粥温覆微取汗法，从肌腠外出而愈矣。若不上冲者，邪已内陷，不在肌腠之中，桂枝不可与之。（清代陈修园《伤寒论浅注·卷一·辨太阳病脉证篇》）

太阳病属表，而反下之，则虚其里，邪欲乘虚传里。若气上冲者，里不受邪，而气逆上，与邪争也，则邪仍在表，故当复与桂枝汤解外。

其气不上冲者，里虚不能与邪争，邪气已传里也，故不可更与桂枝汤攻表。（清代张遂辰《张卿子伤寒论·卷二·辨太阳病脉证并治法上第五》）

太阳病三日，已发汗，若吐，若下，若温针[1]，仍不解者，此为坏病[2]，桂枝不中[3]与之也。观其脉证，知犯何逆，随证治之。桂枝本为解肌[4]，若其人脉浮紧，发热汗不出者，不可与之也。常须识[5]此，勿令误也。（16）

【词释】

[1]温针：是针刺与艾灸合用的一种方法。

[2]坏病：即变证。此指因误治而致病情变化，而不按六经规律传变，产生复杂证情的病证。

[3]不中：不可，不宜。

[4]解肌：解除肌表之邪。

[5]识：记住，音"志"。

【何注】

得太阳病已有数日，本只需汗法即解，然汗法之后，又经吐、下、温针，病未解甚至又传变，便不可再予桂枝汤了。此时必须脉证同参，详细问诊，然后可知现病为何，症结在哪，证、治便可明矣。桂枝汤本为解除肌表之邪而设，若患者此时见脉浮紧、发热、汗不出的症状，万不可再用此方。此点尤需常记心间，稍有不慎则可有误治之嫌。

【临床体会】

1.若患者"已发汗，病仍不解者"时，不可以用桂枝汤，需要辨证论治选用桂枝类方中其他方或者其他类方。辨证论治是中医学的重要特色之一，而"观其脉证，知犯何逆，随证治之"则是关于"辨证论治"最为精彩也最为经典的论述！

2.此处医圣仲景先说辨方证，说"不是桂枝汤证"，然后再说"观其脉证，知犯何逆，随证治之"。可见"随证治之"（我们通常用的辨证论治）可能是在方证辨证之后。

相传伤寒过经日久，其证不解，谓之坏病，遂与过经不解之病无辨，仲景止言三日，未尝言过经日久不痊也。所谓坏病者，言误汗吐下温针，病仍不解，表证已罢，邪气入里，不可复用桂枝也。设桂枝证尚在，不得谓之坏病矣。至于过经不解，不但七日传之不尽，即十余日、十三日尚有传之不尽者，其邪犹在三阳留恋，故仲景主以大柴胡，柴胡、芒硝调胃承气，随证虚实而解其热也。《经》云：七日太阳病衰，头痛少愈。可见太阳一经，有行之七日已上者。太阳既可羁留多日，则阳明少阳亦可羁留，过经漫无解期矣。若谓六经传尽，复传太阳，必无是理，唯病有传过三阴而脉续浮发热者，此正气内复，迫邪出外而解，必不复传也，岂有厥阴两阴交尽于里，复从皮毛再入太阳之事耶？（清代张璐《伤寒缵论·卷上·太阳下篇》）

脉紧为寒，浮紧为寒在表分。其症发热，汗不出，益知寒表风里之伤寒矣。桂枝但能解肌，而不能疏表。服之，是欲解风热，而风热无从出之路，故反烦也。（清代高学山《伤寒尚论辨似·太阳经上篇》）

若酒客[1]病，不可与桂枝汤，得之则呕，以酒客不喜甘故也。（17）

【词释】

[1] 酒客：平素嗜酒之人。

【何注】

平素嗜酒之人，即使遇桂枝汤证，也不可予桂枝汤，否则便会呃逆呕吐。因为嗜酒之人本为湿热内抟之体，再遇辛甘之品，则必添满逆，所以说酒客不喜甘味之物。

【临床体会】

此条文之意义不仅在于警示医者，亦在于警示患者——酒为湿热之最，饮酒多后身体体质便会被酒改变，故尤需注意，不可过量饮酒，免成"酒客"。中医治病不仅关注"人的病"，也更加关注"病的人"、关注患者平素的体质特点。如南京中医药大学黄煌教授关于"药人""方人"的总结，便是医生对患者体质与疾病综合考量的体现。

【医家选注】

辛甘发散为阳，乃《内经》之旨也。仲景遵之制方，重申辛甘之戒，可谓虑周千变矣。如酒客平素湿与热搏结胸中，才夹外邪，必增满逆，所以辛甘之法，遇此辈即不可用。辛甘不可用，则宜用辛凉以撤其热，辛苦以消其满矣。后人不察，偏诋桂枝为难用，即不遇酒客，无端变乱《内经》定法，可胜诛哉。葛根虽酒客所宜，然犯太阳经禁，又不可用。（清代吴仪洛《伤寒分经·卷一上·太阳经上篇》）

此条乃申明太阳中风病，桂枝汤有用之不效，则未尝细察其人，平日蓄有湿热之故也。酒家曲蘖之毒积为淫湿，自壅盛于内，辛甘两有不宜病，虽中风应与桂枝，其如湿热先拒而不受于胸膈之间矣。仲景发明酒客不喜甘之理，正所以善桂枝汤之用也。喻说若遇是证，易辛甘为辛凉辛苦，则予前说桂枝汤加连芩葛根之类是也。虽程说谓酒客脉浮汗自出似风伤卫，实非风伤卫矣。况酒客焉有恶风之一证，是虽发热汗出，酒客之常，并无恶风，必伤风而后恶风，自以酒客伤风为正义也。所以用桂枝汤必应斟酌于其间，方可奏效也。（清代魏荔彤《伤寒论本义·卷之一·太阳上篇总论》）

喘家[1]，作桂枝汤加厚朴杏子，佳。（18）

【涪陵古本原文】

喘家有汗，作桂枝汤加厚朴杏子佳。

桂枝加厚朴杏子汤方

于桂枝汤内，加厚朴二两，杏仁五十枚（去皮尖），余依前法。

【词释】

[1] 喘家：素患喘疾之人。

【何注】

素患喘疾之人，若患桂枝汤证需用桂枝汤时，可再加厚朴、杏仁两药更佳，此两药在《神农本草经》上记载均有"下气"之效。

【临床体会】

此条宋本仅有条文，而未出方。此时可用他本互参——涪陵古本示"厚朴二两，杏仁五十枚"，正为"桂枝加厚朴杏子汤"。我的常用剂量为厚朴 10 ～ 18g，杏仁 10 ～ 18g，多有效验。

【医家选注】

太阳病，为诸阳主气，风甚气壅，则生喘也，与桂枝汤以散风，加厚朴杏仁以降气。（清代张遂辰《张卿子伤寒论·卷二·辨太阳病脉证并治法上第五》）

喘家，谓素有宿饮、喘病；太阳开病，半里下阴气不和阳气前往，里之阴气逆半里上而喘。表之阳气浮半表下不有阴和，作桂枝汤温半里上之阴，加厚朴苦温，运阴土之阴，和杏子苦温滋润，滑利气机。此方治喘病之佳处，半里上阴温阳气来复，宿饮自除。（清代戈颂平《伤寒指归·乙·伤寒杂病论太阳篇指归卷之一》）

凡服桂枝汤吐者，其后必吐脓血也。（19）

【何注】

若服用桂枝汤会呕吐脓血之人（如"酒客"），常有素体内热，再用辛甘之品不能受纳，胸中郁热更甚。热性上逆，便发呕吐；热迫血行，肉腐为脓，便吐脓血。

【临床体会】

笔者认为此条可与《伤寒论·伤寒例第三》中"桂枝下咽，阳盛则毙"一句前后互参。若患者属阳盛之人，不可服用桂枝类方，否则便会出现如"吐脓血"类的危险反应，严重者可危及性命。若患者吐脓血后，可根据具体辨证而处方柏叶汤、泻心汤、升麻鳖甲汤等。

【医家选注】

其后必吐脓血句，乃未至而逆料之词也。言桂枝性本甘温，设太阳中风，投之以桂枝汤而吐者，知其人本阳邪独盛于上，因热壅上焦，以热拒热，故吐出而不能容受也。若邪久不衰，熏灼肺胃，必作痈脓，故曰其后必吐脓血也。此以不受桂枝而知之，非误用桂枝而致之也。乃各注家俱言胃家湿热素盛，更服桂枝，则两热相搏，中满不行，势必上逆而吐。热愈淫溢，蒸为败浊，必吐脓血，此一大禁也。不知桂枝随已吐出，何曾留着于胸中，岂可云更服桂枝，两热相搏乎？前人遂以此条，列为桂枝四禁，岂不谬乎？（清代钱潢《伤寒溯源集·卷之一·太阳上篇》）

桂枝汤为辛甘之剂。甘则胃喜受之，辛则肺喜行之，故能有容而达于肌分。服之反吐者，是胃湿而满，不能受，肺热而阻，不得行，即所谓酒客、呕家是也。夫以湿热之因，而致一脏一腑恶其所喜，将来郁为溃脓，出为痰血，故曰其后。然则于吐何尤？而特于吐桂枝之日卜之耳。喻注：吐则热势淫溢于上焦，蒸为败浊，故必吐脓血。是谓吐脓血之故，由于桂枝之吐也。请问湿热极盛之人，假令不吐，假令不服桂枝，其能免于吐脓血乎？无湿热者，即服桂枝而探吐之，遂至吐脓血乎？非长沙公遗意也。（清代高学山《伤寒尚论辨似·太阳经上篇》）

太阳病，发汗，遂[1]漏[2]不止，其人恶风，小便难[3]，四肢微急[4]，难以屈伸者，桂枝加附子汤主之。(20)

桂枝加附子汤

桂枝三两，去皮　芍药三两　甘草三两，炙　生姜三两，切　大枣十二枚，擘　附子一枚，炮，去皮，破八片

上六味，以水七升，煮取三升，去滓，温服一升。本云桂枝汤，今加附子。将息如前法。

【词释】

[1] 遂：因而，于是。

[2] 漏：渗泄不止。

[3] 小便难：小便量少且不畅。

[4] 微急：轻度拘急。

【何注】

太阳病本应汗法而解，但发汗后，患者却汗出不止，淋漓不尽，恐因卫阳失固，腠理大开而致。此时膀胱气化不行，见小便难出；津液大伤无以养筋脉，则见四肢轻度拘急，屈伸不利。此时外证未解，仍需汗解，复用桂枝类方；但又有阳气不足，阴液大伤，此时急用附子助阳固卫，一旦元气来复，表里俱自安和。

【临床体会】

第一，桂枝加附子汤的方证是：漏汗，出汗量大，小便量少或不畅，四肢屈伸不利，伴恶风恶寒，舌淡红。我在临床中发现，"漏汗"并不一定单纯指肌表之汗，亦可有广泛延伸——若耳朵有分泌物持续流出，或见鼻子持续流清涕，或见女性崩漏，甚至流眼泪不止……均符合"漏汗"的方证。若伴恶风恶寒，则施之以桂枝加附子汤，疗效奇佳！

表1-4　桂枝加附子汤的"类方－方证－主证"

类方	方证	主证
桂枝类方 （特征：恶风、恶寒、舌淡）	漏汗，出汗量大，小便量少或不畅，四肢屈伸不利或小腿抽搐，伴恶风恶寒，舌淡红	漏汗，恶风恶寒

第二，本方名为桂枝加附子汤，但仔细察之，并非桂枝汤中但加附子，而是又加一两甘草，实名为"桂枝汤加甘草一两附子一枚汤"。但纵观各个版本，仅有宋本为"甘草三两"，其余版本均为"甘草二两"，或为宋本错简所致？但即便使用甘草三两，亦毫无所患，在《神农本草经·卷二·上品·甘草》记载甘草的功效为"坚筋骨，长肌肉，倍力"，对于一个小便难出、四肢难伸的阴阳俱虚患者，再加甘草一两又有何弊？

【医家选注】

以卫出下焦，化水气而固表，表阳汗出，卫气大虚，是以漏汗而便难。此《内经》所谓漏风也。寒水凝结，燥木克土，是以拘挛，屈

伸为难。桂枝汤行水滋木，通营和卫，加附子温散寒水之结，启卫阳，以固表生水也。（清代王继志《经证证药录·卷十·附子》）

发，扬也；汗，阴土液也；遂，因也。太阳开病，阳浮半表下，阴土之液随阳气发扬，其汗因之外出，如漏不止，曰"太阳病，发汗，遂漏不止"。阳浮半表下，半里上阴失阳温，曰"其人恶风"。小便，半里也；难，患也；微，无也。阴土之液随阳气发扬于外，不足于内，半里阴阳气液患少，四肢少温少柔，难以屈伸，曰"小便难，四肢微急，难以屈伸者，桂枝加附子汤主之"。主桂枝汤温半里上之阴，加附子辛温，温生水土之阴。水土阴温，阴阳气液来复于里，其风不恶，其液内荣，四肢柔润，不难以屈伸也。（清代戈颂平《伤寒指归·乙·伤寒杂病论太阳篇指归卷之一》）

太阳病，下之后，脉促[1]胸满者，桂枝去芍药汤主之。(21)

桂枝去芍药汤

桂枝三两，去皮　甘草二两，炙　生姜三两，切　大枣十二枚，擘

上四味，以水七升，煮取三升，去滓，温服一升。本云，桂枝汤今去芍药，将息如前法。

【词释】

[1] 脉促：指脉来急促。

【何注】

太阳病有怕风怕冷，脉浮，头颈部僵硬，恶寒之症时，本应发汗，反而下之，则患者可能出现胸阳不振之状——脉促不稳，胸口满闷。此时不可再用阴柔之品，宜用桂枝类方，在桂枝汤中去芍药，用桂枝去芍药汤。

【临床体会】

1. 桂枝去芍药汤的方证是胸口满闷，脉促，伴发热，怕风怕冷，有汗，头痛，颈项僵硬，舌淡红。

2.芍药是赤芍还是白芍？在《神农本草经》中，并未将芍药区分，直到唐代《新修本草》才将芍药分为赤芍、白芍二种："今出白山、蒋山、茅山最好，白而长大，余处亦有而多赤，赤者小利。"由此则提出疑问，仲景时期所用芍药是赤芍还是白芍？或是赤、白芍同用呢？本篇最后有一芍药甘草汤，方中仲景专门点出"白芍药"，我认为这三个字具有强烈暗示意义——余处"芍药"应为赤芍药，或赤白芍同用。又念及仲景云"下之后，脉促胸闷者，桂枝去芍药汤主之""若微寒者，桂枝去芍药加附子汤主之"，为何对于阳不足者、寒者需要去掉芍药？由此可推测，其为一性寒凉之药。芍药本于《神农本草经·中品药·芍药》中记载性味为"味苦，平"，但《新修本草·草部中品之上卷第八·芍药》补充"赤者小利"，可知赤芍可使人轻微下利，比白芍略寒一筹，符合芍药之性寒的判断；在《中药学》中，赤芍之寒甚至被划为"清热凉血药"中。北宋《太平圣惠方·伤寒三阴三阳应用汤散诸方》一书中直接点明桂枝汤方中使用的是"赤芍药"。南宋许叔微《伤寒九十论·辨桂枝汤用芍药证》在书中亦直接指出《神农本草经》中关于芍药的功效描述，完全与赤芍功效相符："神农本草称，芍药主邪气腹痛，利小便，通顺血脉，利膀胱大小肠，时行寒热，则全是赤芍药也。"由此则更加明晰了——仲景时期的"芍药"，应为赤芍，或为赤芍、白芍同用。

3.此证宜与结胸证相鉴别。由《伤寒论·辨太阳病脉证并治下第七》"病发于阳，而反下之，热入因作结胸""按之痛"可知，结胸证与本证的相同点均为病邪在表，本应发汗却误用下法，故邪内陷；不同点为此证乃胸阳被遏，变为阴证，表现为胸闷，结胸证为热邪陷入，变为阳证，表现为心下按之痛；前者属桂枝类方中的桂枝去芍药汤证，后者属承气类方中的大小陷胸汤证。

【医家选注】

太阳病下之后，脉促，但见胸满者，满而不痛，胸未结也。桂枝去芍药汤主之。芍药属阴，恐领阳邪下入腹中，且误下肠胃为苦寒

所伤，不宜更寒。（清代史以甲《伤寒正宗·卷之一·太阳经风伤卫之证》）

蔚按：《伤寒论》大旨，以得阳则生。上节言汗之遂漏，虑其亡阳，此节言下后脉促胸满，亦恐亡阳。盖太阳之气，由至阴而上于胸膈，今因下后而伤胸膈之阳，斯下焦浊阴之气僭居阳位而为满，脉亦数中一止而为促。治宜急散阴霾。于桂枝汤去芍药者，恐其留恋阴邪也。若见恶寒，为阳虚已极，徒抑其阴无益，必加熟附以壮其阳，方能有济。（清代陈修园《长沙方歌括·卷一·桂枝去芍药汤》）

若微寒[1]者，桂枝去芍药加附子汤主之。（22）

桂枝去芍药加附子汤

桂枝三两，去皮　甘草二两，炙　生姜三两，切　大枣十二枚，擘　附子一枚，炮，去皮，破八片

上五味，以水七升，煮取三升，去滓，温服一升。本云，桂枝汤今去芍药，加附子。将息如前法。

【词释】

[1]微寒：指脉微而恶寒。

【何注】

若患者在出现脉促不稳、胸口满闷时，又见怕风怕冷，此属桂枝类方中的桂枝去芍药汤。若患者在此基础上尤觉后背冷，伴脉微细，此是附子汤证的指征，此时需在前方中再加一温阳重臣——附子，合前共成桂枝去芍药加附子汤，以求调和营卫，温经复阳。

【临床体会】

1.桂枝去芍药加附子汤的方证是：胸口满闷，恶寒且后背更甚，脉弱或微弱，伴发热，怕风怕冷，有汗，头痛，颈项僵硬，舌淡。

2.本条在前一条的基础上症状又见恶寒，故用药又加附子。我认为，此时"恶寒"尤指后背恶寒。以何知之？《伤寒论·辨少阴病脉证并治第十一》说："少阴病，得之一二日，口中和，其背恶寒者，当

灸之，附子汤主之。"此句提示，阳气不足，邪入少阴时，若见"后背恶寒"，则应转用附子汤。今仲景又加附子，前后互参，可知桂枝去芍药加附子汤之恶寒尤指后背恶寒。

3.据考证与实测，"附子一枚"用量为 12 ～ 25g。我在临床上多用黑顺片，临床常用 10 ～ 15g。

【医家选注】

按：上条脉促胸满，是下后阳虚，阴邪搏膈，但当姜桂助阳散邪，不宜芍药益阴增满。若微恶寒，则搏膈之阴邪渐将侵越卫外，瞬有亡阳之变矣。前方虽去芍药，而姜桂之力尚不足以胜回阳之任，故必藉附子之刚烈，迅走卫外，以驱阴而复阳，预杜亡阳之变也。（清代吕震名《伤寒寻源·下集·桂枝去芍药加附子汤》）

此因下后脉促而不汗出，胸满而不喘，非阳盛也，是寒邪内结，将作成结胸之脉。桂枝汤阳中有阴，去芍药之酸苦，则阴气流行，而邪自不结，即扶阳之剂矣。若微恶寒，则阴气凝聚，恐姜桂之力不能散，必加附子之辛热。仲景于桂枝汤中一加一减，遂成三法。（清代孟承意《张仲景伤寒原文点精·太阳脉证·桂枝汤证下》）

太阳病，得之八九日，如疟状[1]，发热恶寒，热多寒少，其人不呕，清[2]便欲[3]自可[4]，一日二三度发。脉微缓[5]者，为欲愈也；脉微而恶寒者，此阴阳[6]俱虚，不可更发汗、更下、更吐也；面色反有热色[7]者，未欲解也，以其不能得小汗出，身必痒，宜桂枝麻黄各半汤。（23）

桂枝麻黄各半汤

桂枝一两十六铢（去皮）　芍药、生姜（切）、甘草（炙）、麻黄各一两（去节）　大枣四枚（擘）　杏仁二十四枚（汤浸，去皮尖及两仁者）

上七味，以水五升，先煮麻黄一二沸，去上沫，内诸药，煮取一升八合，去滓，温服六合。本云，桂枝汤三合，麻黄汤三合，并为六合，顿服。将息如上法。

【康平本原文】

大阳病，得之八九日，如疟状，发热恶寒，热多寒少，其人不呕，清便欲自可，一日二三度发（注：脉微缓者，为欲愈也，脉微而恶寒者，此阴阳俱虚，不可更发汗、更下、更吐也；面色反有热色者，未欲解也）。经以其不能得少汗出，身必痒，宜桂枝麻黄各半汤。

桂枝一两十六铢（去皮） 芍药、生姜（切）、甘草（炙）、麻黄各一两（去节） 大枣四枚（擘） 杏仁二十四枚（汤浸，去皮尖及两仁者）

上七味，以水五升，先煮麻黄一两沸，去上沫，内诸药，煮取一升八合，去滓，温服六合（注：本云，桂枝汤三合，麻黄汤三合，并为六合，顿服）。例将息如上法。

【词释】

[1]如疟状：指发热恶寒呈阵发性，发无定时，似疟非疟。

[2]清：同"圊"，厕所之古名，此处作动词用。

[3]欲：同"尚"字。

[4]自可：如常之意。

[5]脉微缓：指脉不浮紧，而稍偏和缓。

[6]阴阳：指表里。

[7]热色：即发热时的红色。

【何注】

本条首句，首先阐明了病性及病位——太阳病，有发热恶寒症状，但发热多，恶寒少，可知此时为风寒两邪俱袭人体，且风邪多、寒邪少；"太阳病，头痛至七日以上自愈者，以行其经尽故也"，此病八九日仍未愈，虽有疟状，但不呕故未传少阳，二便调故邪未深入，此时病位仍在太阳，病邪轻浅。此时，患者可能出现不同的转归，以下为三种举例——"脉微缓者"，指此脉较前略为和缓，为欲愈之象，不需另治。"脉微而恶寒者"，此时仍有恶寒，表证仍在，但脉象微细，为卫气衰微，正气又不足，故"阴阳俱虚"，不可用汗、吐、下任一之法也，此时或需"急当救里"。若"面色反有热色"，局部皮肤潮红，伴有局部皮肤瘙痒，则是风寒郁表未解，内有郁热之象，此时当发"小汗"，可用桂枝麻黄各半汤。

【临床体会】

第一，桂枝麻黄各半汤的方证是：瘙痒，伴皮肤色红，局部无汗，发热恶寒，颈项僵硬，舌淡红。条文中的"面色"不是专指面部的肤色，我将其理解为瘙痒处皮肤色红，若局部触之无汗，则每每投以此方，用之神效。

第二，此方中出现了"铢"的单位，与仲景同时代的著名史学家班固在《汉书·律历志》中说："千二百黍重十二铢，两之为两，二十四铢为两，十六两为斤。"北京中医药大学傅延龄教授考证得出东汉 1 斤约等于今 220g，即一两约等于 13.75g，一铢约等于 0.573g。林亿在此方后按："今以算法约之，二汤各取三分之一，即得桂枝一两十六铢，芍药、生姜、甘草各一两，大枣四枚，杏仁二十三个零三分之一，收之得二十四个，合方。详此方乃三分之一，非各半也，宜云合半汤。"已经提示"各半汤"之意并非各取原量的一半，而是各取原量的三分之一，只是因两者比例相同（均是三分之一），故云"桂枝麻黄各半汤"。之后"桂枝二麻黄一汤""桂枝二越婢一汤"均非实量，全指比例。此病为"不能得小汗出"所致，故只需少取麻黄汤、桂枝汤，稍发小汗即可，仲景用药已将桂枝汤、麻黄汤的剂量减少至原量的三分之一，我常以原量（桂枝 23g，麻黄 14g，以此类推）使用，可得"一剂知，二剂已"之效。

【医家选注】

（引赵嗣真）长沙之意，盖以"得病八九日"四句为自初至今之证，下文乃已病防变之词，当分作三段看。"其人不呕"五句，乃里和无病，而脉微缓，微者，邪气微，缓者，阴阳同等，脉证皆向安之兆，可不待汗而自愈也。"脉微而恶寒"三句，是宜温之。"面色反有热色"至末，言表邪未尽，必待小汗而解，故宜各半汤，麻黄发，桂枝止，一发一止，故汗不得大出矣。（清代熊寿试《伤寒论集注·卷二·太阳经下》）

此篇自首句至寒少止，为自初至今之证，下文皆拟病防变之词，当分三截看：至欲愈也，是不须治；至吐也，是当温之；至末，是小汗之。（清代陶憺庵《伤寒源流·源集·六经证治》）

太阳病，初服桂枝汤，反烦不解者，先刺风池[1]、风府[2]，却与桂枝汤则愈。（24）

【康平本原文】

大阳病，初服桂枝汤，反烦不解者，先刺（风池、风府），却与桂枝汤则愈。

【词释】

[1] 风池：足少阳胆经穴名。在枕骨粗隆直下凹陷处与乳突之间，于斜方肌和胸锁乳突肌凹陷处取穴。

[2] 风府：督脉经穴名。在后项入发际一寸，枕骨与第一颈椎之间。

【何注】

太阳病，本应服用桂枝汤或桂枝类方，服后太阳病却未解，反而出现心烦，此时为阳热郁闭在内不得而出，阳盛不受桂枝之热所致。仅需先刺风池、风府两穴，给郁热以出路，再服用桂枝汤解表即可愈。

【临床体会】

风池为足少阳经、阳维脉之会，风府为督脉与阳维脉之会，此两穴为阳经必经之驿路，泻之可祛除表邪，从阳而解。需注意在针刺此二穴时，均不可深刺，我早年曾跟随我国著名针灸学家李学武教授学习过针灸，其针刺风池穴方法为：向对侧眼球方向，刺入约 0.5 寸。风府穴的针刺方法：头微前倾，项部放松，向下颌方向缓慢刺入 0.5～1 寸，不可向上刺，以免刺伤延髓。

另外，我在感冒时曾艾灸风池、风府两穴，仅一日便愈，疗效较佳。

【医家选注】

太阳病，初服桂枝汤，反烦不解者，以肌窍未开，药力引动风邪，邪无出路，因内而生烦。先刺风池、风府以泻风热之暴，却与桂枝汤引邪外出则愈。（清代史以甲《伤寒正宗·卷之一·太阳经风伤卫之证》）

疏曰：桂枝非不中病，初服之而反烦，表亦不得解者，药味虽内投，而窍道不得宣通，务必先刺而后与之。发表而不得开者，须知有此法。（清代吴人驹《医宗承启·卷之五·针灸》）

服桂枝汤，大汗出，脉洪大者，与桂枝汤，如前法。若形似疟，一日再发[1]者，汗出必解，宜桂枝二麻黄一汤。（25）

桂枝二麻黄一汤

桂枝一两十七铢，去皮　芍药一两六铢　麻黄十六铢，去节　生姜一两六铢，切　杏仁十六个，去皮尖　甘草一两二铢，炙　大枣五枚，擘

上七味，以水五升，先煮麻黄一二沸，去上沫，内诸药，煮取二升，去滓，温服一升，日再服。本云，桂枝汤二分[2]，麻黄汤一分，合为二升，分再服。今合为一方，将息如前法。

【词释】

[1]一日再发：一天发作两次。

[2]分：指份。

【何注】

服桂枝汤后，本应微汗后解，患者却有大汗出，此时若脉来洪大，为仍有欲解之象，仍予桂枝汤以解其外。若患者仍有发热、汗出、恶风恶寒之象，却与疟病发作形式相同，一日发作两次，但较前条"一日二三度发"却更轻。此时大邪已去，余邪尚存，故用辛温轻剂桂枝二麻黄一汤以小发其汗。

【临床体会】

第一，我在临床体会到桂枝二麻黄一汤的方证是：反复发热、恶风恶寒，有汗或无汗，或伴身痒，舌淡红，脉浮。

第二，服用桂枝二麻黄一汤的时间，最好是在寒热发作前约 1 小时疗效较好。

【医家选注】

邪之在表与在肌，其治不可以或混。而病之在表与在肌，其气未始不相通。如审系太阳肌腠之病，服桂枝汤，取微似汗者佳；若逼取大汗流漓而出，病反不除。其脉势必变浮缓而为洪大者，察其桂枝证未罢，当仍与桂枝汤，如前啜粥令微似汗之法。是法也可以发汗，汗生于谷也；即可以止汗，精胜而邪却也。凡系肌腠之病，宜无不愈矣。若犹未能即愈，寒热往来，其形似疟，但疟有定时，而此则作止无常。日再发而与疟分别者，不独肌病，兼见表病，表病汗出必解，宜桂枝二麻黄一汤。此服桂枝后少加麻黄之一法。此一节，言太阳之气在肌而复通于表也。（清代陈修园《伤寒论浅注·卷一·辨太阳病脉证篇》）

服桂枝汤汗大出，病不解，脉反洪大，又与桂枝汤。又见形如疟，若一日两发，此是表邪欲解之象。因桂枝止治风邪，寒邪终不得散，故加麻黄一半，以散寒邪，则汗出而必解。可见太阳似疟，皆主散表，不比阳明似疟有汗下两条者。（清代秦之桢《伤寒大白·卷二·似疟》）

服桂枝汤，大汗出后，大烦渴不解，脉洪大者，白虎加人参汤主之。（26）

白虎加人参汤

知母六两　石膏一斤，碎，绵裹　甘草炙，二两　粳米六合　人参三两

上五味，以水一斗，煮米熟汤成，去滓，温服一升，日三服。

【何注】

桂枝汤本应出微汗，汗出过多便使患者津液大伤。脉洪大者，属

阳热炽盛，为白虎汤证，若有严重的烦渴，再加人参以养津液，共成白虎加人参汤。

【临床体会】

1. 白虎加人参汤的方证是：渴欲饮水数升，口干舌燥，大汗出，心烦，脉洪大而虚。主证是：渴欲饮水数升，大汗出，脉洪大而虚。

2. 石膏应用生石膏，不应用煅石膏。张锡纯在《医学衷中参西录·药物篇·第一卷》说："石膏之质，中含硫氧，是以凉而能散，有透表解肌之力。外感有实热者，放胆用之直胜金丹……医者多误认为大寒而煅用之，则宣散之性变为收敛（点豆腐必煅用，取其能收敛也），以至外感有实热者，竟将其痰火敛住，凝结不散，用之一两即足伤人，是变金丹为鸩毒也。"黎庇留也在其医案中说："白虎之石膏，必用生，若煅之则为无用之死灰矣。"因此，我在临床中只用生石膏，绝不可用煅石膏。

另外，此方中石膏要用超大量！原方中石膏用量为一斤，若最最保守将一两换算为3g，也得用48g。临床某些医家仅用30g石膏，实是白虎加人参去白虎汤！白虎都被斩，凭何期神效呢？

3. 本汤的煎煮法是："多煎徐服""米熟汤成"。我经亲自煎煮之后，发现约二三十分钟后，米便煮熟，若按原方比例加入水，则此汤便成一碗稀粥了。静置一段时间，表面还有米油形成。仲景之方来自厨祖伊尹《汤液经法》，实在真实不虚！

4. 在某统编教材《方剂学》中，将白虎汤归为清热剂中清气分热的方剂，其主证为身大热、汗大出、口大渴、脉洪大，并称为"白虎汤四大症"。但结合本条条文，可知"白虎汤四大症"并非为白虎汤证，此四大证应为白虎加人参汤证！

5. 当医圣遇到诗圣。

在一个盛夏的午后，晚年的杜甫写了一首诗：《七月三日亭午已后较热退晚加小凉稳睡有诗因论壮年乐事戏呈元二十一曹长》，其中的"亭午减汗流""大江不止渴"两句，使我心头一震——杜甫不是李白，能使一个现实主义诗人写出"大江不止渴"如此夸张之句，恐非仅仅是夏季炎热的天气所致，当时的杜甫是否已经患上了白虎加人参汤证呢？杜甫晚年在舟中长逝，是否也与此有关，在大渴不解中离世呢？

【医家选注】

服桂枝汤原取微似有汗，若汗出如水流漓，病必不解，此谓服桂枝汤而致大汗出，是汗出如水流漓也。因汗出过多，大伤津液，是以大烦大渴，脉洪大异常，以白虎汤解其热，加人参以复其津液而病可愈矣。（近代张锡纯《医学衷中参西录·第七期第二卷·续申白虎加人参汤之功用》）

蔚按：上节言服桂枝大汗出而邪反不能净，宜仍服桂枝以发汗之，或桂枝二麻黄一汤合肌表而并汗，皆所以竭其余邪也。此节言大汗出外邪已解，而汗多亡阳明之津液。胃络上通于心故大烦，阳明为燥土故大渴，阳气盛故脉洪大。主以石膏之寒以清肺，知母之苦以滋水，甘草粳米之甘、人参之补，取气寒补水以制火，味甘补土而生金，金者水之源也。（清代陈修园《长沙方歌括·卷二·太阳方》）

太阳病，发热恶寒，热多寒少。脉微弱者，此无阳也，不可发汗，宜桂枝二越婢一汤。（27）

桂枝二越婢一汤

桂枝去皮、芍药、麻黄、甘草各十八铢，炙　大枣四枚，擘　生姜一两二铢，切　石膏二十四铢，碎，绵裹

上七味，以水五升，煮麻黄一二沸，去上沫，内诸药，煮取二升，去滓，温服一升。本云，当裁为越婢汤桂枝汤，合之饮一升。今合为一方，桂枝汤二分，越婢汤一分。

【何注】

太阳病，应有发热恶寒的症状，如果发热多、寒少，但脉又微弱，这是热伤津液，无汗可发故称"无阳"，"无阳"是指阳气虚衰。此方在桂枝汤基础上，又加越婢汤，取石膏辛凉以化生胃之津液，又多加

生姜，以取其辛温益胃可胜石膏也。

【临床体会】

第一，桂枝二越婢一汤本汤为桂枝汤与越婢汤2∶1用量的合方。

第二，我在临床体会到桂枝二越婢一汤的方证是：发热重、恶寒轻，脉微弱，头痛，无汗，苔薄白略黄。

【医家选注】

此汤与各半证治相类，方亦相类，但彼以不得小汗而面热身痒，故减小桂枝汤之制而加麻黄、杏仁，此以胃热无津而不能作汗，故减小大青龙之制去杏仁而加石膏，以杏仁下气走表，非无津者所宜，石膏辛凉化热，正胃热者所喜尔。（清代张璐《伤寒缵论·卷下·桂枝二越婢一汤》）

疏曰：微乃微甚之微，非微细之微，但不过强耳。既云热多，脉安得微？无阳者，表之寒邪轻，而里之温热重也，故不可更汗。谓其热多，故佐之以石膏。越婢者，发越之力，如婢子之职，狭小其制，不似大青龙之张大也。（清代吴人驹《医宗承启·卷之二·青龙白虎名义》）

服桂枝汤，或下之，仍头项强痛，翕翕发热，无汗，心下满[1]，微痛，小便不利者，桂枝去桂加茯苓白术汤主之。（28）

桂枝去桂加茯苓白术汤

芍药三两　甘草二两，炙　生姜切、白术、茯苓各三两　大枣十二枚，擘

上六味，以水八升，煮取三升，去滓，温服一升，小便利则愈。本云桂枝汤，今去桂枝，加茯苓、白术。

【词释】

[1] 心下满：胃部胀满。

【何注】

服用桂枝汤后，或用下法后，仍有颈项僵硬，发热，无汗，并且出现了心下痞满或微痛，小便不利的症状。此证已非桂枝证，而转属水饮内蓄，不能外运，故以苓、术两药以利小便，使水饮从小便排出。

【临床体会】

我在临床体会到桂枝去桂加茯苓白术汤的方证是：发热、恶风恶寒，颈项部僵硬疼痛，无汗，胃脘部痞满或轻微疼痛，或心悸，小便不畅或小便少，舌苔白或水滑，有齿痕。

服用此方后患者常常会感觉小便通畅或小便量较前增多。

【医家选注】

此非桂枝证，乃属饮家也。夫头项强痛，既经汗下而不解，心下满而微痛，小便不利，此为水饮内蓄，邪不在表，故云取桂枝加茯苓白术。若得小便，利水饮行，腹满减而热自除，则头项强痛悉愈矣。（明代汪机《伤寒选录·卷二·发热第一》）

下之，指半里下阴土液也；头项，指半表上经道也。服桂枝汤疏泄半里上土气，温半里上之阴，半里上土疏阴温，阳气来复，或半里下阴土液少，半表上经道之阳无阴柔之，曰"服桂枝汤，或下之，仍头项强痛"。无半里下阴液上和阳气，其热从阳动，其阳从热起，阳与热合，热甚如火炙，曰"翕翕发热，无汗"。心下，脾土也；满，闷也；微，幽微处也；痛，不通也。阴土液少，阳气来复半表上，不还半里下，脾土幽微处之阴失阳气温通，曰"心下满微痛"。小便，半里也；半里下阴液不足以上润半表，和其阳气，曰"小便不利者，桂枝去桂加茯苓白术汤主之"。（清代戈颂平《伤寒指归·乙·伤寒杂病论太阳篇指归卷之一》）

伤寒脉浮，自汗出，小便数，心烦，微恶寒，脚挛急[1]，反与桂枝，欲攻其表，此误也，得之便厥[2]。咽中干，烦躁，吐逆者，作甘草干姜汤与之，以复其阳。若厥愈足温者，更作芍药甘草汤与之，其脚即伸。若胃气不和谵语[3]者，少与调胃承气汤。若重发汗，复加烧针者，四逆汤主之。(29)

甘草干姜汤方

甘草四两，炙　干姜二两

上二味，以水三升，煮取一升五合，去滓，分温再服。

芍药甘草汤方

白芍药、甘草各四两，炙

上二味，以水三升，煮取一升五合，去滓，分温再服。

调胃承气汤方

大黄四两，去皮，清酒洗　甘草二两，炙　芒硝半升

上三味，以水三升，煮取一升，去滓，内芒硝，更上火微煮令沸，少少温服之。

四逆汤方

甘草二两，炙　干姜一两半　附子一枚，生用，去皮，破八片

上三味，以水三升，煮取一升二合，去滓，分温再服，强人可大附子一枚，干姜三两。

问曰：证象阳旦[4]，按法治之而增剧，厥逆，咽中干，两胫拘急而谵语。师曰：言夜半手足当温，两脚当伸，后如师言。何以知此？答曰：寸口脉浮而大，浮为风，大为虚，风则生微热，虚则两胫挛，病形象桂枝，因加附子参其间，增桂令汗出，附子温经，亡阳故也。厥逆，咽中干，烦躁，阳明内结，谵语烦乱，更饮甘草干姜汤，夜半阳气还。两足当热，胫尚微拘急，重与芍药甘草汤，尔乃胫伸，以承气汤微溏，则止其谵语，故知病可愈。（30）

【词释】

[1]脚挛急：脚者，胫也，指小腿。脚挛急，就是小腿拘挛抽筋。

[2]厥：指手足逆冷，又称厥逆。

[3]谵语：神志不清，胡言乱语，多声音高亢。

[4]阳旦：梁朝陶弘景传《辅行诀》中提到小阳旦汤："治天行发热，自汗出而恶风，鼻鸣干呕方。"方即是桂枝汤方，证即是桂枝汤证。

【何注】

患者先有太阳伤寒证（或中风证），脉浮，后变为自汗、小便频数、心情烦躁、轻微恶寒、小腿抽筋，可知病邪深入，已经传变，病不在表，不再属桂枝汤证，不可用桂枝汤。若用桂枝汤发汗，津液出后反而伤阴，汗为心之液，故汗出多后亦有亡阳。此为阴阳两虚的格局。即使见厥逆、咽中干燥、心中烦躁、谵语等诸阴虚甚至阳明热结之证，亦需先使胃阳来复，方用甘草干姜汤。之后厥逆可愈，足温回升，可用芍药甘草汤治疗腿部挛急。若出现阳明不降，谵语的情况，此为热结阳明，需用调胃承气汤下之；若出现大汗后又用烧针的情况，此为亡阳，需用四逆汤温之。

【临床体会】

1. 此条文给了我们两个珍贵的治疗腿部抽筋的专方——甘草干姜汤和芍药甘草汤。其主要鉴别方法为，若患者怕风怕冷，伴腿部抽筋，则用甘草干姜汤，"以复其阳"；若不怕风怕冷，伴腿部抽筋，则用芍药甘草汤，以补其阴。因此，甘草干姜汤的方证是：涎沫多，色多清晰，小便频，或小便失禁，不喜饮水，小腿挛急，偏怕冷，舌淡。芍药甘草汤的方证是：腿部抽筋，无明显怕冷，舌红。

2. 以上四方，均只有两至三味药，因此若原方使用时，必须配合仲景的原方剂量（如甘草干姜汤中，我常用生甘草 55g，干姜 28g），此称"单刀直入法"，量少则难见其效。

3. 在芍药甘草汤中，仲景专门在此处点出需用"白芍药"，故芍药甘草汤中芍药为白芍。余处未明示，则或为赤芍，或为赤芍、白芍两者同用，详可见第 21 条之"临床体会"。

4. 除甘草干姜汤、芍药甘草汤外，《金匮要略·趺蹶手指臂肿转筋阴狐疝蛔虫病脉证并治第十九》中亦有一方——"转筋之为病，其人臂脚直，脉上下行，微弦，转筋入腹者，鸡屎白散主之"，可以治疗由大腿根牵扯至腹部一类的抽筋病症。临床使用时，可将鸡屎白焙干并装入胶囊，每天服用 0.5～1g，日三次。

【医家选注】

伤寒脉浮，自汗出，小便数，心烦，微恶寒，脚挛急，此与桂枝证相似，但脚挛急不似。考少阴之脉，斜走足心，上股内后廉。凡辨证，当于所同处得其所独。今据此挛急之一证，便知太阳之标热合少阴之本热，为阴阳热化之病，热盛灼筋，故脚挛急。并可悟脉浮、自汗、小便数皆系热证，即有微恶寒一证，亦可知表之恶寒渐微，则里之郁热渐盛。其与桂枝证，貌虽相似而实悬殊。医者反与桂枝汤以攻其表，此误也。病人阳盛于内，得此辛热之药，《周易》谓亢龙有悔，阳亦外脱而亡，便见厥证，水涸而咽中干，水火离而烦躁，火逆而吐逆者，此时投以苦寒之剂不受，唯以干姜炮黑，变辛为苦，同气以招之，倍用甘草以缓之，二味合用，作甘草干姜汤与之，以从治之法复其阳。若厥愈足温者，更作芍药甘草汤与之，滋阴以退热，热退其脚即伸；若胃气不和谵语者，是前此辛热之毒留于阳明而不去，少与调胃承气汤荡涤其遗热，取硝、黄以待乎姜、桂也。他若太阳之本寒合少阴之标寒为病，阴阳俱虚，重发其汗，则汗不止而亡阳，复加烧针者，更逼其汗而亡阳，必用四逆汤主之。均系亡阳，而彼此悬隔。此一节，言太阳标热合少阴本热之为病，误治而变证不一也。（清代陈修园《伤寒论浅注·卷一·辨太阳病脉证篇》）

伤寒脉浮、自汗出，是风邪在表，而小便数、心烦则邪在里，更加微恶寒，脚挛急，则在里之寒邪重矣。反与桂枝汤欲攻其表，治风遗寒，治表遗里。此误也，则阳益虚，阴愈无制。得之便厥，咽中干，烦躁，吐逆者，作甘草干姜汤与之以复其阳而散其寒。若厥愈足温者，更作芍药甘草汤与之，以和其阴其脚即伸。若胃气不和、谵语者，少与调胃承气汤。若重发汗复加烧针者，则阳虚必造于无，阴之无制者必至犯上。四逆汤主之。（清代史以甲《伤寒正宗·卷之一·太阳经风寒两伤之证》）

第二章　辨太阳病脉证并治中第六

太阳病，项背强几几，无汗恶风，葛根汤主之。（31）

葛根汤

葛根四两　麻黄三两，去节　桂枝二两，去皮　生姜三两，切　甘草二两，炙　芍药二两　大枣十二枚，擘

上七味，以水一斗，先煮麻黄、葛根，减二升，去白沫，内诸药，煮取三升，去滓，温服一升，覆取微似汗，余如桂枝法将息及禁忌。诸汤皆仿此。

【康平本原文】

大阳病，项背强几几，无汗，恶风，葛根汤主之。

葛根四两　麻黄三两（去节）　桂枝二两（去皮）　生姜三两（切）　甘草二两（炙）　芍药二两　大枣十二枚（擘）

上七味，以水一斗，先煮麻黄、葛根，减二升，去白沫，内诸药，煮取三升，去滓，温服一升，覆取微似汗，余如桂枝法将息及禁忌（注：诸汤皆仿此）。

【词释】

[1] 强几几："几几"或本为"八八"二字，在河南方言"强八八"作紧张、僵硬解。传统解释为短羽鸟飞之貌。形容项背拘谨不适、转动俯仰不利之状。

【何注】

太阳病，已有脉浮、头项强痛、恶寒之状，若后背僵硬明显、拘急不舒，伴有无汗，此为风寒束表，太阳经输不畅所致，故以葛根汤发汗解表，生津舒筋。

【临床体会】

1.葛根汤的方证是：项背发紧僵硬，恶风恶寒，无汗。或触诊局部发凉。或胃脘部憋闷，有气上冲。或风寒感冒。太阳病初起时，脖子僵硬，怕风怕冷，只要无汗，就符合葛根汤方证。临床中有三类疾病——颈椎病、风寒感冒、刚痉病多见有此类症状。

表 2-1　葛根汤的"类方 - 方证 - 主证"

类方	方证	主证
葛根类方 （特征：颈部僵硬）	项背发紧，恶风恶寒，无汗。或触诊局部发凉。或胃脘部憋闷，有气上冲。或风寒感冒	项背发紧僵硬，恶寒，无汗

2.葛根汤是太阳病的主方之一。太阳病提纲证条文"太阳病，头项强痛而恶寒"一句，即是描述的葛根汤方证。在日本，作为"风寒感冒第一方"的葛根汤被制成颗粒剂，销售巨大，在日本医疗机构每年处方量达 2000 万件，在民间亦被广泛使用。反观国内，对此方的使用率远低于邻国，实为可叹！

3.《金匮要略·痉湿暍病脉证治第二》中亦提到了此方："太阳病，无汗而小便反少，气上冲胸，口噤不得语，欲作刚痉，葛根汤主之。"葛根汤亦可治疗刚痉病的前兆。刚痉的特点是"太阳病，发热无汗，反恶寒"，若患者出现项背强硬、怕风怕冷、局部无汗出，小便量减少，胃脘部憋闷，有气上冲，牙关紧咬，不能张口，亦可以使用此方。

4.此处的葛根应选用粉葛，具体分析可见前桂枝加葛根汤方后"临床体会"处。

5.服完此方后，亦需注意药后调护之法：盖上被子，使身体微微汗出；不可吹风、亦不建议出门。此时不必特意饮粥，因本未出汗，津液未伤。

【医家选注】

轻可以去实，麻黄、葛根是也。沫为浊物，去沫者，正取其清阳发腠理之义耳。葛根能佐麻黄而发表，佐桂枝以解肌。不须啜稀热粥者，开其腠理而汗自出，凉其肌肉而汗自止，是凉散以驱风，不必温中以逐邪矣。（清代柯琴《伤寒来苏集·卷之上·葛根汤证》）

此治太阳伤寒，传入阳明，未离太阳，故以葛根为君，并加麻黄于桂枝汤中，仍属太阳与阳明同治，并非阳明经之主方也。故经云：太阳病，项背强几几，反汗出恶风者，桂枝加葛根汤主之。太阳病，项背强几几，无汗恶风者，葛根汤主之。此明以有汗无汗，辨邪之或自中风而来，或自伤寒而来，但见阳明一证，即用葛根一味，亟伐阳明之邪，而太阳未尽之邪，仍不离桂枝麻黄，分别风寒主治。其有太阳阳明同时病发，不分先后者，则太阳之邪合阳明胃中之水谷而下奔，必自下利，仍以葛根汤主治，以葛根汤中自有麻桂，并伐太阳之邪也。今人误以葛根汤为阳明经药，大谬。（清代吕震名《伤寒寻源·下集·葛根汤》）

太阳与阳明合病者，必[1]自下利[2]，葛根汤主之。（32）

【词释】

[1] 必：假设连词，作"如果""假使"解。

[2] 自下利：非经误治而自然发生的下利。

【何注】

首先理解这个条文关键在于一个字"必"，这个"必"字，不是必须的意思，而是"如果""假使"的意思。如《史记·廉颇蔺相如列传》说："王必无人，臣愿奉璧往使。"这里的"必"就是"假使"的意思。

"太阳之为病，脉浮，头项强痛而恶寒"，"阳明之为病，胃家实是也"。两经合病，可既有外感症状如脉浮、头项部僵硬疼痛、怕冷，又有胃肠系症状如泄利不止，此时宜用葛根汤，外解太阳之寒，内复阳明之职。

【临床体会】

第一，《神农本草经·卷第三·中品·葛根》说葛根有"起阴气"之功，即能改变疾病向下的趋势，使其向上。故此方中重用葛根，可以升清止利，故下利自止。

第二，此条提示葛根汤治疗的疾病，如风寒感冒，常常伴有腹泻的症状。

【医家选注】

合病全在下利一症上审出，盖风邪入胃则下利矣。（清代徐大椿《伤寒论类方·葛根汤类·葛根汤》）

头痛项强，背亦牵痛，皆太阳表证也。而不及阳明表证，恐有脱文，当补目疼、眉棱骨痛、鼻干等证，乃与方中葛根为君相符。胃足阳明之脉，起于山根之下，内通于鼻。风寒壅闭，鼻内必干。旁纳太阳之脉，下通鼻外，则是环目而过，故病必目疼，眉棱骨痛也。（清代何贵孚《伤寒论大方图解·上卷·葛根汤》）

太阳与阳明合病，不下利但呕者，葛根加半夏汤主之。（33）
葛根加半夏汤

葛根四两　麻黄三两，去节　甘草二两，炙　芍药二两　桂枝二两，去皮　生姜二两，切　半夏半升，洗　大枣十二枚，擘

上八味，以水一斗，先煮葛根、麻黄，减二升，去白沫，内诸药，煮取三升，去滓，温服一升。覆取微似汗。

【何注】

患者既有太阳病症状如脉浮、头项部僵硬疼痛、怕风怕冷等症状，又有阳明病症状如恶心、干呕等，此时风寒束表，内迫阳明，二阳并病，宜用葛根加半夏汤，以葛根汤发散风寒，再加半夏和胃降逆。

【临床体会】

1.葛根加半夏汤的方证是：项背发紧，恶风恶寒，触诊局部无汗，伴有恶心呕吐，舌苔白，脉浮紧。

表 2-2　葛根加半夏汤的"类方 - 方证 - 主证"

类方	方证	主证
葛根类方 （特征：颈部僵硬）	项背发紧僵硬，恶风恶寒，触诊局部无汗，伴有恶心呕吐，舌苔白，脉浮紧	项背发紧僵硬，恶寒无汗，恶心呕吐

2. 葛根加半夏汤与葛根汤相比，减少了生姜一两，却增加了半夏半升，专门治疗"呕"这一症，由此不难得出，半夏的药证是：恶心、干呕。《神农本草经·卷第四·下品药·半夏》中提到，半夏有"下气"功效，即是针对此症而言。除本条文外，其他条文亦可佐证，如《伤寒论·辨太阳病脉证并治下第七》中说"太阳与少阳合病，自下利者，与黄芩汤；若呕者，黄芩加半夏生姜汤主之"；又如《金匮要略·痰饮咳嗽病脉证并治第十二》中说"支饮者，法当冒，冒者必呕，呕者复内半夏以去其水"。由此类条文可看出，仲景临床用药方针极为朴素，随症加减即得。

3. 仲景原方所用半夏洗净即用，未予过多炮制。在保证临床用药安全的前提下，我主张用生半夏，疗效非常好。《神农本草经·卷第四·下品药·半夏》说："半夏，味辛，平。主治伤寒寒热，心下坚，下气，喉咽肿痛，头眩，胸胀，咳逆，肠鸣，止汗。"现代研究表明，生半夏对口腔、喉头、消化道黏膜均可引起强烈刺激，服少量可使口舌麻木，多量则觉烧痛肿胀、不能发声、流涎，甚者呕吐、全身麻木，或有因服生半夏多量而永久失音者。此药虽有毒性，然此偏颇之性才正是起效的关键，若无毒性，亦无效也。其可引起喉头水肿，亦可治疗"喉咽肿痛"，其毒处正是其效处！若能细心斟酌药量，则可变"毒"为"宝"；若又能知相畏相杀之理，将半夏与生姜（干姜）同用，则可减毒而增效。仲景之方，多将半夏与生姜（干姜）同用，或是此意，具体应用可见下方表格（表 2-3）所示。

表 2-3　半夏与生姜（干姜）同用的具体方剂

半夏、生姜同用	半夏、干姜同用
小半夏汤、生姜半夏汤、葛根加半夏汤、小柴胡汤、大柴胡汤、黄芩加半夏生姜汤、旋覆代赭汤、厚朴生姜半夏甘草人参汤、柴胡加龙骨牡蛎汤、柴胡桂枝汤、柴胡加芒硝汤、小半夏加茯苓汤、越婢加半夏汤、半夏厚朴汤、竹叶汤（加减法）、温经汤、黄芪建中汤（加减法）、厚朴七物汤（加减法）、奔豚汤、泽漆汤、射干麻黄汤	小青龙汤、小青龙加石膏汤、半夏泻心汤、甘草泻心汤、黄连汤、厚朴麻黄汤、黄芩人参汤、半夏干姜散、鳖甲煎丸
	半夏、生姜、干姜同用
	生姜泻心汤、干姜人参半夏丸
	半夏不与姜同用
	小陷胸汤、竹叶石膏汤、苦酒汤、半夏散及汤、大半夏汤、瓜蒌薤白半夏汤、麦门冬汤、附子粳米汤、甘遂半夏汤、白术散（加减法）、赤丸、半夏麻黄丸

4.服完此方，需注意调护，盖上被子微微发汗，不可外出吹风受凉。

【医家选注】

疏曰：上条下利者，正往胜邪，而幽深失于自固也。此不下利但呕者，正邪相持于表里之间，而不相得也。加半夏，是为两解之法。（清代吴人驹《医宗承启·卷之二·麻黄桂枝合疏》）

张令韶曰：不下利但呕者，太阳之气仍欲上达而从开也。因其势而开之，故加半夏以宣通逆气。（清代陈修园《长沙方歌括·卷二·太阳方·葛根加半夏汤》）

太阳病，桂枝证，医反下之，利遂不止，脉促者，表未解也，喘而汗出者，葛根黄连黄芩汤主之。促，一作纵。（34）

葛根黄连黄芩汤

葛根半斤　甘草二两，炙　黄芩三两　黄连三两

上四味，以水八升，先煮葛根，减二升，内诸药，煮取二升，去滓，分温再服。

【康平本原文】

太阳病，桂枝证，医反下之，利遂不止（脉促者，表未解也），喘而汗出者，葛根黄连黄芩汤主之。

【何注】

若患者出现发热，怕风怕冷，有汗出，头项僵硬，脉浮之时，为桂枝汤证，宜用桂枝汤解肌发表，调和营卫。医生反而用下法治之，患者接着出现了腹泻不止的症状。此时需判断下利之证在表或在里——若脉来急促，此时胃气虽伤，仍有正气抗邪，邪未内陷，仍在表也；若出现咳嗽、喘憋，伴有汗出，此为表病误下之后入里化热，治宜葛根黄芩黄连汤。

【临床体会】

1.葛根黄芩黄连汤的方证是：腹泻，大便秽臭，伴项背部僵硬不适，喘憋，有汗出，舌苔黄腻，脉沉。此方可治"利不止"，为专门治疗腹泻之方，或有一日泄利三五次，或有一日泄利数十次，皆可使用。但此方并非适用于所有腹泻，只有患者伴有脖子僵硬、喘憋、汗出时才适用。

2.我曾提出"类方－方证－主证"辨证思想，在此处以本方证为例做辨证分析：若一患者以腹泻就诊，可在问诊中先问是否有怕风怕冷、汗出与否、头项僵硬、脉浮之症，若有，则可判断为太阳病（腹泻），为"桂枝类方"或"葛根类方""麻黄类方"等。若又见喘憋、汗出，伴有泄利不止，则与"葛根类方"中，葛根黄芩黄连汤方证相符。此方主证是下利不止，伴项部僵硬，若与患者相符，则可予葛根黄芩黄连汤，以此治之，常有"一剂知，二剂已"的疗效。

表2-4 葛根黄芩黄连汤的"类方－方证－主证"

类方	方证	主证
葛根类方（特征：颈部僵硬）	腹泻，大便秽臭，伴项背部僵硬不适，喘憋，有汗出，舌苔黄腻，脉沉	项背发紧僵硬，腹泻，大便秽臭

3.本方在糖尿病患者中使用频率较高。其一，如今大量糖尿病患者服用二甲双胍来降血糖，却常以此药导致的副作用——便溏、腹泻为恼。此时我常辨证施予患者葛根黄芩黄连汤，腹泻即可自止。

其二，在使用葛根芩连汤时，稍对其剂量进行变动，即将黄连使用大剂量（我常用30～120g）时，可以降低糖尿病患者的血糖，此时只需佐以大量干姜（我常用量为黄连的1/3～1/2），便无伤中之弊。

因此，我在治疗糖尿病患者脖子僵硬，伴有腹泻时，常用葛根黄芩黄连汤配伍干姜（剂量举例：葛根40g，黄芩15g，黄连90g，甘草10g，干姜45g），既可降低患者血糖，又可治疗腹泻。此类患者在临床中非常多见。

【医家选注】

此误下而辨太阳与阳明也。不解肌而反下，邪气陷入肠胃，气虚下奔，遂利不止。见脉促，则邪机上逆达表，当以救逆之中兼解其表，即互桂枝人参汤之意也。但邪不陷太阳之里，径入胃腑，邪实气壅，上逆则喘，热蒸则汗出，故用葛根甘草黄连黄芩汤，清解阳明表里之热也。（清代沈明宗《伤寒六经辨证治法·卷一·太阳上篇证治大意》）

促脉与结、代之脉皆不同，注疏诸家多谓，脉动速时一止者曰促。夫促脉虽多见于速脉之中，而实非止也。譬如人之行路，行行且止，少停一步复行，是结、代也。又譬如人之奔驰，急急速走，路中偶遇不平，足下恒因有所龃龉，改其步武，而仍然奔驰不止，此促脉也。是以促脉多见于速脉中也。凡此等脉，多因外感之热内陷，促其脉之跳动加速，致脉管有所拥挤，偶现此象，名之为促，若有人催促之使然也。故方中重用芩连，化其下陷之热，而即用葛根之清轻透表者，引其化而欲散之热尽达于外，则表里俱清矣。且喘为肺病，汗为心液，下陷之热既促脉之跳动改其常度，复迫心肺之阳外越，喘而且汗，由斯知方中芩、连，不但取其能清外感内陷之热，并善清心肺之热，而汗喘自愈也。况黄连性能厚肠，又为治下利之要药乎？若服药后，又有余热利不止者，宜治以拙拟滋阴宣解汤（方载三期五卷，系滑石、山药各一两，杭芍六钱，甘草三钱，连翘三钱，蝉蜕去足土三钱）。（近代张锡纯《医学衷中参西录·第七期第二卷·阳明病葛根黄芩黄连汤证》）

太阳病，头痛发热，身疼腰痛，骨节疼痛，恶风无汗而喘者，麻黄汤主之。（35）

麻黄汤

麻黄三两，去节　桂技二两，去皮　甘草一两，炙　杏仁七十个，去皮尖

上四味，以水九升，先煮麻黄，减二升，去上沫，内诸药，煮取二升半，去滓，温服八合。覆取微似汗，不须啜粥，余如桂枝法将息。

【何注】

外邪束表后，正邪交争，表闭阳郁，卫阳失宣，则见发热，无汗，而恶风、恶寒；表邪先入太阳经，故见太阳经脉循行所过之处气行不畅，故见头痛、身痛、腰痛、骨节痛；皮毛闭塞，肺失宣降，故气喘。故治以麻黄汤发汗解表，宣肺平喘。

【临床体会】

1.此条详症而略脉，提出了麻黄汤证的主要八个症状：头痛、发热、身痛、腰痛、骨节痛、恶风、无汗、咳喘，此称"麻黄八症"，为太阳伤寒证的主要表现。我在临床体会到的麻黄汤的方证是：脉浮，恶寒，恶风，或有发热，无汗或少汗，骨节疼痛，头痛，腰痛，咳嗽，甚则作喘。在临床应用时，可抓"主证"（即此方的特征性症状）——恶风寒、无汗或少汗、身疼痛，脉浮。如有此般症状，则属于麻黄类方范畴，可详细辨证后予麻黄汤，或其他麻黄类方如小青龙汤、大青龙汤等。

2.此方是太阳病的主方，在临床中是治疗伤寒，即风寒感冒的专方之一。若患者受寒后发热，怕风怕冷，头痛或全身疼痛，可予麻黄

汤原方原量（剂量举例：生麻黄 10～15g，桂枝 10g，生甘草 5g，杏仁 12g），多有佳效，甚至"一剂知，二剂已"！

3. 临床处方中麻黄需遵照仲圣原意，选用生麻黄，不建议使用蜜麻黄。含有麻黄的方剂在煎煮时需要先煎，并且时时"去上沫"，究其原因，清代吴谦在《医宗金鉴·卷二·辨太阳病脉证并治中篇》说过："必须煮掠去上沫者，恐令人烦，以其轻浮之气，过于引气上逆也。"

我在临床中使用此方时，一定交代患者麻黄先煎，并且需不断掠去表面白沫，则患者从未出现烦躁、血压升高、心悸等不良反应。

另外，因现代研究显示麻黄具有一定毒性（如过量摄入麻黄碱会导致头晕、耳鸣、烦躁不安、心悸、血压升高、瞳孔散大、排尿困难等症状，甚至心肌梗死或死亡），而将其临床使用量限制在 10g 以内。其实，临床中大可不必"谈麻黄而色变"，不必因为看到因"过量使用"麻黄而在"实验动物"身上出现的一系列毒性反应后，就在临床上禁锢住它的宏效！在历代医家认识中，麻黄一药被视为"无毒"，在《神农本草经》位列下品，由此可以看出此药确实具有非常强烈的"偏性"，若使用不当的确会对人体造成伤害。但正是因着此药具有强烈偏性，在关键时刻才可能使病情峰回路转。只要慎辨方证，把握用量，使用此方之后，可能就会见到巨大的疗效！对于没有偏性之药，又怎能期待其能力挽狂澜、起死回生？它们只能作为人们餐桌上日常的食物罢了。

如果当今中医人在临床上一直对麻黄等药畏惧而亲近性味平和之药，中医也终将落入只能日常保健、治病不好不坏的窠臼。

4. 使用此方时，不论剂量大小，首先需遵循麻黄汤中各药物的比例——麻黄：桂枝：甘草 = 3：2：1，以维持其发汗解表的功效。改变比例后，便不再是麻黄汤了。当然，其中麻黄可以从 10g 开始，逐渐增加至符合原方比例。

5. 若患者在麻黄汤证基础上，出现关节疼痛较甚，伴舌苔白润，可用麻黄加术汤治之。《神农本草经·卷第二·上品药》中只有关于"术"的记载，未将白术、苍术具体区分，我在临床中多以苍术代替白术，燥湿之效更优。

> 不会用麻黄，就不是一个好医生！
> ——何庆勇（2017 年）

【医家选注】

上条已言伤寒之脉证矣，此复以头痛发热、身疼腰痛、骨节疼痛、恶风、无汗而喘，互发其义。盖头身腰节疼痛，即体重之应；无汗而喘，亦即呕逆、脉阴阳俱紧之应也。汗乃血之液，血为营，营有邪助则强，营强则腠理闭密，虽热汗不出也。（清代吴仪洛《伤寒分经·卷一中·太阳经中篇》）

冬月风寒本同一体，故中风、伤寒皆恶风恶寒，营病卫必病。中风之重者便是伤寒，伤寒之浅者便是中风，不必在风寒上细合，须当在有汗上无汗上着眼耳。（清代孟承意《张仲景伤寒原文点精·卷一·太阳脉证》）

脉浮者，病在表，可发汗，宜麻黄汤。（51）

脉浮而数者，可发汗，宜麻黄汤。（52）

【何注】

脉浮或脉浮数，则提示病邪还在表部，可以发汗以散此表邪，可用麻黄汤方或其他类方。

【临床体会】

1.此二条强调了临床使用麻黄汤的一个很重要的指征——脉浮。若出现"麻黄八症"，伴有脉浮，即使未见紧脉，亦可使用麻黄汤。

2.若脉不浮反而沉，则可能为麻黄附子细辛汤。太阳的底面即是少阴，表里相应，麻黄汤与麻黄附子细辛汤两方方证最明显的差异体现在脉象的浮沉之上。

3. 一"宜"字，提示并非脉浮时，发汗只能用麻黄汤，亦有其他选择。例如患者出现脉浮、头痛、发热、怕风怕冷时，若不汗出，且伴有周身疼痛，可用麻黄汤；若有汗出，且伴有舌质淡，可用桂枝汤。

【医家选注】

脉浮而紧，当用麻黄。若浮而不紧，虽有似乎中风，然有汗无汗迥异，故不复言病证耳。至于浮数，其邪变热已极，并宜麻黄发汗无疑也。（清代张璐《伤寒缵论·卷上·太阳上篇》）

伤寒之脉，阴阳俱紧。其脉但浮而不兼紧，似不在发汗之例，不知寒既伤营，舍麻黄汤定法，别非他药可代。故长沙重申其义，谓脉紧者固当用麻黄汤，即脉浮不紧者，乘其邪方在表，亦当用麻黄汤托出其邪，使不得内入也。（清代熊寿试《伤寒论集注·卷一·太阳经中》）

太阳与阳明合病，喘而胸满者，不可下，宜麻黄汤。(36)

【何注】

太阳病与阳明病合病，则是同时出现了"脉浮，头项强痛而恶寒"与"胃家实是也"的症状。太阳病本应用汗法，阳明病本应用下法，但因此时患者的主证为"喘而胸满"，可知病情中太阳为主，阳明为次，故用麻黄汤先治太阳伤寒。以方测证，可知此时脉象为浮，病仍在表，若用下法，则将引邪深入，为误治也。

【临床体会】

关于《伤寒论》治疗喘证，有以下四种情况：第一，"无汗而喘"的麻黄汤；第二，有汗而喘（兼见怕风怕冷）的桂枝加厚朴杏子汤；第三，汗出而喘的麻杏石甘汤（肺热，肺炎第一方）；第四，喘而汗出（兼见腹泻，颈部僵硬）的葛根芩连汤。本条中"喘而胸满"，为太阳病与阳明病合病，邪闭太阳，当属第一种情况。

【医家选注】

胸为太阳之里，阳明之表。喘而胸满者，二阳之气不宣泄，则壅而逆也。阳明之病在胃家实，此以胃家未实，虽太阳与阳明合病，当从太阳治，故曰不可下也。（清代徐赤《伤寒论集注·卷一·辨太阳病脉证并治法上》）

胸中为阳之位，喘而胸满者，病发于阳而盛于阳也。邪在阳则可汗，在阴则可下。此以阳邪盛于阳位，故不可下之以虚其里，里虚则邪且陷矣；而宜麻黄汤汗之以疏其表，表疏则邪自解矣。合病者，两经同病。邪气盛者，其伤必多，甚则遍及三阳也。（清代尤怡《伤寒贯珠集·卷一·太阳篇上·合病证治六条》）

太阳病，十日以去，脉浮细而嗜卧[1]者，外已解也。设胸满胁痛者，与小柴胡汤。脉但浮者，与麻黄汤。（37）

【词释】

[1] 嗜卧：形容病情初愈，精神疲乏，而喜安舒静卧。

【何注】

患太阳病十日以上，未经治疗，可能有三种转归。第一，经过患者自身卫阳抵抗后，外邪出表，表证将愈，但御邪之后正气稍弱，患者由脉浮转为脉浮细，精神疲乏，安舒嗜卧。第二，太阳证罢后少阳证起，胸闷，胁痛，此时应用小柴胡汤和解少阳。第三，脉仍为浮，此时病邪仍在太阳，故予麻黄汤发汗解表，助邪外出。

【临床体会】

1. 此条说明即使未经治疗，太阳病也可能自行好转，表邪自解。但没有恶寒等症状不代表身体已经痊愈，由脉象"细"与症状"嗜卧"可知，患者虽不需专门服药治疗，但正气未复，仍需将息些时日。也可能向少阳传变，也可能守在太阳不传变。

2. 此条指出了小柴胡汤的重要指征——胸满胁痛。也再次强调了麻黄汤使用指征——脉浮。

【医家选注】

言表证未除，虽十日外，仍当用麻黄也。十日以外，表解之时也，

设胸满胁痛是邪传少阳，若脉但浮，是邪犹在表也。（清代程知《伤寒经注·太阳辨证第三》）

十日以去，向解之时也，脉浮细而嗜卧者，表邪已罢也。病虽已和解之，若脉但浮而不细者，则邪气但在表也，与麻黄汤发散之。（明代张遂辰《张卿子伤寒论·卷三·辨太阳病脉证并治第六》）

太阳中风，脉浮紧，发热恶寒，身疼痛，不汗出而烦躁者，大青龙汤主之。若脉微弱，汗出恶风者，不可服之。服之则厥逆[1]，筋惕肉瞤[2]，此为逆也。（38）

大青龙汤

麻黄六两，去节　桂枝二两，去皮　甘草二两，炙　杏仁四十枚，去皮尖　生姜三两，切　大枣十枚，擘　石膏如鸡子大，碎

上七味，以水九升，先煮麻黄，减二升，去上沫，内诸药，煮取三升，去滓，温服一升，取微似汗。汗出多者，温粉[3]粉之。一服汗者，停后服。若复服，汗多亡阳遂虚（一作逆虚），恶风烦躁，不得眠也。

【康平本原文】

大阳中风，脉浮紧，发热恶寒，身疼痛，不汗出而烦躁者，大青龙汤主之。若脉微弱，汗出恶风者，不可服之。服之则厥逆，筋惕肉瞤（此为逆也）。

麻黄六两（去节）　桂枝二两（去皮）　甘草二两（炙）　杏仁四十枚（去皮尖）　生姜三两（切）　大枣十枚（擘）　石膏如鸡子大（碎）

上七味，以水九升，先煮麻黄，减二升，去上沫，内诸药，煮取三升，去滓，温服一升，取微似汗（注：汗出多者，温粉扑之）。一服汗者，停后服。（注：若复服，汗多亡阳遂虚，恶风，烦躁不得眠也）。

【词释】

[1] 厥逆：手足冷。

[2] 筋惕肉瞤：惕、瞤义近，皆指抽动。即筋肉不自主的跳动。

[3] 温粉：关于温粉的成分，《伤寒论》未明确记载，后世医家的理解也不尽相同。《备急千金要方》记为：煅牡蛎、生黄芪各三钱，粳米粉一两，共研细末，和匀，以稀疏绢包，缓缓扑于肌肤。

【何注】

风寒之邪束于体表，出现一系列太阳伤寒表实证的表现：脉浮紧，发热，恶寒，身体疼痛，不汗出。此时寒邪闭塞毛孔，使阳气不能发越反而内郁，化热之后内扰心神，则出现烦躁一症，此为大青龙汤的适应证。

大青龙汤也有禁忌证：如果脉象微弱，有汗出，怕风，此非表实之证，不可用大青龙汤。否则汗出过多，大汗亡阳，四肢筋脉失于温养则出现手足冷，阳气不能实现"柔则养筋"的功能则会出现筋肉不自主地跳动，这就是治错了啊。

【临床体会】

1.大青龙汤的方证是：烦躁，发热，恶寒，无汗，身体疼痛或沉重，脉浮紧或浮缓。即患者只要在麻黄汤证基础上，再出现烦躁一症，则可使用大青龙汤。若某患者有发热恶寒，无汗，身体疼痛的症状，属于麻黄汤类方，再问之，有烦躁症状，则可对其使用大青龙汤。这是我"类方 - 方证 - 主证"辨证思想的具体实践体会。

2.《中国中医药报》上曾记载这样一个故事：1957 年 7 月，毛主席在青岛开会期间，出现感冒发热、咳嗽的症状，经过多方治疗却不见好转。经当时山东省委书记舒同推荐，刘惠民老中医前去诊治，后仅用大青龙汤加减 2 剂，主席即热退病除。毛主席说："我 30 多年没有吃中药了，这次感冒总是不好，刘大夫的两剂中药解决了问题。中医中药好，刘大夫的医术也好啊。"此后则被传为一段佳话。

3.条文中说："若脉微弱，汗出恶风者，不可服。"如果出现汗出、恶风，伴有脉象微弱，不可再用麻黄类方，清代余景和在《伤寒启蒙集稿》中说："凡见浮迟、浮弱者用桂枝，浮紧、浮数者用麻黄。不必于风寒之分，但从脉之虚实而施治是仲景之活法，亦是仲景之定法也。"故可转用诸桂枝类方，再经详辨后使用。

【医家选注】

太阳中风，脉缓，头痛，汗出，而不烦躁，此其脉紧身痛，无汗而烦躁者，卫闭而营不能泄也，故其脉证似伤寒。太阳伤寒，脉紧身疼，此其脉缓而身不疼者，营闭而卫不能泄也，故其脉证似中风。中风卫闭而营郁，阳盛者固宜青龙，然当防其肾阴之旺，故立真武之法。伤寒营闭而卫郁，阴盛者固宜真武，然当防其胃阳之旺，故垂青龙之方。灵通变化，玄妙无穷也。首章名曰中风，次章名曰伤寒，俗手妄缪，以为风寒双感，误世非小也。（清代黄元御《伤寒悬解·卷三·太阳经上篇》）

此风寒两伤，荣卫俱病。故以麻黄之甘、桂枝之辛合之为两解之剂。其表实无汗则以麻黄为主，桂枝为臣，甘草、杏仁之甘、苦，佐麻黄以发表；大枣、生姜之甘、辛佐桂枝以解肌；石膏味辛微寒，除其郁热又专达肌表为使也。合麻黄桂枝二汤而独去芍药者，恐助寒邪沉滞之性耳。（清代史以甲《伤寒正宗·卷之一·太阳经风寒两伤之证》）

伤寒脉浮缓，身不疼，但重，乍有轻时[1]**，无少阴证者，大青龙汤发之**[2]**。（39）**

【词释】

[1] 乍有轻时：身重忽而有所减轻。

[2] 发之：发散解表。

【何注】

风寒束表后，患者出现了脉浮缓、身体不痛但沉重的表现。浮缓脉由浮紧脉对比得来，为阳气内郁化热之征象；身体沉重是因阳郁化热，热壅经气不利所致；偶尔经行顺畅，则身重暂得缓解。此身重需与少阴证相鉴别，排除"脉微细，但欲寐"的表现，便可知此病机为风寒外束，里有郁热，用大青龙汤治之。

【临床体会】

第一，一个"发"字，体现出此方发汗的峻猛作用。麻黄汤本已是发汗峻剂，此方中麻黄使用六两，为麻黄汤中的一倍，故发汗力量更强。因此，有汗者，非表闭甚者均不可服之。此条文虽在描述大青龙汤的不典型症状，但也可以看出，"脉浮""无汗"仍是保证安全使用此方的重要前提。

第二，大青龙汤不是在麻黄汤中直接加生姜、大枣和石膏，而是麻黄汤倍麻黄，加一两甘草，减三十个杏仁后，再加生姜、大枣和石膏。在临床使用此方时，每一两可以换算为 3～5g 等比例使用。对于麻黄一药，我在临床中均从 10g 起用，如无效再逐渐加量至仲景原量（18～30g）。但其实我在临床中发现，更多的情况下，仅用 10g 生麻黄已足以治愈此病了。

【医家选注】

此伤寒见风脉也；伤寒者身疼，此以风胜故身不疼；中风者身重，此以兼寒故乍有轻时；不发厥吐利，无少阴里证者，为风寒外甚也，与大青龙汤以发散表中风寒。（清代林澜《伤寒折衷·卷二·太阳经证治篇上》）

此条亦风寒两伤之证，复详其证脉，立法以示禁也。前条加风而脉证俱伤寒，此条伤寒而脉证皆中风，正见风寒两者，兼行并中，难于细分风多寒少，寒多风少。既二者之脉证，或互见，或并见，则从兼治之法而已矣。不必更为筑舍之谋于道旁边。今其人伤寒而脉则浮缓，寒证兼风脉矣。身不疼则重，乍有轻时，唯寒邪夹风邪，斯不致涸沍其营血，而致身疼腰痛，骨节疼痛矣。脉证俱见两伤，大青龙主之，与前条无异法也。独是身重一证，必须明辨。但欲寐而常重，则属少阴，慢发其汗，变必上厥下竭，虽前条变证之筋惕肉𥆧不同，而犯误汗之忌，一也。仲师示之曰，无少阴证，方可用大青龙发之。发字诸贤多置议，然不遇发汗之义耳，不必深言之。反晦也。盖谓若无但欲寐，常身重二证，方可与大青龙发汗耳。原文虽奥，义细绎不尽，而大旨则甚了然。如含糊而论，及穿凿而言，或附会而成说，其失维均也。（清代魏荔彤《伤寒论本义·太阳下·大青龙汤》）

伤寒表不解，心下有水气[1]，干呕发热而咳，或渴，或利，或噎[2]，或小便不利，少腹满[3]，或喘者，小青龙汤主之。（40）

小青龙汤

麻黄去节、芍药、细辛、干姜、甘草（炙）、桂枝各三两，去皮　五味子半升　半夏半升，洗

上八味，以水一斗，先煮麻黄，减二升，去上沫，内诸药，煮取三升，去滓，温服一升。若渴，去半夏，加栝楼根三两；若微利，去麻黄，加荛花，如一鸡子，熬[4]令赤色；若噎者，去麻黄，加附子一枚，炮；若小便不利，少腹满者，去麻黄，加茯苓四两；若喘，去麻黄，加杏仁半升，去皮尖。且荛花不治利，麻黄主喘，今此语反之，疑非仲景意。

伤寒心下有水气，咳而微喘，发热不渴。服汤已渴者，此寒去欲解也。小青龙汤主之。（41）

【康平本原文1】

伤寒表不解，心下有水气，干呕发热而咳，或渴，或利，或噎，小便不利、小腹满，或喘者，小青龙汤主之。

麻黄（去节）、芍药、细辛、干姜、甘草（炙）、桂枝各三两（去皮）　五味子半升　半夏半升（洗）

上八味，以水一斗，先煮麻黄，减二升，去上沫，内诸药，煮取三升，去滓，温服一升。若渴者，去半夏，加栝楼根三两；若微利，去麻黄，加荛花如一鸡子（熬令赤色）；若噎者，去麻黄，加附子一枚（炮）；若小便不利，少腹满者，去麻黄，加茯苓四两；若喘者，去麻黄，加杏仁半升（去皮尖）。（注：且荛花不治利，麻

黄主喘，今此语反之，疑非仲景意）

【康平本原文 2】

伤寒，心下有水气，咳而微喘，发热不渴（服汤已渴者，此寒去欲解也），小青龙汤主之。

【词释】

［1］心下有水气：心下，即胃脘部。水气，即水饮之邪。

［2］噎：指咽喉部有气逆梗阻感。

［3］少腹满：指小腹或下腹部胀满。

［4］熬：《说文解字·火部》："熬，干煎也。"与烘、炒、焙近意。

【何注】

患者既有伤寒表证，则出现发热、恶寒、无汗、脉浮紧等症状；胃脘部又有水饮内停之证，寒水射肺则出现咳嗽，水饮扰动胃脘，胃气上逆则出现干呕。故用小青龙汤以外散风寒，内蠲水饮。其中出现了许多的或然证，正是因水饮变动不居，可随三焦气机升降出入而上下游走，故症状多变。若水饮停滞，不能气化，则口渴而不欲饮水，或仅饮少许热水；肠间留饮，清浊不分故出现下利；水寒滞气，气机不利，故小便难出、少腹胀满；寒水射肺，肺气上逆则喘。故此方用麻黄、桂枝相伍，辛温发汗而解表邪，麻黄又可宣通肺气而定喘利水，桂枝又可通阳以助里饮之化；芍药配桂枝可调和营卫；干姜合细辛，大辛大温，散寒温肺，化痰涤饮；五味子味酸性温，敛肺止咳；半夏苦温燥湿化痰，蠲饮降浊；炙甘草合芍药酸甘化阴，合桂枝辛甘通阳，既能祛痰止咳，又能调和诸药。诸味相协，共奏外散风寒、内除水饮、表里双解之功。其中麻、桂、芍、草四味，既能祛除外邪，又能化水饮；姜、辛、味、夏四味，则专为水饮而设。

> 小青龙汤，咳喘第一方！
> ——何庆勇（2017 年）

【临床体会】

小青龙汤的方证是：咳喘，咳痰或流涕清稀（落地成水），量多，后背恶寒，咳喘遇寒诱发或加重，水滑苔，脉浮滑。我在临床使用小青龙汤的体会，共分为八重境界。

第一重境界： 小青龙汤可以治疗咳喘，伴有咳痰清稀或鼻涕清稀者。这种情况可以见到患者流出水样的鼻涕，咳出水样的痰。多见于慢性鼻炎的患者。正是因为"心下有水气"，故此方让"青龙"来治水饮和寒饮。在中国传统文化里，龙本为治水之官，故吴鞠通以"龙行而火随，故寒可去，龙动水行，故饮可蠲"精准概括了小青龙汤的作用特点。

第二重境界： 此方可以治疗咳痰难以咯出。见痰黏，容易被误诊为燥痰。但小青龙汤证常出现痰黏难咳出，甚至痰黏咳吐如吐丝，粘连不断的情况。为何寒饮留滞之证会出现以稠痰？这是水饮阻滞阳气，阳气不化，寒饮凝结的表现，正如在先秦《荀子·劝学》中说："冰，水为之，而寒于水。"而如何判断患者咳稠痰是否属于小青龙汤证？仲师在《金匮要略·痰饮咳嗽病脉证并治第十二》中早有提示："夫心下有留饮，其人背寒冷如手掌大。"如果出现稠痰甚至黄稠痰，只要伴有后背寒冷，则符合小青龙汤的方证。"心下有水气"或"心下有留饮"的治疗大法为"病痰饮者，当以温药和之"，落在实处便是以小青龙汤治之。故患者若有咳喘，无论痰液是清稀或是黏稠，只要兼见后背冷，伴有舌淡胖、苔白水滑，皆可以用小青龙汤。

第三重境界： 若患者干咳无痰，没有后背冷，只要见咳嗽遇寒诱发者，亦可以用小青龙汤。吴鞠通在《温病条辨·卷三·下焦篇》中释："以脉紧无汗，为遇寒而发，故用仲景先师辛温甘酸之小青龙，外发寒而内蠲饮。"此类患者可见咳嗽冬季加重，或早晚加重，或吹空调加重等情况，这都符合"遇寒而发"的范围，使用小青龙汤疗效均佳。

第四重境界： 此方中含有的麻黄、细辛两药，在临床中使用时会因其毒性而受到一定的限制。但我发现，在临床使用时，麻黄必须用生麻黄，细辛必须超过 3g。如果使用此方时，麻黄选用了蜜麻黄，细辛仅用了 3g，则变为了小青龙去麻黄去细辛汤。麻黄本可"止咳逆上气"，细辛本"主咳逆"，若两者都去，何期止咳佳效？

其实，细辛在临床使用中是可以超过 3g 的。《神农本草经》将细辛列为上品，所谓上品即无毒，原文谓其："味辛，温。主咳逆；头痛脑动；百节拘挛，风湿痹痛死肌。久服明目，利九窍，轻身长年。"民间流传"细辛不过钱"的说法其实源自北宋陈承的《本草别说》——"细辛若单用末，不可过半钱，太多即气闷塞，不通者死"。当时陈听说狱中有一囚暴死，原因是与服用了含有细辛的粉末有关。但此事其实是由道听途说得知，未有查证，故不可全信。

清代张志聪在《本草崇原·本经上品·细辛》中亦批评了这样的说法："宋元祐陈承谓：细辛单用末，不可过一钱，多则气闭不通而死。近医多以此语忌用，嗟嗟。凡药所以治病者也，有是病，服是药，岂辛香之药而反闭气乎？岂上品无毒而不可多服乎？方书之言，俱如此类，学者不善详察而遵信之，伊黄之门，终身不能入矣。"即使"细辛不过钱"一说尚且为真，也是细辛粉末致毒，临床中细辛均用汤剂，与粉末剂型不同，不可一概而论。现代药理研究证实，细辛毒性主要源自其挥发油中的黄樟醚，急性中毒时表现为呼吸麻痹，在人体表现为头痛、腹痛、呕吐，渐至躁动不安、嗜睡、呼吸困难、深昏迷等症状。此药中的有毒挥发油甲基丁香酚、黄樟醚的量会随着煎煮时间的延长而下降，且与他药配伍后有毒挥发油也呈不同程度下降，而有效成分细辛脂素却随煎煮时间的延长而显著增加，故细辛的煎煮过程实际为一减毒、增效的过程。

《伤寒论》中小青龙汤、当归四逆汤中细辛均为三两。我在临床中使用时，常用细辛 10 ～ 15g，同时嘱咐患者打开锅盖煎药，未见患者出现任何不适。因此，临床安全使用过钱量细辛的秘诀是：将其先煎煮半小时，打开锅盖煎药的同时打开窗户即可。若麻黄用蜜麻黄，细辛不过 3g，此使青龙不能行其职也！

第五重境界：此方一派辛温之药，但仍可以治疗咽部干痒引发的咳嗽。见咽喉痒，容易误辨为热证，但临床上小青龙汤证常可出现咽喉干痒。方后加减法中出现了"或渴者""或噎者"，这都是咽喉部不适的指征，故即使口干咽干，也可以使用小青龙汤。这是由寒饮内停，水气不能升化津液所致。只要咳喘而见舌水滑，痰白，后背冷，就可以辨为小青龙汤证，不要受咽喉痒的干扰。

第六重境界：服小青龙汤后，好转的预示是"服汤已渴者"。故从"不渴"转为"渴"时，表明寒饮已消，是病愈佳兆。

第七重境界：方后的加减法可灵活使用。渴者为上焦津液不足，故去温燥之半夏，加天花粉以生津止渴；微利者乃水气阻滞于肠，大便溏而不爽，故以莞花一药"下十二水"，水去则利止；噎者为阳虚而气机升降不利，故加附子以温振阳气；小便不利、少腹满者为水气停于下焦，故加茯苓以利水。以上诸症皆去麻黄，以免过于发散阳气；此喘乃虚喘而非实喘，故不宜麻黄之辛散，可用杏仁以降气平喘。由此解释，仲景之意实为明朗，"疑非仲景意"极大可能为后人蛇足，林亿在方后亦注："岂非仲景意也。"

第八重境界：小青龙汤不能一直使用，需中病即止。否则龙火烁金，患者会吐血而亡。在此，为大家介绍两个转用方，用以善后。一为归脾汤，可治疗脏腑气血虚损所致各种病症；一为大补阴丸，可治各种阴虚火旺之证。

表2-5　小青龙汤药物组成在《神农本草经》中的原文注释

药物名称	《神农本草经》原文注释
麻黄	主中风伤寒头痛温疟，发表，出汗，去邪热气，止咳逆上气，除寒热，破癥坚积聚
芍药	主邪气腹痛，除血痹，破坚积，寒热，疝瘕，止痛，利小便，益气
五味子	主益气，咳逆上气，劳伤羸瘦，补不足，强阴，益男子精

续表

药物名称	《神农本草经》原文注释
干姜	主胸满咳逆上气，温中止血，出汗，逐风，湿痹，肠澼，下利。生者尤良，久服去臭气，通神明
甘草	主五脏六腑寒热邪气，坚筋骨，长肌肉，倍力，金创尰，解毒久服轻身延年
桂枝	主上气咳逆，结气喉痹，吐吸，利关节，补中益气。久服通神，轻身，不老
半夏	主伤寒，寒热，心下坚，下气，喉咽肿痛，头眩胸胀，咳逆肠鸣，止汗
细辛	主咳逆，头痛，脑动，百节拘挛，风湿，痹痛，死肌。久服明目，利九窍，轻身长年

【医家选注】

蔚按：此寒伤太阳之表不解，而动其里水也。麻、桂从太阳以祛表邪，细辛入少阴而行里水，干姜散胸前之满，半夏降上逆之气，合五味之酸、芍药之苦，取酸苦涌泄而下行。既欲下行，而仍用甘草以缓之者，令药性不暴，则药力周到，能入邪气水饮互结之处而攻之。凡无形之邪气从肌表出，有形之水饮从水道出，而邪气、水饮一并廓清矣。喻嘉言云：方名小青龙者，取其翻波逐浪以归江海，不欲其兴云升天而为淫雨之意。若泥麻黄过散减去不用，则不成其为龙，将何恃以翻波逐浪乎？（清代陈修园《长沙方歌括·卷二·太阳方·小青龙汤》）

苦微利者，去麻黄，加芫花，如鸡子大，熬令赤色。下利者，不可攻其表，汗出必胀满，麻黄发其阳，水渍入胃，必作利。芫花下十二水，水去利自止。若渴者，去半夏加栝楼根三两，辛燥而苦润。半夏辛而燥津液，非渴者所宜，故去之。栝楼味苦而生津液，故加之。若噎者，去麻黄，加附子一枚，炮。《经》曰：水得寒气，冷必相搏，其人气噎。加附子温散水寒。病人有寒，复发汗，胃中冷，必吐蛔，去麻黄，恶发汗。若小便不利，少腹痛，去麻黄加茯苓四两，水蓄下焦不行为小便不利，小腹满，麻黄发津液于外非所宜也。茯苓泄蓄水于下，加所当也。若喘者去麻黄，加杏仁半斤，去皮尖。《金匮要略》曰：其人形肿，故不内麻黄，内杏子，以麻黄发其阳故也。喘呼形肿，水气标本之疾。（清代程郊倩《伤寒论后条辨·数集·附方卷之十五》）

太阳病，外证[1]未解，脉浮弱者，当以汗解，宜桂枝汤。（42）

桂枝汤

桂枝去皮、芍药、生姜各三两，切　甘草二两，炙　大枣十二枚，擘

上五味，以水七升，煮取三升，去滓，温服一升。须臾啜热稀粥一升，助药力，取微汗。

太阳病，外证未解，不可下也，下之为逆，欲解外者，宜桂枝汤。（44）

太阳病，先发汗不解，而复下之，脉浮者不愈。浮为在外[2]，而反下之，故令不愈。今脉浮，故在外，当须解外则愈，宜桂枝汤。（45）

【康平本原文】

大阳病，外证未解，不可下（下之为逆）。欲解外者，宜桂枝汤。

【词释】

[1] 外证：指证候的外在表现。此处指发热、恶风寒等太阳证的表现。

[2] 浮为在外：从脉浮判断病证仍然属表。

【何注】

此三条补充了灵活使用桂枝汤的指征。

其一，太阳表证仍在，而脉见"浮弱"时，均宜用桂枝汤。脉浮弱，则提示正气不足，亦不可用麻黄汤发之，以免大汗伤正。

其二，若太阳病兼见不大便者，应先解外，再用下法，否则会引邪深入。太阳得解，大便自然可下了。

其三，若汗下之后，脉仍为浮，则遵守"随证治之"的法则，仍宜用桂枝汤发汗解表。

【临床体会】

这三个条文是医圣仲景反复强调桂枝汤证具有脉浮、外证未解（发热，恶风寒等）两个特点。

【医家选注】

自此以下十五节，言病在表在外之不同，汤有麻黄桂枝之各异。此言桂枝为解外之剂也。夫皮肤为表，肌腠为外，太阳病外症未解者，肌腠之邪未解也，邪入肌腠，则肌中之血气受伤，故脉浮弱也，宜桂枝汤，资助肌腠之血气为汗而解也。（清代张锡驹《伤寒论直解·卷二·辨太阳病脉证篇》）

此方为伤寒群方之冠，乃解肌发汗第一方也。凡伤风伤寒，皆得而主之。后世不明此义，因专主伤寒，随有"无汗不可用桂枝"之说，淆乱人心，使圣法不明于天下。盖汗化于血，桂枝气辛能散，专行营气，故为发汗主药。自后人立羌活汤，桂枝几废而不用，不知羌活虽能行太阳经络，而不能深入营气之内，以之辅桂枝则可，以之代桂枝则不可也。（清代何贵孚《伤寒论大方图解·上卷·桂枝汤》）

太阳病，下之微喘者，表未解故也，桂枝加厚朴杏子汤主之。（43）

桂枝加厚朴杏子汤

桂枝三两，去皮　甘草二两，炙　生姜三两，切　芍药三两　大枣十二枚，擘　厚朴二两，炙，去皮　杏仁五十枚，去皮尖

上七味，以水七升，微火煮取三升，去滓，温服一升，覆取微似汗。

【何注】

太阳病本当汗法解表，今用下法误治，在表之邪，影响及肺，致肺失宣肃而作喘，同时表证仍在，故治以祛风解肌兼降逆平喘，方用桂枝加厚朴杏子汤。其中桂枝汤解肌祛风，调和营卫，厚朴、杏仁降气平喘。

【临床体会】

桂枝加厚朴杏子汤的方证是：发热，怕风怕冷，有汗，头痛，伴有咳喘，脉浮。《名医别录·中品·厚朴》中言厚朴可"消痰，下气"，《神农本草经·卷三·中品·杏核仁》言杏仁可"主治咳逆上气，雷鸣，喉痹，下气"，均可缓解"微喘"一症，故在判断患者属桂枝类方后，若兼见咳喘、喘憋一证，可加厚朴、杏子，合前为桂枝加厚朴杏子汤。

【医家选注】

下后大喘，则为里气太虚，邪气传里，正气将脱也。下后微喘，则为里气上逆，邪不能传里，犹在表也，与桂枝汤以解外，加厚朴、杏子以下逆气。（金代成无己《注解伤寒论·卷三·辨太阳病脉证并治法第六》）

太阳风伤卫，当服桂枝汤。今兼喘，则加厚朴理胃气，杏仁理肺气。（清代秦之桢《伤寒大白·卷二·喘逆》）

太阳病，脉浮紧，无汗，发热，身疼痛，八九日不解，表证仍在，此当发其汗。服药已微除，其人发烦目瞑[1]，剧者必衄[2]，衄乃解。所以然者，阳气重[3]故也。麻黄汤主之。（46）

伤寒脉浮紧，不发汗，因致衄者，麻黄汤主之。（55）

【康平本原文】

大阳病，脉浮紧，无汗，发热，身疼痛，八九日不解，表证仍在（注：此当发其汗，服药已，微除也）。其人发烦目瞑，剧者必衄（衄乃愈）。所以然者，阳气重故也。麻黄汤主之。

【词释】

[1] 目瞑：目视不明，视物昏花。此处指闭目懒睁，有畏光感。

[2] 衄：此处指鼻出血。

[3] 阳气重：受外邪束缚，阳气郁闭较重。

【何注】

太阳伤寒证虽经多日不解，但脉浮紧无汗、发热、身疼痛等表证仍在，病未传变，治法亦不变，故仍当用麻黄汤发汗解表。

服麻黄汤后，在向愈途中可能出现两种不同反应——其一是服药后病情有所减轻，但由于外邪郁闭日久，阳气受郁遏亦重，得药力之助，正邪交争剧烈，故见心烦目瞑，随后正胜祛邪，汗出而解。其二是汗血同源，虽未得汗解，但可得衄解，一衄之后，外邪可泄，郁阳得伸，其病即除，故此种衄血有红汗之称。

【临床体会】

"得衄乃解"是太阳伤寒证病愈的一种转机，以衄后脉静身和，诸证悉除为佳。若衄血之后，患者仍身热不减，舌转红绛，苔黄燥，脉滑而数，则为寒邪化热入里侵入营血之证，又当"观其脉证，知犯何逆，随证治之"，可用清营汤等方以辨证施治。

【医家选注】

此言病在太阳，得阳明少阳之气化，合并而为热也。脉浮紧无汗者，病太阳之表而表气闭拒也。发热身疼痛者，太阳经气俱病也。八九日，当阳明少阳主气之期，不解而表证仍在者，还当发其汗以解表。服药者，服麻黄汤也。微除者，汗出而微解也。其人发烦者，热甚而不为汗解也。目开主阳，目瞑主阴，热伤经荣，干于阴分，故目瞑也。剧，甚也。甚则迫其经血而为衄，衄出而经络之热亦随解。所以然者，三阳合并而为热，阳气重故也。麻黄汤主之当在发汗之下。

（清代张锡驹《伤寒论直解·卷二·辨太阳病脉证篇》）

疏曰：太阳表证具，乃至八九日之久不解，而表证仍然俱在，但只以现在之证而施治。有是证，当投是药，不以日久为疑忌也，当以麻黄汤。服汤已，但只表证微除，而大势未得转动。少顷，其人忽而发烦，目皆瞑晦而不明，乃至于剧甚。如此者，必衄，衄则从前之不解者乃顿然而解。此何以故？因本人之阳气厚重也。阳气厚者，轻易不得受病，及至于病，虽八九日不解，而能自持，不即有内证。麻黄汤但能微动其机彀，直待其大气一转，而凶暴之势顿作，乃脱然而解矣。俗谓船之小者风浪小，船之大者风浪亦大，非小可之易于入，而易于出者也。（清代吴人驹《医宗承启·卷之二·麻黄桂枝合疏》）

病常自汗出者，此为荣气和[1]，荣气和者，外不谐[2]，以卫气不共荣气谐和故尔。以荣行脉中，卫行脉外。复发其汗，荣卫和则愈。宜桂枝汤。（53）

病人脏无他病[3]，时发热，自汗出，而不愈者，此卫气不和也。先其时[4]发汗则愈，宜桂枝汤。（54）

【词释】

[1]荣气和：荣气，即营气。和，平和，即正常。荣气和，即营气未受邪。

[2]外不谐：指外在有常自汗出的病理表现。

[3]脏无他病：即脏腑无病。

[4]先其时：指在发热汗出之前。

【何注】

在患者脏腑没有明显疾病时，如果出现了时常发热、多有汗出的情况，是脉内的营气与脉外的卫气不相调和的表现，也称为荣卫不和，此时宜用桂枝汤以调和营卫，发汗解肌。但是汗法对于此种情况不是时时刻刻都适合，而是应在患者还未出汗时便服用。这是为了避免在大汗出的时候再用汗法，过汗伤正；也是为在营卫不调发作之前便截断病势，可扭转病情，以"药汗"代替"病汗"。

【临床体会】

第54条的"脏无他病""时发热，自汗出"提示，在临床上遇到自主神经紊乱的自汗患者，符合桂枝汤方证的，可以考虑用桂枝汤。

【医家选注】

及服桂枝汤已，须臾，当饮热稀粥一小碗，以助药力。且卧床温覆。一二时许，将遍身絷絷微似汗出，（似者，续也，非"似乎"也），病乃悉去。此汗也，当名曰"药汗"，而别于前之"病汗"也。"病汗"常带凉意，"药汗"则带热意，病汗虽久，不足以去病，药汗瞬时，而功乃大著，此其分也。有桂枝证者来求诊，与桂枝汤，告之曰："服此汗出，病可愈矣。"彼必曰："先生，我本有汗也。"夫常人不知病汗、药汗之分，不足为责。独怪一般医家尚有桂枝汤能发汗能止汗之辩，呶呶相争，无有已时。不知以中风证而服桂枝汤，"先得药汗"，是"发汗"也，"病汗"遂除，亦"止汗"也。是故发汗止汗二说，若以为非，则均非，若以为是，则均是，惜乎未观其通，尚差一筹耳！（清代曹颖甫《经方实验录·上卷·桂枝汤证》）

凡本编之例，始举冒首者，示病位之大本也；中举证候者，示阴阳、表里、浅深、缓急也；终举脉状者，断阴阳表里也。以此参互错综而后处治法者，乃古之通，而仲景氏之所传也，此三者缺一则不可为诊治也。而此章突然云病常自汗出，而不举冒首与脉状，则无可知阴阳表里也。夫仲景氏之道，非徒一法治一病已，变通百病者也。其所以变通者，以阴阳表里皆有规则也。今有人于此，病常自汗出，而其脉沉微。又有人病常自汗出，而其脉浮大，乃何以取变通于此章乎？可见伪章，不足取，皆此类也。且论荣卫不和，不得其要，试问使荣卫不和者，果何物？（日本斋宫静斋《伤寒论特解·卷之二·太阳病篇第二》）

凡病若发汗，若吐，若下，若亡血，亡津液，阴阳自和者，必自愈。（58）

【何注】

无论一切病证，无论一切治法，无论是正治还是逆治，只要患者"阴阳自和"，则都有一线生机，有向愈的可能。由此句亦可以反推出，

"阴阳失和"是一切疾病的病机。

【临床体会】

中医药治疗的目的是调和阴阳，使阴阳达到平衡和协调，故曰："阴阳自和者，必自愈。"《素问·生气通天论篇》亦说："阴平阳秘，精神乃治；阴阳离决，精神乃绝。"

【医家选注】

曰凡病者，言不仅伤寒然也。凡病，若发汗，若吐之下之太过，以致亡津液者，虽其人汗吐下证仍在，不可复行汗吐下之法，姑慢服药，俟其阴阳自和，则气血回复，病必自愈。然此亦是当汗而汗，当吐下而吐下，故有阴阳和而自愈之日，非误用汗吐下药者所能比也。凡病且然，而况于伤寒乎？按此条论，因发汗而并及吐下之法，然既云发汗，必是太阳病居多，故亦附于《太阳篇》中。（清代汪琥《伤寒论辨证广注·卷之四·辨太阳病脉证并治法中》）

阴阳自和，谓大小便通也。凡汗、吐、下而亡血、亡津液者，多致干枯而二便闭。今自利，则津液未亏可知，故必自愈，两条一意，上条言津液少者，宜静养以待其自还。此条言津液多者，勿喜攻而伤其见在。（清代高学山《伤寒尚论辨似·太阳经总说·太阳经上篇》）

下之后，复发汗，昼日烦躁不得眠，夜而安静，不呕，不渴，无表证，脉沉微，身无大热者，干姜附子汤主之。（61）

干姜附子汤

干姜一两　附子一枚，生用，去皮，切八片

上二味，以水三升，煮取一升，去滓，顿服。

【康治本原文】

发汗，若下之后，昼日烦躁不得眠，夜而安静，不呕，不渴，无表证，脉沉微，身无大热者，干姜附子汤主之。

干姜一两　附子一枚（生用，去皮，切八片）

上二味，以水三升，煮取一升，去滓，顿服。

【何注】

在经过下法、汗法双重误治后，患者病情到了一个阳气暴虚、阴寒内盛的阶段。由"不呕""不渴""无表证"，分别排除了少阳、阳明、太阳三阳证，可知此时为三阴证的阶段。白天阳气旺盛，虚阳得天之阳助与阴寒抗争，故见剧烈烦躁，精神虚亢；夜间阳退阴盛，虚阳无力与阴邪抗争，故而相对安静，可见精神疲惫。虚阳越于外则身热不甚，阳虚不能鼓动则脉象沉微。此时需急以干姜附子汤急救回阳。

【临床体会】

干姜附子汤的方证是：白天烦躁，夜间安静，不渴，或腹痛便溏，喜暖，畏寒乏力，脉沉微。原方中从"附子，生用""顿服"中可窥见此症的危重，万不可因其烦躁则施以攻下之法，否则医者便成了"一逆尚引日，再逆促命期"之罪者也。

【医家选注】

误下而汗，汗亦为误，内外俱虚之故，详于前条矣。然虚脉虚证，在前条易识，虚脉而若非虚证，如此条，当详辨之矣。下之后复发汗，其人昼日烦躁不得眠，似外有寒邪在表，内有郁热作患矣。乃入夜则安静，而日间虽烦躁，亦不呕不渴，则非阳郁成热之为患，乃阳为阴所逼，不能安处之为患也。昼阳胜尚与阴争而扰乱，夜阴胜已不能与阴衡，而甘于顺受其侮矣。不呕不渴，知无表证，非阳郁也。诊脉沉微非浮数也。身无大热，非太阳发热，亦非阳明大热也。洵是阳虚于内，露假乱真耳。急以辛热直入力救其阳，无他顾也。补出昼间虽烦躁，亦不呕不渴，更明呕亦有寒逆，而渴不容假，渴亦有阴逼阳浮，面赤口躁渴，但与水不能饮，则真寒立见矣。（清代魏荔彤《伤寒论本义·太阳中·干姜附子汤》）

下后复发汗，真阳欲脱矣。所以虚阳扰于阳分，昼则烦不得眠；阳虚不得入于阴，故脉沉微而夜静。凡阴虚之极，阳必厥；阳虚之极，阴必燥。干姜、附子，阳中阳也，用以固阳配阴。又生用则力更锐，不加甘草，则势更猛矣，有不阴平阳秘者乎？已上皆误下及复汗、吐、下之坏症也。下后复汗，误在汗矣。盖汗多则阳虚，阳虚则烦躁于昼，于夜则安。自宜以甘辛大热、纯于阳者以救其偏。（清代熊寿试《伤寒论集注·卷一·太阳经中》）

发汗后，身疼痛，脉沉迟者，桂枝加芍药生姜各一两人参三两新加汤主之。（62）

桂枝加芍药生姜各一两人参三两新加汤

桂枝三两，去皮　芍药四两　甘草二两，炙　人参三两　大枣十二枚，擘　生姜四两

上六味，以水一斗二升，煮取三升，去滓，温服一升。本云桂枝汤，今加芍药生姜人参。

【何注】

太阳病本有身痛一症，如麻黄汤证，不过彼处脉象为浮。此处脉象整体沉迟，可知此并非表证所导致的疼痛，而是气血不足、筋脉失养所致。故此方重用芍药以养血和营，重用生姜以宣导阳气、畅达中焦，重用人参以益气生津。

【临床体会】

桂枝加芍药生姜各一两人参三两新加汤的方证是：身疼痛，乏力，倦怠，气短，有汗出，舌淡，脉沉迟。"有是证，用是方"。我在临床将此证多用于妇人生产之后，产妇生产时及生产后淋漓汗出，稍感风邪，身体疼痛便明显，伴怕风怕冷。

另外，我也曾以此方治愈一被诊断为"系统性红斑狼疮"、症状为全身疼痛的患者，一剂即愈。只要有怕风怕冷，伴身疼痛，便可以使用此方。

【医家选注】

（引张兼善）或云：经言表邪盛，脉浮而紧，法当身疼痛，宜以汗解之。况身疼皆系表邪未尽，此又加人参、芍药、生姜以益血何也？予曰：表邪盛则身疼，血虚则身亦疼。其脉浮紧者，邪盛也；其脉沉

微者，血虚也。盛者损之则安，虚者益之则愈。仲景凡言发汗后，以外无表证，里无热证，止余身疼一事而已。若脉稍浮盛，则为表邪未尽解。今言脉沉迟，此血虚而致然也。故加人参、生姜、芍药以益血。（明代王肯堂《证治准绳·伤寒证治准绳·帙之二》）

此本桂枝证，误用麻黄，反伤营血，阳气暴虚，故脉反沉迟而身痛也。此脉沉迟与尺迟大异，尺迟乃元气素虚，此六部皆沉迟，为发汗新虚，故仍用桂枝和营，加芍药收阴，生姜散邪，人参辅正，名曰新加汤，明非桂枝旧法也。（清代张璐《伤寒缵论·卷上·太阳上篇》）

发汗后，不可更行[1]桂枝汤，汗出而喘，无大热者，可与麻黄杏仁甘草石膏汤。（63）

麻黄杏仁甘草石膏汤

麻黄四两，去节　杏仁五十个，去皮尖　甘草二两，炙　石膏半斤，碎，绵裹

上四味，以水七升，煮麻黄，减二升，去上沫，内诸药，煮取二升，去滓，温服一升。本云，黄耳杯[2]。

下后不可更行桂枝汤，汗出而喘，无大热者，可与麻黄杏仁甘草石膏汤。（162）

麻黄四两，去节　杏仁五十个，去皮尖　甘草二两，炙　石膏半斤，碎，绵裹

上四味，以水七升，煮麻黄，减二升，去白沫，内诸药，煮取三升，去滓，温服一升。本云黄耳杯。

【词释】

[1]更行：再用之意。

[2]耳杯：为古代饮器，亦称羽觞，椭圆形，多为铜制，故名，实容一升。

【何注】

首句可推测出患者本有"太阳病，头痛，发热，汗出，恶风"的桂枝汤证，但因为出现了"汗出而喘"的变证，可知此时病邪已不在

表，而是已经入里化热，肺热壅盛，热迫津液外行，故出现了咳喘、大汗出的症状，亦可推测出此时尚可伴有口渴、烦躁、舌红、脉象滑数的特点。可用麻黄杏仁甘草石膏汤以清里热，并宣肺平喘。其中"无大热"，是指没有阳明里热，即大便通畅，无腑实内结之意，既无白虎汤证，也无承气汤证。

【临床体会】

1.麻黄杏仁甘草石膏汤的方证是：发热，喘憋、咳嗽，头痛，汗出，烦渴，舌红，脉滑数。我在临床发现，麻杏石甘汤对于发热性疾病，有很好的退热效果，可以说麻黄杏仁甘草石膏汤是治疗发热的专方！张锡纯在《医学衷中参西录·石膏解》说："石膏之凉，虽不如冰，而其退热之力，实胜冰远甚。"由此可见其退热之功。中国工程院院士王辰曾观察发现，麻杏石甘汤与银翘散的组方可显著缩短甲型H1N1流感的发热时间，甚至比西药达菲退热更快，现此组方已制为成药"金花清感颗粒"。

> 麻杏石甘汤，退热的专方！
> ——何庆勇（2017 年）

2.本方主要用于治疗"汗出而喘"为特征的各种肺炎，如病毒性肺炎、支气管性肺炎、新冠肺炎、支原体肺炎、麻疹性肺炎。本方为治疗肺炎发热的第一方。

> 麻杏石甘汤是肺炎发热第一方！
> ——何庆勇（2011 年）

3.民国名医张锡纯因善用石膏一药而被称为"张石膏"，对于石膏的用量他曾这样描述："石膏乃微寒之药,《本经》原有明文,如此热毒,仅用两许,何能见效？"麻杏石甘汤中的君药是石膏,一定要用大量,原方半斤折合成现代剂量后,最最保守也定要用30g以上！其中,石膏应被"碎"或"扎细",否则煎煮难出其效。被研成极细末后,疗效可成倍增加。在煎煮过程中,需多煎徐服,即"煎汤三四茶杯,分四五次徐徐温饮下,热退不必尽剂",可使"药力常在上焦、中焦,而寒凉不至下侵致滑泻也"。

【医家选注】

此即麻黄汤去桂枝而加石膏也,即用以治发汗及下后,汗出而喘之证,然必审无大热,方可用之。有大热者,恐兼里证,无大热者,明是表邪未彻,留恋在肺,肺主卫,故仍宜麻杏直泄肺邪。去桂枝者,辛热之性,不宜再扰动营血也；加石膏者,降肺金清肃之气,用以生津而保液也。(清代吕震名《伤寒寻源·下集·麻黄杏仁甘草石膏汤》)

其脉阴阳俱浮,其证自汗、身重。盖阳浮为风伤卫,而水气不行故身重,当用麻黄开表以逐邪；阴浮为阴火炽,而营阴不守,故汗出,当用石膏以清热救阴；表里俱热,则阴火刑金,故多眠而鼾,语言难出。当用杏、甘以调气,方备升降轻重之用,外感皆可服之。若攻下、火熏,此粗工促病之术也。盖内蕴之火邪,与外感之余热,治法不同,是方用于温病初起,功能解表清里,汗后则可平内热之炽,下后可以复用,以彻伏邪之留恋,与风寒不解用桂枝汤同法。例云：桂枝下咽,阳盛则毙。特开此凉解一法,为大青龙之变局,白虎之先着也。又云：此为解表之剂,若无喘、鼾、语难,则又白虎证治矣。凡温病表里实,用此汤；虚用人参白虎汤。若葛根芩连汤,治痢而不治喘,非治温证药。加麻黄专达外,与葛根和中发表不同；石膏甘润,与芩、连苦燥悬殊也。同是凉解表里,同是汗出而喘,用药有毫厘之辨也。(清代王继志《经证证药录·卷一·麻黄》)

发汗过多,其人叉手自冒心,心下悸,欲得按者,桂枝甘草汤

主之。(64)

桂枝甘草汤

桂枝四两，去皮　甘草二两，炙

上二味，以水三升，煮取一升，去滓，顿服。

【何注】

"汗为心之液"，发汗过多则损伤心阳，阳虚则悸，虚则喜实，内不足者求助于外，故以手按之则心悸减轻。此时用桂枝甘草汤，辛甘化阳，心阳得复则心悸自平。

【临床体会】

1. 我临床体会到桂枝甘草汤的主要方证是：心悸，喜按，偏怕冷。

2. 在使用桂枝甘草汤原方时，若欲起效，必须使用原量！我在临床中发现，对于医圣仲景的单捷小方（仅由两味药、三味药组成的方子），必须使用原剂量，即每一两以今13.8g换算使用，如此"单刀直入"之法，才可显效。

3. 我在之前已经讲到，汉代"桂枝"既不是现在的桂枝（肉桂树的嫩枝，不去皮），也不是现在的肉桂（肉桂树的树干皮及树枝皮），而是特指肉桂树的树枝皮。在临床使用时，我常将桂枝和肉桂同用，以求仲景本意，如桂枝甘草汤中，桂枝：肉桂：生甘草=1：1：1（剂量举例：桂枝16g，肉桂16g，生甘草16g）。

4. 患者在临床中服用麻黄汤后，可能偶见"发汗过多"的情况，此时患者如果伴有心慌、心悸，则正与条文"发汗过多，其人叉手自冒心，心下悸，欲得按"的桂枝甘草汤方证完全符合，故可以服用桂枝甘草汤缓解麻黄汤发汗过多的副作用。

【医家选注】

（引张令韶）此发汗多而伤其心气也。汗为心液，汗出过多，则心液空而喜按，故用桂枝以保心气，甘草助中土以防水逆，不令肾气乘心。（清代陈修园《长沙方歌括·卷二·太阳方·桂枝甘草汤》）

桂枝之辛，走肺而益气，甘草之甘，入脾而缓中。（明代张遂辰

发汗后，其人脐下悸者，欲作奔豚，茯苓桂枝甘草大枣汤主之。(65)

茯苓桂枝甘草大枣汤

茯苓半斤　桂枝四两，去皮　甘草二两，炙　大枣十五枚，擘

上四味，以甘澜水一斗，先煮茯苓，减二升，内诸药，煮取三升，去滓，温服一升，日三服。

作甘澜水法，取水二斗，置大盆内，以杓扬之，水上有珠子五六千颗相逐，取用之。

【何注】

发汗之后，过汗损伤心阳，则心火不能下暖肾水，使肾水无以蒸化，又反乘于上，故见肚脐以下有跳动感，如同脐下有一只小猪，正在原地踏步做热身运动，这是将要奔跑出发的前兆。故此方用茯苓至半斤，属《伤寒论》中群方之最，取其"伐肾邪"（《名医别录·上品·茯苓》）之功，使水邪就近从下得利，奔豚自止。

【临床体会】

1. 茯苓桂枝甘草大枣汤的方证是：肚脐下有跳动感，不上冲，舌淡，苔水滑，脉弦或沉紧。此时患者仅有小腹部跳动感，未实际上冲至胸腹部。故称"欲作奔豚"，还未成奔豚。此方需与治疗奔豚的奔豚汤、桂枝加桂汤两方相鉴别。

2. 甘澜水也叫千扬水，取水扬千遍之意，此时甘澜水已"去其水性，以不助肾邪"。用甘澜水煎煮药物，首见于《内经》中的半夏秫米汤，其煎药之水需"以流水千里以外者八升，扬之万遍，取其清五升"，这与本方甘澜水有异曲同工之妙——"取水二斗，置大盆内，以杓扬之，水上有珠子五六千颗相逐，取用之"。在《备急千金要方·卷第十二·胆腑·胆虚实第二》中半夏千里流水汤亦利用了此意："以长流水五斗煮秫米，令蟹目沸，扬之三千遍，澄清，取九升煮药。"

3. 此方重用茯苓至半斤，在《伤寒论》中，重剂必先煎，以达到减毒增效的功用。茯苓属于卫健委公布的既是食品又是药品的中药，所以大量使用时，也是非常安全的。

表2-6　奔豚三方的症状鉴别

奔豚三方	症状鉴别	
茯苓桂枝甘草大枣汤	未作奔豚：跳动感仅在脐下原处	偏怕冷
奔豚汤	已作奔豚：脐下跳动感会向上冲	既怕热又怕冷
桂枝加桂汤		偏怕冷

【医家选注】

汗者心之液。发汗后，脐下悸者，心气虚而肾气发动也。肾之积名曰奔豚，发则从少腹上至心下，为肾气逆，欲上凌心。今脐下悸，为肾气发动，故云：欲作奔豚。与茯苓桂枝甘草大枣汤以降肾气。茯苓以伐肾邪，桂枝能泄奔豚，甘草、大枣之甘，滋助脾土，以平肾气。煎用甘澜水者，扬之无力，取不助肾气也。（明代王肯堂《证治准绳·伤寒证治准绳·帙之五》）

阳根于阴。发汗以动其枝，枝之拔者，其根必不固。脐下悸，欲作奔豚者，根本之动摇也。甘草、大枣，以培其中土；桂枝、茯苓，欲升降之得以安然，而复其旧治也。已上救误汗者也。人每以汗为轻易，不知汗之所以为汗者，真阳为之发动也。故有阳病未已，阴病随之。学者当知所审焉。（清代吴人驹《医宗承启·卷之四·救内》）

发汗后，腹胀满者，厚朴生姜半夏甘草人参汤主之。（66）
厚朴生姜半夏甘草人参汤

厚朴半斤，炙，去皮　生姜半斤，切　半夏半升，洗　甘草二两　人参一两

上五味，以水一斗，煮取三升，去滓，温服一升，日三服。

【何注】

对素体脾阳虚弱之人，发汗之后脾阳受损，脾气虚弱则运化无力、痰湿内生，湿邪与气滞相互壅积，便成腹部胀满。此证虚实夹杂，故治法宜攻补兼施，健脾除湿，宽中消满，方用厚朴生姜半夏甘草人参汤。

【临床体会】

第一，厚朴生姜半夏甘草人参汤的方证是：腹部胀满凸出，腹部局部或周身怕冷，乏力，苔白，脉缓。"腹胀满"尤其指有形之胀满，患者常自述肚子鼓起如坛状。与此证相对的是痞满，患者能自觉腹部胀满，但腹部并未形成有形之胀鼓出。

第二，使用此方的关键技巧是药物之间的比例关系——厚朴：生姜：人参 =8∶8∶1（剂量举例：厚朴40g，生姜40g，人参或党参5g），如果破坏了此比例关系，如全用等量（剂量举例：厚朴15g，生姜15g，人参15g），腹胀不仅不能消除，可能还会加重，此不再是厚朴生姜半夏甘草人参汤，而是厚朴生姜半夏甘草人参汤去厚朴，去生姜，加人参了。

【医家选注】

（引韩祗和）腹满者，邪入太阴脾土也，常痛为里实，须下之，承气汤；时减者为里虚，当温之，理中汤；若表解内不消，非大满犹生寒热，是邪未全入里，亦未可下；若大满大实，兼有燥屎，是邪已入腑，虽得之四五日，亦可下。大抵阳邪为热，则腹满而咽干；阴邪为寒，则腹满而吐利，食不下。若已经吐下后而腹满者，治法又各不同，是又不可不知也。（清代沈金鳌《伤寒论纲目·卷三·太阳经·胸胁腹满胀痛》）

风寒表泄，汗伤胃液，湿著于脾，脾病故腹胀满也。姜、夏宣通胃络；参、草理中滋液；君厚朴开痹逐湿消胀也。（清代王继志《经证证药录·卷十二·厚朴》）

伤寒若吐、若下后，心下逆满[1]，气上冲胸，起则头眩，脉沉紧，发汗则动经[2]，身为振振摇[3]者，茯苓桂枝白术甘草汤主之。(67)

茯苓桂枝白术甘草汤

茯苓四两　桂枝三两，去皮　白术、甘草各二两，炙

上四味，以水六升，煮取三升，去滓，分温三服。

【《金匮要略》原文】

心下有痰饮，胸胁支满，目眩，苓桂术甘汤主之。

茯苓四两　桂枝、白术各三两　甘草二两

上四味，以水六升，煮取三升，分温三服，小便则利。

【词释】

[1]心下逆满：指胃脘部因气上逆而感觉胀闷不舒。

[2]动经：伤动经脉。

[3]身为振振摇：身体震颤，动摇不定。

【何注】

伤寒用汗法本为正治，医者不察反用吐下之法，使中焦被伤。水湿停运，水气逆而上冲，则患者出现胸闷、有气上冲之感；水饮上蒙则见头晕；沉紧之脉为内有水寒。因饮邪可以流动，故体位一变，水饮也跟随变动，如以手持杯则可见杯内的水晃动不停，故患者会出现一动便头晕、一动便心慌的症状，这都是水饮之邪作祟。故以苓桂术甘汤温阳健脾，利水降冲，以体现"病痰饮者，当以温药和之"的思想。

【临床体会】

1.茯苓桂枝白术甘草汤的方证是：动则头晕（头晕与体位变换有关），动则心悸。气上冲胸，胸满，心悸，短气，面色黧黑或有水斑，苔水滑（欲滴），脉沉紧。

2.茯苓桂枝白术甘草汤药物间的比例关系为茯苓：桂枝：白术：甘草＝4：3：2：2（剂量举例：茯苓40～44g，桂枝与肉桂共用

30～33g，白术20～22g，甘草20～22g）。而值得注意的是，在《金匮要略·痰饮咳嗽病脉证并治第十二》中，各药物间的比例关系为茯苓：桂枝：白术：甘草＝4：3：3：2，与此处相比增加了白术一两。若患者大便干，一般可以增加白术的量，并且用生白术。

3.《金匮要略·痰饮咳嗽病脉证并治第十二》中亦有此方，可以治疗"心下有痰饮，胸胁支满，目眩"之证。与本条文相比较可得，苓桂术甘汤的主证之一是"头眩"或"目眩"。

【医家选注】

人身筋脉赖津液以滋养，吐下津液一伤，更汗津液再伤，坐令经脉失养，身为振摇。此汤涤饮散邪，补中益气，则津液四布，而经脉得以滋荣矣。至久而成痿，较此更甚。仲景于此汤，岂非早已用力乎？（清代杨璿《伤寒瘟疫条辨·卷四·医方辨·桂苓甘术汤》）

再按：《金匮》用此方以治痰饮。其一曰：心下有痰饮，胸胁支满，目眩，苓桂术甘汤主之。又曰：短气有微饮，当从小便去之，苓桂术甘汤主之。盖治痰饮大法，当以温药和之，温则脾阳易于健运，而阴寒自化，白术茯苓虽能理脾而胜湿，必合桂枝化太阳之气以伐肾邪，而通水道，方能取效。（清代吕震名《伤寒寻源·下集·茯苓桂枝白术甘草汤》）

发汗，病不解，反恶寒者，虚故也，芍药甘草附子汤主之。（68）

芍药甘草附子汤

芍药、甘草各三两，炙 附子一枚，炮，去皮，破八片

上三味，以水五升，煮取一升五合，去滓，分温三服。

【康平本原文】

发汗，病不解，反恶寒者（虚故也），芍药甘草附子汤主之。

【何注】

由"发汗"可知，本有表证，汗法之后本应病解，为何反而更加

恶寒？因汗出后"虚故也"，过汗损阳，身体失于温煦，故恶寒不解反而更甚，由太阳表病转变成了阴阳两虚之证，而里虚更甚，故用芍药甘草附子汤。本证除了恶寒之外，亦当有筋脉挛急、脉微细等证。

【临床体会】

1. 此方在芍药甘草汤基础上又加附子一药，芍药甘草汤的主要方证为筋脉拘急或抽搐，由此可以推测芍药甘草附子汤的方证是：腰痛，怕风畏寒，腰部突然屈伸时疼痛诱发或加重（为腰部筋脉拘急所致）。临床常见患者于擦地后突然腰部僵硬不能起身，或久坐后突然不能活动等情况，若兼见局部恶寒，可用芍药附子甘草汤。此类患者多为腰椎间盘突出症的患者，故此方为治疗腰椎间盘突出的一个专方。

> 芍药甘草附子汤是腰肌劳损、腰椎间盘突出症的专方！
> ——何庆勇（2017年）

2. 此方属于仲景单捷小方（仅由两味药、三味药组成的方子），必须按照使用仲景原方原量使用（我的常用剂量举例：生白芍41g，生甘草41g，黑顺片先煎，从10g起用，不效再逐渐加量），量少则不足以起效。

【医家选注】

男元犀按：各家以此证为发汗虚其表阳之气，似是而非。于"病不解"三字说不去，且"虚故也"三字亦无来历。盖太阳之邪，法从汗解，汗而不解，余邪未净，或复烦发热，或如疟状。亦有大汗亡阳明之阳，用白虎加人参法，亡少阴之阳，用真武四逆法，论有明训也。今但云不解，可知病未退而亦未加也。恶寒而曰"反"者，奈何？谓前此无恶寒证，因发汗而反增此一证也。恶寒若系阳虚，四逆辈犹恐不及竟以三两之芍药为主，并无姜、桂以佐之，岂不虑恋阴以扑灭残阳乎？师恐人因其病不解而再行发汗，又恐因其恶寒而径用姜、附，故特切示曰"虚故也"。言其所以不解，所以恶寒，皆阴阳素虚之故，补虚自足以胜邪，不必他顾也。方中芍药、甘草，苦甘以补阴；附子、甘草，辛甘以补阳；附子性猛，得甘草而缓；芍药性寒，得附子而和；且芍、草多而附子少，皆调剂之妙。此阴阳双补之良方也。论中言虚者，间于节中偶露一二语，单言虚而出补虚之方者只一节。学者当从此隅反之。（清代陈修园《长沙方歌括·卷二·太阳方·芍药甘草附子汤》）

发汗病解，则不恶寒。发汗病不解，表实者，亦不恶寒。今发汗，病且不解，又反恶寒者，荣卫俱虚也。汗出则荣虚，恶寒则卫虚，与芍药甘草附子汤以补荣卫。芍药之酸，收敛津液而益荣，附子之辛温，固阳气而补卫，甘草之甘，调和辛酸而安正气。（明代张遂辰《张卿子伤寒论·卷三·辨太阳病脉证并治第六》）

发汗，若下之，病仍不解，烦躁者，茯苓四逆汤主之。（69）

茯苓四逆汤

茯苓四两　人参一两　附子一枚，生用，去皮，破八片　甘草二两，炙　干姜一两半

上五味，以水五升，煮取三升，去滓，温服七合，日二服。

【何注】

汗下之后，阴阳两虚，虚邪扰动故见烦躁。治宜回阳益阴，方用茯苓四逆汤——在四逆汤中加茯苓、人参。茯苓可"安魂养神"、治"寒热烦满"（《神农本草经·卷二·上品·茯苓》），人参可"安精神，定魂魄"（《神农本草经·卷二·上品·人参》），可奏阴阳并补、安神除烦之功。

【临床体会】

茯苓四逆汤的方证是：烦躁，心悸，全身畏寒，四肢尤甚，小便量少，或腹泻，舌淡，脉细微。主要方证为：烦躁，心悸，畏寒厥逆。

【医家选注】

按：此条乃太阳风寒两伤之证，而风多寒少，误而致变，立法以

示禁也。病有在表，风寒未解，而发汗若下之，病仍不解者，则下之固误，而发汗亦必误也。非风多误用麻黄，即阳微误用大青龙耳。更见烦躁之证，又与风寒两伤之烦躁相似，不几疑为表病仍在，而复思治表乎？如再治其表，立成不救矣。仲师主之以茯苓四逆汤，全无辛热治表之药，亦无辛凉治烦躁之药，纯用甘温，其义何居？盖此烦躁，近于阴躁也。汗下后，表病虽仍在，而里证已内迫，汗下伤其津液阳虚而生之烦躁，与大青龙所治之烦躁，邪热内炽者，迥不相同。用人参、甘草、干姜以温补其中，以茯苓制水邪，而奔豚水逆等证不作。以附子走营卫，而上厥下竭，久而成痿等证，此虽未言治烦躁，而阳足津生，神安其宅，烦躁自止，此虽未言治表，而内阳既复再攻外邪，表证亦解，乃标本兼治之法也。（清代魏荔彤《伤寒论本义·太阳下·茯苓四逆汤》）

汗下后烦躁一证，悉是正虚邪扰之故，而有邪多虚少，或虚多邪少之分。邪多者，宜逐邪以安正；虚多者，宜助正以逐邪。仲景既著栀豉汤之例，复列茯苓四逆之法。其于汗下后烦躁一证，虚实互举，补泻不遗如此，学者所当究心也。（清代尤怡《伤寒贯珠集·卷二·太阳篇下·误汗下及吐后诸变脉证十三条》）

发汗后，恶寒者，虚故也；不恶寒，但热者，实也。当和胃气，与调胃承气汤。（70）

调胃承气汤

芒硝半升　甘草二两，炙　大黄四两，去皮，清酒洗

上三味，以水三升，煮取一升，去滓，内芒硝，更煮两沸，顿服。

太阳病三日，发汗不解，蒸蒸发热者，属胃也，调胃承气汤主之。（248）

【何注】

发汗之后，因患者平素体质的差异，可能出现多种变证。若发汗

后恶寒，承接上条，可知为元阳虚衰伴阴液不足，宜用茯苓四逆汤。若发汗后不恶寒，反而发热，此为阳旺之人汗出伤津，转于阳明燥热成实。故顿服调胃承气汤，以急下存阴。

【临床体会】

调胃承气汤中，芒硝的用法不是分冲，否则咽部受到未溶解的芒硝颗粒的刺激后，人会恶心干呕。在本方中，仲景示出芒硝的正确服法应是后下，即将其在火上"更煮两沸"，使芒硝充分溶解。而这里"两沸"具体是指多长时间呢？唐代茶学家陆羽在其著作《茶经》中，对"沸"有过详细的描述。在煮茶时，水烧至有"鱼目"气泡，"微有声"时，为"一沸"；继续烧水至边缘有气泡"如涌泉连珠"，为"二沸"——在后下芒硝时可以凭此征象作为参考。

【医家选注】

汗出而恶寒者，表虚也，汗出而不恶寒但热者，里实也。经曰：汗出不恶寒者，此表解里未和，与调胃承气汤和胃气。（摘自明代张遂辰《张卿子伤寒论·卷三·辨太阳病脉证并治第六》）

上二句，是承上文语，所以起下文者也。言前条云发汗后恶寒者，以汗后阳虚故也。若发汗之后，不恶寒而反恶热者，非虚证也，乃汗后太阳已罢，邪转阳明，为胃实之证，当和其胃气则愈矣。然既汗之后，阳气已虚，不宜大下，故当与调胃承气汤，即阳明篇所谓与小承气汤微和胃气，勿令大泄下是也。（摘自清代钱潢《伤寒溯源集·太阳中篇·伤寒证治第二》）

太阳病，发汗后，大汗出，胃中干[1]，烦躁不得眠，欲得饮水者，少少与饮之，令胃气和则愈。若脉浮，小便不利，微热消渴[2]者，五苓散主之。（71）

五苓散

猪苓十八铢，去皮　泽泻一两六铢　白术十八铢　茯苓十八铢桂枝半两，去皮上五味，捣为散，以白饮^[3]和服方寸匕^[4]，日三服，多饮暖水，汗出愈。如法将息。

发汗已，脉浮数烦渴者，五苓散主之。(72)

【词释】

[1] 胃中干：指胃中津液不足。

[2] 消渴：非病名，指口渴而饮水不解的症状。

[3] 白饮：即米汤，又作白米饮。

[4] 方寸匕：古代量取药末的器具。外形如匕，一寸见方有柄。

【何注】

此二条又描述了汗法大汗之后的另外两条转归。若汗出太多，损伤津液，会出现胃中津液不足所致的烦躁、口渴，"胃不和则卧不安"，则见失眠。此时不用专门治疗，仅需通过饮水的方式逐渐补充水液，使津液恢复。若在口渴基础上，出现小便不利，脉浮数时，则是气化不利，为蓄水之证，此时脉浮示表邪仍尚未除，宜用五苓散通阳化气，利水解表。

【临床体会】

1. 五苓散的主证是：吐涎沫，头眩，脐下动悸，小便不利，水肿，口干欲饮水，水样便，苔白，脉浮。医圣张仲景每一条关于五苓散的条文都强调了"口渴"一症，这是使用五苓散非常重要的一个指征。

2. "少少与饮之"给我们的启示是，在出了很多汗之后，即使非常口渴，也只能少少地、一点点地喝，不可在很短的时间内饮入大量的水。农村喂牛饮水与此经验有着异曲同工之妙——在牛劳作大汗之后，喂牛喝水时要先在水缸表面铺些稻草，使牛只能"少少饮之"，以此防止牛暴饮。在这些"百姓日用而不知"的经验背后，都蕴藏着深刻道理。

3. 《金匮要略·痰饮咳嗽病脉证并治第十二》中亦有五苓散一方，但却以"两"作为剂量单位："泽泻一两一分，猪苓三分，去皮，茯苓三分，白术三分，桂二分，去皮"，通过"1 两 =24 铢""1 两 =4 分"

的换算之后可以发现，《伤寒论》与《金匮要略》的五苓散剂量其实相同，这对两本书的同源性起到了证实的作用。

4. 五苓散可以治疗人体中的"厄尔尼诺现象"。在厄尔尼诺事件中，全球降水量明显增多，这会导致太平洋中东部及南美太平洋沿岸国家洪涝灾害频繁，而印度、印度尼西亚、澳大利亚一带则发生严重干旱。天人相应，在病理状态下亦是如此，人体也会发生"旱涝反常"的现象。人体中的"厄尔尼诺现象"发生时，阳不化水，水饮留聚分布不均，可能出现口渴、饮水不解的同时，又见腿肿、或出现水样大便，一"旱"一"涝"，若用五苓散治之，则水饮运行，重新分布，人体水液分布平衡，可重新恢复"风调雨顺"之景。

> 五苓散是水样便的专方，这种水样便患者常伴随口渴。
>
> ——何庆勇（2011 年）

【医家选注】

此章分别不可用五苓散，宜用五苓之法。上段言发汗后大汗出，胃中干，烦躁，欲饮水，无脉浮小便不利句，但可与饮水，焉可用五苓。下段多脉浮小便不利之句，焉可不用五苓！前贤见一方在末句，皆注总治全章，误也。（清代秦之桢《伤寒大白·卷二·口渴》）

发汗后，阳盛之人，阴亡土燥，则入阳明，而成白虎证。阴盛之人，阳亡土温，则入太阴，而成五苓证。如汗后胃中干燥，烦不得眠，欲得饮水，此将来之人参白虎证也，宜少少与饮，以在大汗之后，阳气新虚也。设燥热已甚，少水不救盛火，则用白虎。若燥热未甚，得少水和胃，则烦渴自愈，无事白虎也。若汗后脉浮，小便不利，热微消渴，则太阴之象已见端倪，宜以五苓燥土而行水。盖阳格于外，表证未解，是以脉浮。湿动于内，木气不达，是以小便不利。木郁风动，耗伤肺津，是以消渴。此之消渴，消少水而频饮，不能大消，以其湿

盛而热微也。(清代黄元御《伤寒悬解·卷四·太阳经中篇》)

中风发热，六七日不解而烦，有表里证[1]，渴欲饮水，水入则吐者，名曰水逆[2]，五苓散主之。(74)

【康平本原文】

中风发热，六七日不解而烦（有表里证），渴欲饮水，水入口吐者（名曰：水逆），五苓散主之。

【词释】

[1] 有表里证：指既有太阳表证，又有蓄水里证。

[2] 水逆：是水邪停蓄于膀胱，气不化津，而致口渴引饮，饮入即吐的一种症状，是蓄水重证的表现。

【何注】

此较前两条相比，已成蓄水重证——"水逆"。此时虽渴，却饮水即吐，病位在胃与膀胱，为膀胱不能使水饮气化所致，故用五苓散温阳行水。

【临床体会】

临床上遇到口渴，饮水即吐，小便不利的患者，应该考虑用五苓散。

【医家选注】

伤寒六七日经尽一周，太阳主气，表证之发热未解，里证之烦渴兼见。以水气不行，与太、少二阴火土合邪，故烦渴欲饮也。太冲之气，逆而不降，故水入即吐也。曰中风发热，则表证似桂枝，必有汗也，故宜主以五苓。按：水逆之证，宜于本方加桂，以降冲也。(清代王继志《经证证药录·卷七·茯苓》)

伤风原有汗，以其有汗也，延至日久，不行解肌之法，汗出虽多，徒伤津液，表终不解，转增烦渴，邪入于府，饮水则吐者，名曰水逆，乃热邪夹积饮上逆，以故外水格而不入也。服五苓散后，频溉热汤，得汗则表里俱解，所以一举两得之也。膀胱为津液之府，用以通调水

道，则火热自化，津液得全矣。（清代张璐《伤寒缵论·卷上·太阳上篇》）

伤寒，汗出而渴者，五苓散主之；不渴者，茯苓甘草汤主之。(73)

茯苓甘草汤

茯苓二两　桂枝二两，去皮　甘草一两，炙　生姜三两，切

上四味，以水四升，煮取二升，去滓，分温三服。

【康平本原文】

伤寒，汗出而渴者，五苓散主之；小渴者，茯苓甘草汤主之。

【何注】

太阳病发汗后，太阳之气被伤，膀胱气化不利，水蓄于下焦膀胱，津液不布，故见口渴，可用五苓散化气行水。若水蓄于中焦，无关太阳气化则不渴，这是因汗后胃阳被伤所致。治宜茯苓甘草汤温中阳，化水饮。

【临床体会】

茯苓甘草汤的方证是：心悸，胃脘部胀满，或有跳动感，推之可闻及振水声，手足逆冷，口不渴，舌苔白滑。

【医家选注】

汗出多而伤心之阳，则水愈无制，故心下悸。渴者气不化生也，以五苓散导水为急；不渴者，以茯苓甘草汤补心阳为急。（清代孟承意《张仲景伤寒原文点精·卷一·太阳脉证》）

此方之义，从未有能诠释者。当汗出之后而渴不止，与五苓，人所易知也。乃汗出之后，并无渴证，又未指明别有何症，忽无端而与茯苓甘草汤，此意何居？要知此处"汗出"二字，乃发汗后，汗出不止也。汗出不止，则亡阳在即，当与以真武汤；其稍轻者，当与以茯苓桂枝白术甘草汤；更轻者，则与以此汤。何以知之？以三方同用茯苓知之。盖汗大泄，必引肾水上泛，非茯苓不能镇之，故真武则佐以

附子回阳。此二方，则以桂枝甘草敛汗，而茯苓则皆以为主药。此方之义，不了然乎！观下条心悸，治法益明。（清代徐大椿《伤寒论类方·五苓散类·茯苓甘草汤》）

发汗后，水药不得入口为逆，若更发汗，必吐下不止。发汗吐下后，虚烦[1]不得眠，若剧者，必反复颠倒，心中懊恼[2]，栀子豉汤主之；若少气[3]者，栀子甘草豉汤主之；若呕者，栀子生姜豉汤主之。（76）

栀子豉汤

栀子十四个，擘 香豉四合，绵裹

上二味，以水四升，先煮栀子，得二升半，内豉，煮取一升半，去滓，分为二服，温进一服，得吐者，止后服。

栀子甘草豉汤

栀子十四个，擘 甘草二两，炙 香豉四合，绵裹

上三味，以水四升，先煮栀子、甘草，取二升半，内豉，煮取一升半，去滓，分二服，温进一服，得吐者，止后服。

栀子生姜豉汤

栀子十四枚，擘 生姜五两 香豉四合，绵裹

上三味，以水四升，先煮栀子、生姜，取二升半，内豉，煮取一升半，去滓，分二服，温进一服，得吐者，止后服。

发汗若下之而烦热，胸中窒[4]者，栀子豉汤主之。（77）

伤寒五六日，大下之后，身热不去，心中结痛[5]者，未欲解也，栀子豉汤主之。（78）

【康平本原文】

发汗后，水药不得入口（为逆），若更发汗，必吐下不止。发汗吐下后，虚烦不得眠，若剧者，必反复颠倒，心中懊恼，栀子豉汤主之；若少气者，栀子甘草豉汤主之；若呕者，栀子生姜豉汤主之。

【词释】

[1]虚烦：虚，是与有形之实邪相对而言；烦，心烦。虚烦，指心烦由无形邪热所致。

[2]心中懊憹：心中烦闷殊甚，莫可名状。

[3]少气：即气少不足以息。

[4]胸中窒：《说文解字·穴部》曰："窒，塞也。"即胸中有堵塞不适感。

[5]心中结痛：心中因热邪郁结而疼痛。

【何注】

首先这里医圣仲景的类方思想体现得淋漓尽致。由栀子豉汤，到栀子甘草豉汤，再到栀子生姜豉汤。以上三条根据热扰胸膈的程度不同，可以出现心烦、心中懊憹、胸中窒塞、甚至心中结痛的症状表现。尽管症状不完全相同，只要病机相同，便可以使用同样的治法，即"异病同治"，使用栀子类方中的栀子豉汤，以清宣上焦郁热。但若兼有其他症状如气短少气、干呕、胃失和降时，可分别选用栀子类方中的栀子甘草豉汤和栀子生姜豉汤，用以补益中气，或降逆止呕。

【临床体会】

1. 栀子豉汤的方证是：胸中燥热或烦热，似有一把火烧灼，胃中空虚嘈杂，胃脘部搅扰不宁、闷塞不舒，但头汗出，虚烦不得眠，舌红，苔黄。主要方证是胸中窒塞，但头汗出，虚烦不得眠。我经过亲自称量，得出栀子十四枚约重18g，香豉四合约重48g。此方属于单捷小方，我在临床使用此方时处方虽仅有两味药，却需用足量（剂量举例：栀子18g，淡豆豉48g）。栀子豉汤可专治烦躁一症。《名医别录·中品·豉》中记载淡豆豉一药可治疗"烦躁满闷"，我据多年临床经验总结发现，若患者烦躁症状特别明显时，可在此方中适当加大淡豆豉的用量。例如原方中香豉四合本为48g，可加大其用量至90g、120g，甚至是180g！淡豆豉属于卫健委公布的既是食品又是药品的中药，所以即使用如此大量，也不用担心其毒副作用，仅仅如同多吃了条豆豉鱼一般。

2.栀子甘草豉汤的方证是：胸中痞塞不通（胸中窒闷），气短，头汗多，烦躁不眠，舌红少苔。若患者符合栀子豉汤的方证，我便将其判断为栀子类方。在此基础上，如果出现气短、少气者，可加甘草一药，合前成为栀子甘草豉汤。《神农本草经·卷二·上品·甘草》说甘草具有"坚筋骨，长肌肉，倍力"之用，故出现气短、少气时可用之。

表2-7　栀子甘草豉汤的"类方－方证－主证"

类方	方证	主证
栀子类方（特征：胸中痞塞不通＜胸中窒闷＞）	胸中痞塞不通（胸中窒闷），气短，头汗多，烦躁不眠，舌红少苔	胸中痞塞不通，气短，烦躁不眠

3.栀子生姜豉汤的方证是：胸中痞塞，但头汗出，虚烦不得眠，兼见呕吐。在判断属于栀子类方后，若患者仍有恶心、呕吐一症，可再加生姜一药，合前成为栀子生姜豉汤。《神农本草经·卷三·中品·干姜》中对生姜的作用描述为"（干姜）主治胸满，咳逆上气…生者尤良"，其为"呕家圣药"。陈修园在《伤寒论浅注·卷六·辨厥阴病脉证篇》提到若患者呕吐太过，甚至不能服药时的经验——"若汤水不得入口，去干姜加生姜汁少许，徐徐呷之。此少变古法，屡验"。在此方中可将生姜换为生姜汁，即可平复剧烈的呕吐。

表2-8　栀子生姜豉汤的"类方－方证－主证"

类方	方证	主证
栀子类方（特征：胸中痞塞不通＜胸中窒闷＞）	胸中痞塞，但头汗出，虚烦不得眠，兼见呕吐，烦躁不眠，舌红少苔	胸中痞塞，呕吐，烦躁不眠

4."得吐者，止后服"，说明此方属于吐法的一种，吐后可将胸中郁热宣出。我在使用此方时，确实偶尔能见到患者在服药后呕吐，吐完即愈的情形。但临床中更多时候，见到患者烦躁好转时的表现不是

113

呕吐，而是大便变得稍溏。由此可知，此亦是"釜底抽薪"之法，可将热邪从上或从下导尽。

5.此方中淡豆豉需较栀子后下，煎煮时间更短，取其气味轻薄，更能发挥轻浮宣散之力。

【医家选注】

汗吐下后，虚烦不得眠，邪入胸中，夹饮生烦，心为水凌故也。若剧者，反复颠倒，辗转反侧之象。心中懊憹，悔恨也。此方主之，吐无形之虚烦。（清代杨璿《伤寒瘟疫条辨·卷四·医方辨·栀子豉汤》）

汗后烦热，不可再汗；下后烦热，不可再下。汗下后烦热胸中窒者，即烦闷懊憹憹，故用栀子豆豉汤。未汗下者，表证胸满，吐法不中用也。（清代秦之桢《伤寒大白·卷三·胸满》）

凡用栀子汤，病人旧微溏[1]者，不可与服之。（81）

【词释】

[1]旧微溏：病人平素大便偏于稀溏。

【何注】

· 栀子与淡豆豉均为苦寒之药，若患者本有大便稀溏一症，可知其素体阳弱不堪承受此种苦寒之力，不建议使用栀子豉汤或单独使用栀子豉汤。

【临床体会】

第一，此条正与服用栀子类方后，可能出现大便稀溏一症的现象相呼应。若本已脾胃虚弱、素来大便稀溏，便不再适用此方，这也是栀子类方的使用禁忌。

第二，由此条也可以初步推断出来，服用栀子豉汤后患者可能出现的更多的是大便不成形或腹泻的情况，而不是呕吐。我们临床上观察患者使用栀子豉汤的药后反应也是这样的：出现腹泻（或大便不成形）的情况多于出现呕吐的情况。

【医家选注】

凡用栀子汤，病人旧微溏者，不可与服之。此服栀子汤之戒。栀子清越上焦之火，与肠胃亦无大害，微溏者，即不可服，未知何义。想因大肠之气滑脱者，肺气不宜更泄也。（清代徐大椿《伤寒论类方·栀子汤类》）

旧微溏者，里虚而寒在下也，虽烦，然非蕴热，故不可与栀子汤，《内经》曰"先泄而后生他病者，治其本"，必且调之后乃治其他病。（清代林澜《伤寒折衷·卷三·太阳经证治篇中》）

伤寒下后，心烦腹满，卧起不安者，栀子厚朴汤主之。（79）

栀子厚朴汤

栀子十四个，擘　厚朴四两，炙，去皮　枳实四枚，水浸，炙令黄

上三味，以水三升半，煮取一升半，去滓，分二服，温进一服，得吐者，止后服。

【何注】

伤寒下法之后，燥实已去，但仍有余热未清上扰胸膈故见烦，虽无实邪但有虚气故见满。烦满一证，最令人恼，可使患者出现坐也不是、站也不是的反应。此时需用栀子厚朴汤，其中栀子以清热除烦，厚朴、枳壳以宽中除满。

【临床体会】

栀子厚朴汤的方证是：胸中烦热，窒塞不通，坐立不安，伴有腹胀。

表 2-9　栀子厚朴汤的"类方 - 方证 - 主证"

类方	方证	主证
栀子类方（特征：胸中痞塞不通＜胸中窒闷＞）	胸中烦热，窒塞不通，坐立不安，伴有腹胀	胸中烦热（烦躁），坐立不安

【医家选注】

伤寒下后，心烦腹满，是举浅于栀子豉汤之证一等者，以明前证栀子豉汤及栀子厚朴汤，共证客主之别也。是栀子厚补汤之证，以伤寒下后，表证未解，而胃中空虚，故其热入里，遂致心烦腹满也。卧起不安者，是栀子厚朴汤，以表热入里为主病，而栀子之证为客病也。而前章栀子豉汤之证，以阳虚为主病，而其热不能去，则此为客病也。又以明栀子厚朴汤之证，而有并栀子豉汤之证者也。栀子厚朴汤主之。言伤寒下后，心烦腹满，卧起不安者，此主表热入里，而遂致栀子证者也，栀子厚朴汤主之也。又伤寒下后，心中结痛，腹满，卧起不安者，是并两证者也，栀子厚朴汤主之也。（日本斋宫静斋《伤寒论特解·卷之三·太阳病篇第三》）

伤寒误下后，表证未罢，而里证已具，是以表之心烦、里之腹满，若合而有之，而卧起不安者，盖邪凑胸腹之间，无可奈何之象也，治宜上涌其邪，下泄其满，表里两解，以栀子厚朴汤。（清代吴仪洛《伤寒分经·卷一中·太阳经中篇》）

伤寒，医以丸药[1]大下之，身热不去，微烦者，栀子干姜汤主之。（80）

栀子干姜汤

栀子十四个，擘　干姜二两

上二味，以水三升半，煮取一升半，去滓，分二服，温进一服，得吐者，止后服。

【词释】

[1]丸药：指当时流行的一种具有剧烈泻下作用的成药。王肯堂曰："丸药，所谓神丹、甘遂之类也。"

【何注】

太阳伤寒，未用汗法反而下之，势必损伤脾胃之阳。外邪内陷，形成了邪热留扰胸膈，伴有中焦下利或食少的格局。此时可用栀子清上焦之虚热，以干姜温中散寒，方用栀子干姜汤。

【临床体会】

栀子干姜汤的方证是：胸中燥热或烦热，窒塞不通，胸中热，或伴腹泻，或伴食少，呕吐。

【医家选注】

大下，过下也，肠胃因寒，用栀子去烦，加干姜以暖中。（清代秦之桢《伤寒大白·卷二·烦躁》）

张令韶曰：栀子导阳热以下行，干姜温中土以上达，上下交而烦热止矣。（清代陈修园《长沙方歌括·卷三·太阳方·栀子干姜汤》）

太阳病发汗，汗出不解，其人仍发热，心下悸，头眩，身瞤动，振振欲擗地者[1]，真武汤主之。(82)

真武汤

茯苓、芍药、生姜各三两，切　白术二两　附子一枚，炮，去皮，破八片

上五味，以水八升，煮取三升，去滓，温服七合，日三服。

【词释】

[1] 振振欲擗地：擗，同"扑"，跌倒。振振欲擗地，指肢体颤动欲扑倒于地。

【何注】

太阳病本应汗解，然汗不得法，过汗伤阳，因太阳与少阴相表里，尤易伤及少阴肾阳。虚阳浮于表，则见发热；肾阳不足，不能化水，水气上凌则见心悸、头晕，水气布于四肢则见身体瞤动。此时急需温阳利水，方用真武汤。

【临床体会】

1.真武汤的方证是：面色㿠白，精神萎靡，目眩，心悸，身瞤动，振振欲擗地，舌淡或舌淡胖，苔白。

2.小柴胡汤方后的加减法提示了仲景使用茯苓的标准——"若心

下悸，小便不利者，去黄芩，加茯苓四两"，由此可知，茯苓的药证为：心悸、小便不利，甚者可能出现水肿。因此，若符合真武汤证的患者在心悸、小便不利基础上出现水肿，茯苓则可以加大用量，我的临床经验为，根据患者水肿情况将茯苓剂量调整至30g、60g，甚至120g使用，可利水消肿。因茯苓属于卫健委公布的既是食品又是药品的中药，故可以放心加量使用。

3.临床使用时，真武汤需与苓桂术甘汤相鉴别。两方相同之处为动则头晕心慌，肢体颤动；不同处为真武汤会出现后背冷、下肢水肿的症状，苓桂术甘汤会出现有气上冲的症状。

4.此方属于四大神兽方之一的"玄武"方，《医宗金鉴·删补名医方论》云："真武者，北方司水之神也。以之名方者，借以镇水之义也。"然而在《千金翼方》、康平本《伤寒论》、涪陵古本《伤寒论》中此处皆作"玄武汤"，由此可见，宋本中的"真武汤"并非其原名。钱超尘等前辈曾对此做出考证，改名为真武汤是为避宋始祖赵玄朗之讳。

【医家选注】

此本误用大青龙因而致变者立法也。汗出虽多，而热不退，则邪未尽而正已大伤。况里虚为悸，上虚为眩，经虚为瞤，身振振摇，无往而非亡阳之象，所以行真武把关坐镇之法也。(清代张璐《伤寒缵论·卷上·太阳下篇》)

此章凡八节，皆言虚者不可汗也。太阳病，发汗病当解，若汗出不解，正气虚也；其人仍发热者，徒虚正气，而热仍在也；汗为心之液，心液亡则心下悸矣；夫津液者，和合而为膏，上补益于脑髓，今津液不足，则脑为之不满，而头为之眩也；身者，脾之所主，脾虚不能外行于肌肉，则身无所主持而瞤动；振振欲擗地者，合头眩身瞤而言也，言眩之极，动之甚，则振振动摇不能撑持而欲擗地也。真武汤主之。真武者，镇水之神也，水性动，今动极不宁，故亦以此镇之。茯苓松之余气，潜伏于根，故能归伏心神而止悸；附子启下焦之生阳，上循于头而止眩；芍药滋养荣血；生姜宣通经脉而瞤动自止；白术所

以资补中土而灌溉四旁者也。（清代张锡驹《伤寒论直解·卷三·辨太阳病脉证篇》）

伤寒，医下之，续得下利，清谷[1]不止，身疼痛者，急当救里；后身疼痛，清便自调[2]者，急当救表。救里宜四逆汤；救表宜桂枝汤。（91）

病发热头痛，脉反沉，若不瘥，身体疼痛，当救其里[3]。（92）

四逆汤

甘草二两，炙　干姜一两半　附子一枚，生用，去皮，破八片

上三味，以水三升，煮取一升二合，去滓，分温再服。强人可大附子一枚，干姜三两。

【词释】

[1] 清谷：清，同"圊"，指厕所，此活用作动词。清谷，即泻下未消化的食物。

[2] 清便自调：指大便已恢复正常。

[3] 当救其里：救，治疗。当救其里，应当治疗其里虚证。

【何注】

患者因发热、头痛、身疼痛，可知可能有表证，因下利不消化的食物，可知又有里证。此时脉象不浮反沉，可知下利不止病情危急，此时当先解决下利里证，故用四逆汤回阳救逆，以固其根本。在里证解决以后，病情稳定，可以此时再解决表证，可用桂枝汤。

【临床体会】

1. 四逆汤的主要方证是：手足厥冷（过肘、膝关节），休克，小便清长，腹泻清谷，精神萎靡不振，身体疼痛，脉沉迟或脉微。

2. 除上述条文外，《伤寒论·辨少阴病脉证并治第十一》亦有"少阴病，脉沉者，急温之，宜四逆汤"，这些条文里医圣仲景反复强调，脉沉是使用四逆汤的重要指征之一！

【医家选注】

发热头痛，表病也。脉反沉者，里脉也。经曰：表有病者，脉当浮大；今脉反沉迟，故知愈也。见表病而得里脉则当瘥，若不瘥，为内虚寒甚也，与四逆汤救其里。（金代成无己《注解伤寒论·辨太阳病脉证并治法第六》）

下利清谷不止，胃阳脾阴俱已亏损。身疼痛者，正虚夹邪之故，故亟宜救里。后身疼痛，谓救里之后，小便清，大便调矣，而疼痛未除，必表邪尚在，卫不能固营，故以救表为急，使仍从外解。此条亦倒装文法，体认自明。（清代邵成平《伤寒正医录·卷二·寒伤营》）

伤寒五六日中风，往来寒热[1]，胸胁苦满[2]，嘿嘿[3]不欲饮食，心烦喜呕[4]，或胸中烦而不呕，或渴，或腹中痛，或胁下痞鞭，或心下悸，小便不利，或不渴，身有微热，或咳者，小柴胡汤主之。（96）

小柴胡汤

柴胡半斤　黄芩三两　人参三两　半夏半升，洗　甘草炙、生姜各三两，切　大枣十二枚，擘

上七味，以水一斗二升，煮取六升，去滓，再煎取三升，温服一升，日三服。若胸中烦而不呕者，去半夏、人参，加栝楼实一枚；若渴，去半夏，加人参，合前成四两半，栝楼根四两；若腹中痛者，去黄芩，加芍药三两；若胁下痞鞭，去大枣，加牡蛎四两；若心下悸，小便不利者，去黄芩，加茯苓四两；若不渴，外有微热者，去人参，加桂枝三两，温覆微汗愈；若咳者，去人参、大枣、生姜，加五味子半升，干姜二两。

血弱气尽，腠理开，邪气因入，与正气相抟，结于胁下，正邪分争，往来寒热，休作有时，嘿嘿不欲饮食。脏腑相连，其痛必下，邪高痛下，故使呕也。小柴胡汤主之。服柴胡汤已，渴者，属阳明，以法治之。（97）

伤寒四五日，身热恶风，颈项强，胁下满，手足温而渴者，小柴胡汤主之。(99)

【康平本原文1】

伤寒五六日（中风），往来寒热，胸胁苦满，嘿嘿不欲饮食，心烦喜呕，或胁中烦而不呕，或渴，或腹中痛，或胁下痞鞕，或心下悸，小便不利，或不渴，身有微热，或咳者，小柴胡汤主之。

【康平本原文2】

血弱气尽，腠理开，邪气因入，与正气相抟，结于胸下，正邪分争，往来寒热，休作有时，嘿嘿不欲饮食。脏腑相违，其病必下，邪高病下，故使呕也。小柴胡汤主之。

【词释】

[1] 往来寒热：既有恶寒的表现，又有发热表现，对环境冷热比较敏感。

[2] 胸胁苦满：苦，作动词用。胸胁苦满，即病人苦于胸胁满闷不适。

[3] 嘿嘿：同"默默"。即表情沉默，不欲言语。

[4] 喜呕：喜，爱好，此处引申为"以……为喜"。喜呕，即干呕或呕吐感到舒畅。

【何注】

太阳伤寒或中风证后，若出现既怕冷，又怕热，两胁肋胀满，表情淡漠不想说话也不想吃饭，心烦，得呕则舒等症，说明已从太阳病传至少阳，正邪纷争于"枢"，也称半表半里之间。以上反映了少阳病枢机不利的特点，治当用小柴胡汤和解少阳，畅达气机，则病即愈。

因少阳主枢，其病变可及表里内外，上下三焦。加之邪正交争，互有胜负，故少阳病变化多端。

如见胸中烦而不呕，是邪热扰心，故去人参以免壅滞；不呕则去半夏、加瓜蒌，以清心除烦。

如口渴是邪热伤津，故去温燥之半夏，并重用人参、天花粉以生津。

如腹中痛是肝木克土，故去黄芩之苦寒，加芍药以缓急止痛。

如胁下痞硬，是邪气郁遏少阳较甚，去大枣之甘以免增壅满，加牡蛎以软坚散结。

如心下悸，小便不利，是三焦决渎失职，水饮内停，故去苦寒之黄芩，加茯苓以淡渗利湿。

如不渴，外有微热，是太阳表邪未除，无里热伤津之象，则去人参壅补以防闭门留寇，加桂枝以解外。

如寒咳者，则去人参、大枣甘温壅气及生姜辛散之品，加干姜、五味子以温肺化饮，敛肺止咳。也正是因为少阳处于"枢"这个关键的位置上，故三阳证并见时，治从少阳。

【临床体会】

我在临床体会到小柴胡汤的使用，共分为八层境界：

第一层境界：什么时候应该使用小柴胡汤？

小柴胡汤的方证是：寒热往来，两胁胀满，表情淡漠，不高兴，心烦，干呕、呃逆之后感到舒适，口苦，口干，咽喉干，目眩，脉弦，多在早上 3 点至 9 点发病。需要注意的是，在本条文中对"往来寒热"的理解，我理解其意为患者对温度的冷热变化会非常敏感。这种情况下，患者自述自己常常出现既怕冷又怕热的情况——例如冬季刚开暖气，周围人都还未感到发热或觉得温度正合适时，患者已经汗流浃背了；而在夏季刚打开风扇或空调，患者又喷嚏连连，感觉到冷。另外过敏性疾病也会出现这样的情况，遇到冷空气、热空气后便发病，也属于"往来寒热"的情况。《素问·阴阳离合论篇》说："是故三阳之离合也，太阳为开，阳明为阖，少阳为枢。"何为"枢"？《尔雅·释宫第五》认为"枢谓之椳"，即承托门轴的门臼，可以掌控门的开启与关闭。应于人体，少阳之枢则掌控着阴阳表里的进退与去留。阴阳最大的征象表现为"寒热"，故在枢机出现问题时，患者对稍微出现的寒热变化都会非常敏感，故会出现既怕热又怕冷的情况。临床上凡是遇到主诉为"既怕热又怕冷"的患者，运用小柴胡汤，多有佳效。在原文"喜呕"一词中，"喜"字不是指频次多见，而是一个意动用法，即

"以……为喜"。为什么每次呃逆之后患者竟会感到舒服？因为呃逆、干呕之举能使患者气机得到舒展，气机畅通之后自然便觉得舒适而开心了。"喜呕"并非常常干呕，因为在患者身上这样的症状既可能常常出现，也可能很偶尔才能见到一次，"喜"与频次无关。在此方加减法中，有"或渴"一证，与少阳病提纲证中"少阳之为病，口苦、咽干、目眩也"的"咽干"可相互对应。尤其需要注意对"咽干"一词的理解，患者往往自述不仅感到口干，甚者已经"干到嗓子"了。

第二层境界： 对于"胸胁苦满"一证，我发现临床中很难见到患者主动诉说两胁感到胀满。更多的情况，是在医生触诊两侧胁肋部时，患者此时方才感到肿胀不适；或医者触诊发现手下自觉有强烈的抵抗感；或者医者将肋部皮肤捏起来后感到皮肤较紧，或皮下有摩擦感或条索样感觉。这均属于"胸胁苦满"的范畴。"脏腑相连，其痛必下，邪高痛下"，例如敲击某一患者右侧胁肋时，若胁肋部以下感到疼痛，则是小柴胡汤证，故两胁肋侧也称为"柴胡带"。

第三层境界： 关于小柴胡汤的剂量，柴胡：黄芩：人参：生姜：甘草=8：3：3：3：3。其中柴胡的用量一定是最大（半斤），为君药，至少需要用到余药的两倍以上；半夏为第二大量（半升），为臣药；其他药如人参等都需要少量，仅为佐使之士。虽然徐灵胎在《医学源流论·古方加减论》中说"小柴胡之力，全在人参也"，但仍需注意诸药间的比例，人参不可用过多，否则在郁火之上，更添燥热了（剂量举例：柴胡24g，黄芩9g，人参9g，清半夏9～12g，生甘草9g，生姜9g，大枣15g）。最重要的一点，柴胡的量至少是其他药物的两倍！刘渡舟先生曾强调："柴胡应大于人参、甘草一倍以上，方能发挥解热作用。"若临床中用小柴胡汤，柴胡仅用15g，人参却用30g，则变为补中益气汤也。

第四层境界： 此方需要嘱咐患者在煎药时去滓再煎。

我发现，仲景许多方子都是一个"太极图"——是"阴中有阳，阳中有阴"的境界，即在处方中多为寒温并用的药物。现在单纯以

"寒者热之，热者寒之"来解释病机，其实并未察到仲景真意。小柴胡汤中柴胡、黄芩性偏寒，生姜、人参等偏温，小柴胡汤煎药时去滓再煎，实际上是各种药物充分融合的过程，达到"阴中有阳，阳中有阴"的境界。

另外，《伤寒论》中，"煎"和"煮"是不同的，水药同熬叫"煮"，去渣后单煎药汁才叫"煎"。所有寒温并用之法，必须配以去滓再煎的煎药法，以求使药性充分相合。对于煎药室已经煎好的袋装药汁，我会嘱咐患者将袋装的药液倒出，再加入 0.5 ～ 1 倍的凉白开，重新煮沸 3 ～ 5 分钟即可服用；对于颗粒剂药物，将其加水后重新煮沸 3 ～ 5 分钟即可。

第五层境界：小柴胡汤方后的加减法，是一个很大的宝库。很多医家一生只用小柴胡汤一方，因只要在其基础上适当加减，便可治疗临床所遇大部分的疾病。

第六层境界：经方叠用。"经方叠用"是临床治疗疾病的很好途径，也为医者提供了更多的治疗着手点。例如"柴陷汤"为小柴胡汤与陷胸汤的组方，可疏表和中，治疗结胸痞气初起有表证的情况；"柴胡桂枝汤"为小柴胡汤和桂枝汤的组方，可治疗早起口苦，全身不适；"荆防柴朴汤"是小柴胡汤、半夏厚朴汤、荆芥、防风的组方，可用于治疗咳嗽变异性哮喘；"柴苓汤"是小柴胡汤与五苓散的合方，可治疗口苦、咽干、口渴、目眩、身热、腹泻（水样便）、小便不利之证。

第七层境界：医者思维中"类方思想"的综合体现。例如，由"口苦"一证辨为柴胡类方后，若见口干，口苦，大便溏，可用柴胡桂枝干姜汤；若见早起口苦，大便干，可用大柴胡汤；若见胸胁烦满，心下痞塞，形似大柴胡汤证，不呕不宜攻下者，可用四逆散。

第八层境界："望而知之谓之神"是中医诊病的最高境界，每个人其实都可通过"望诊"达到这样的神奇境界。对于小柴胡汤而言，其中"嘿嘿"一证，是指表情淡漠，不高兴，不想说话。此种患者的状态对于有经验的医生而言只需一眼即可辨别。

另外，此类患者（小柴胡汤证患者）舌上常会出现"液线"——刚一张口时，可以看到患者舌的左右两旁有两条长长的由唾液堆积而成的白色液线。但液线不是一直存在，如果说话过多或多次张口会使液线消失，只有待患者再闭目静坐约20分钟后，液线才会重新出现。这些都是属于"望诊"的征象。

刘渡舟曾对刚出诊时的裴永清说，若患者病情难以拿捏，对男性便开小柴胡汤，对女性便开逍遥散，这两个方可称"通用抵挡方"，对于十之五六的患者均有一定的疗效。我今天回看刘老的话，才知个中缘由，正是小柴胡汤其中奥妙无穷也。

【医家选注】

小柴一症，乃伤寒之传症也，虽在半表半里之间，然寒多则属表，热多则属里，尤当分多寡而治之。虽然，又有论焉，小柴胡为少阳之要领，大柴胡行阳明之秘坚。以经论少阳，虽居阳明之后，以药论小柴，实行大柴之前。余谓小柴与解肌，仿佛阳明秘坚，与太阴便实仿佛。治者当会其意可也。（清代童养学《伤寒活人指掌补注释疑·卷之首》）

此汤除大枣，共二十八两，较今秤亦五两六钱零，虽分三服，已为重剂。盖少阳介于两阳之间，须兼顾三经，故药不宜轻。去渣再煎者，此方乃和解之剂，再煎则药性和合，能使经气相融，不复往来出入。古圣不但用药之妙，其煎法俱有精义。古方治嗽，五味、干姜必同用，一以散寒邪，一以敛正气，从无单用五味治嗽之法。后人不知，用必有害，况伤热、劳怯、火呛，与此处寒饮犯肺之症又大不同，乃独用五味，收敛风火痰涎，深入肺脏，永难救疗矣！又按：小柴胡与桂枝二方，用处极多，能深求其义，则变化心生矣。论中凡可通用之方，必有加减法。（清代徐大椿《伤寒论类方·柴胡汤类·小柴胡汤》）

伤寒，阳脉涩，阴脉弦，法当腹中急痛，先与小建中汤，不瘥者，小柴胡汤主之。（100）

小建中汤

桂枝三两，去皮　甘草二两，炙　大枣十二枚，擘　芍药六两
生姜三两，切　胶饴一升

上六味，以水七升，煮取三升，去滓，内饴，更上微火消解，
温服一升，日三服。呕家不可用建中汤，以甜故也。

伤寒二三日，心中悸而烦者，小建中汤主之。(102)

【康平本原文】

伤寒，阳脉涩，阴脉弦，（法当腹中急痛）先与小建中汤，不
瘥者，小柴胡汤主之。

【《金匮要略》原文1】

虚劳里急，悸，衄，腹中痛，梦失精，四肢酸疼，手足烦热，
咽干口燥，小建中汤主之。

【《金匮要略》原文2】

男子黄，小便自利，当与虚劳小建中汤。

【《金匮要略》原文3】

妇人腹中痛，小建中汤主之。

【词释】

[1]阳脉：指脉浮取。

[2]阴脉：指脉沉取。

【何注】

此条可由浮取脉见涩象不流利、沉取脉见弦象可知，此是脾气虚
弱、气血不足之证，可见心悸；兼见少阳主脉，应有邪扰，故见腹
痛、心烦一证。在治疗步骤上，先用小建中汤补虚，后用小柴胡汤调
和，以防止先用柴胡类方更伤中气、引邪深入，正气恢复则邪去而
正安。

【临床体会】

1.小建中汤属于桂枝类方。小建中汤的方证是：心悸或胃腹痛，
常常于空腹或饥饿时诱发或加重，或伴鼻衄，梦失精，肢体酸痛，手

足心热，口干咽干，身发黄，舌淡。主证为：腹痛或心悸，常常于空腹或饥饿时诱发或加重。

2. 小建中汤中重用芍药，因《神农本草经·卷三·中品·芍药》介绍芍药第一个功效即是"主邪气腹痛"，可以"止痛"。我在前已经论述，此处的"芍药"应为赤芍，或为赤白芍同用。

3. 小建中汤在关火之前，需要加入饴糖（即麦芽糖），并令其消融。曹颖甫在《经方实验录·小建中汤证其一》中说："夫小建中汤之不用饴糖，犹桂枝汤之不用桂枝，有是理乎？"汪昂亦说："夫今人不加饴糖者，失仲景本意。"若欲重现仲景本意，使用小建中汤时必须加入饴糖。我在临床中常在诊室自备饴糖数盒，免费赠予患者。但因饴糖味甘，会助湿碍胃，影响胃的降浊，故经常呕吐的人不宜食用。

【医家选注】

呕家不可用建中汤，以甜故也。此建中汤禁，与酒客不可与桂枝同义。心烦喜呕，呕而发热，皆柴胡证。胸中有热，腹痛欲呕，是黄连汤证。太、少合病，自利而呕，黄芩汤证。（清代柯琴《伤寒来苏集·卷之下·建中汤证》）

悸属阳气虚，烦属阴血虚，气血两虚，必温健中州，使荣卫和而津液行，邪方不得深入。倍芍药者，酸以收阴，阴收则阳自归附也。加饴糖者，甘以润土，土润则万物生也。仍用桂、姜，藉以散邪也。呕家忌甜，可类推。（清代邵成平《伤寒正医录·卷二·寒伤营》）

太阳病，过经[1]十余日，反二三下之，后四五日，柴胡证仍在者，先与小柴胡。呕不止，心下急[2]，郁郁微烦者，为未解也，与大柴胡汤，下之则愈。（103）

大柴胡汤

柴胡半斤　黄芩三两　芍药三两　半夏半升，洗　生姜五两，切　枳实四枚，炙　大枣十二枚，擘上七味，以水一斗二升，煮取六升，去滓再煎，温服一升，日三服。一方加大黄二两。若不加，恐不为大柴胡汤。

伤寒十余日，热结在里，复往来寒热者，与大柴胡汤。但结胸，无大热者，此为水结在胸胁也。但头微汗出者，大陷胸汤主之。（136）

伤寒发热，汗出不解，心中痞鞕，呕吐而下利者，大柴胡汤主之。（165）

【《金匮要略》原文】

按之心下满痛者，此为实也，当下之，宜大柴胡汤。

【康平本原文】

太阳病，（过经）十余日，反二三下之，后四五日，柴胡证仍在者，先与小柴胡汤。呕不止，心下急，郁郁微烦者，为未解也，与大柴胡汤，下之则愈。

【词释】

［1］过经：邪离本经，传入他经，谓之过经。

［2］心下急：指胃脘部拘急不舒或疼痛的感觉。

【何注】

太阳病经过不治、误下后，只要出现小柴胡汤的方证，便可以使用小柴胡汤。若服小柴胡汤不解，又出现了频频作呕，胃脘部疼痛不舒，心烦，易怒的感觉，这是少阳与阳明同病的征象。少阳胆热犯胃，胃气上逆则呕吐不止，气阻于胃则见心下痞硬；热邪积聚故见心烦、易怒。此时需用大柴胡汤，在和解少阳的同时通下里实燥屎。

【临床体会】

1.大柴胡汤的方证是：口苦，或呕吐，大便干或按之心下满痛，怕热，苔黄腻，脉弦。此类患者因为"热结在里"，故会有怕热的表现；结合《金匮要略·腹满寒疝宿食病脉证治第十》中"按之心下满痛者，此为实也，当下之，宜大柴胡汤"一条，可知此类患者腹部胀满如将军肚一般，按之硬满。

2. 我在考证后发现，汉代的"枳实"实是现在的"枳壳"。根据《名医别录》《千金翼方》等中记载，"枳实"采摘季节为九月、十月，而今《中华人民共和国药典》（2015 年版）记载枳壳的采摘时间为七月果皮尚绿时采收，枳实的采摘时间为五至六月收集自落得果实。因此，枳壳的采收时间更靠近于古书。

从药物剂量中观察，如大承气汤中，大黄四两（东汉时期，一两为 13.8g），今为 55.2g，厚朴半斤，今为 110.4g，芒硝三合，今为 48g，枳实五枚（枳实一枚现约为 0.5 钱），共 7.5g，若为枳实，则难以符合原方配比剂量。而枳壳一枚为 3～5 钱，共 45～75g，故以枳壳代枳实更为合理。

元代朱震亨《本草衍义补遗》载："枳实，细详神农主治，与本药气味不大相侔，究其所因，必是枳壳所主。盖二物古文原同一条，后人分出时误入耳。"金元四大家之一的朱丹溪认为从其药性味应该为枳壳，并非枳实。

3. 宋本《伤寒论》大柴胡汤中没有大黄一药，但在涪陵古本《伤寒杂病论》和白云阁藏本《伤寒杂病论》大柴胡汤的末尾，均有"大黄二两"，结合林亿方后注，可知应是原方缺漏所致。

【医家选注】

日数过多，累经攻下，而柴胡证不罢者，亦须先与小柴胡汤以解其表。经曰：凡柴胡汤疾证而下之，若柴胡证不罢者，复与柴胡者是也。呕止者，表里和也。若呕不止，郁郁微烦者，里热已甚，结于胃中也，与大柴胡汤下其里热，则愈。（明代张遂辰《张卿子伤寒论·卷三·辨太阳病脉证并治第六》）

大柴胡证，不在胁下，而在心下，曰心下急、郁烦，曰心下痞硬。又心下满痛，总之在心下。小柴胡证曰喜呕，或胸中烦而不呕；大柴胡呕吐，且呕不止。此其所以别也。（清代王继志《经证证药录·卷四·柴胡》）

伤寒十三日不解，胸胁满而呕，日晡所发潮热，已而微利，此本柴胡证，下之以不得利，今反利者，知医以丸药下之，此非其治也。潮热者，实也，先宜服小柴胡汤以解外，后以柴胡加芒硝汤主之。（104）

柴胡加芒硝汤

柴胡二两十六铢　黄芩一两　人参一两　甘草一两，炙　生姜一两，切　半夏二十铢，本云五枚，洗　大枣四枚，擘　芒硝二两

上八味，以水四升，煮取二升，去滓，内芒硝，更微煮沸，分温再服，不解更作。

【康平本原文】

伤寒十三日不解，胸胁满而呕，日晡所发潮热，已而微利（注：此本柴胡，下之而不得利，今反利者，知医以丸药下之，非其治也）。（潮热者，实也）。　先宜服小柴胡汤以解外，后以柴胡加芒硝汤主之。

柴胡二两十六铢　黄芩一两　人参二两　甘草一两（炙）　生姜一两（切）　半夏二十铢（洗，本云五枚）　大枣四枚（擘）　芒硝二两

上八味，以水四升，煮取二升，去滓，内芒硝，更煎微沸，分温再服（注：不解更作）。

【何注】

太阳伤寒十三日仍不解，病邪有向里传变趋势，后出现了胸胁烦满，干呕或呕吐，阳明病欲解时见潮热，由此可知邪气已传至少阳和阳明。这是大柴胡汤证的表现，医者却用具有剧烈泻下作用的成药，使患者不仅不愈，反而正气大伤。故此时可先用小柴胡汤疏解少阳，后用柴胡加芒硝汤缓缓泄热去实。

【临床体会】

柴胡加芒硝汤的方证是：胸胁满，呕吐，下午3点至5点潮热，大便干或不成形，苔黄腻，脉弦。

表 2-10　大柴胡汤与柴胡加芒硝汤之比较

方名	病机	药物
大柴胡汤	阳明里实较重，而正气未伤	小柴胡汤去人参、甘草以免闭门留寇；加大黄、枳实、芍药通下里实
柴胡加芒硝汤	里实证较轻，而正气已伤	小柴胡汤中保留了人参、炙甘草；加一味芒硝轻泻里实

【医家选注】

伤寒邪气，六日而遍行于六经之表，七日经尽当衰。《素问·热论篇》所谓：七日巨阳病衰是也。十三日，则已再经矣，而邪犹未解，胸胁满而呕，日晡所发潮热，已而微利者，何也？十三日不解，胸胁满而呕，则邪传少阳矣。日晡所发潮热，邪气又入阳明矣。已而微利者，因误下而胃虚邪陷所致也。此等胸胁满而呕者，本柴胡证，因少阳半表之邪未解，邪持表里之间，故下之而不得利。今反利者，知庸医不察表里，以丸药下之耳，盖丸药但能攻里而不能解表故也。以两经兼证，舍少阳之半表不治，而仅攻阳明之里邪，致胃气一虚，少阳之邪，并陷入里而反下利，非其治也。前所谓潮热者，胃实也。胃邪虽实，奈少阳半表之邪未去，当先用小柴胡汤以解外邪，然后再以柴胡汤加入芒硝下之则胃中之热邪亦解，所谓胃和则愈也。然有潮热胃实之证，仍留人参而不去者，以少阳本属虚邪，又以十三日之久，元气自耗，更因误下之虚，故虽加泻实之芒硝，而人参不去也。（清代钱潢《伤寒溯源集·卷之七·少阳全篇合病并病附》）

伤寒十三日，经尽一周，而又来复于太阳也；不解，又交阳明主气之期，病气亦随经气而涉于阳明矣；阳明司阖而主胸，少阳司枢而主胁，胸胁满而呕者，阳明之阖，不得少阳之枢以外出也；日晡而阳气衰，阳明之所主也，日晡所发潮热者，阳明气旺，如潮汐之来而不失其时也；阳明气机下陷，故已而微利；此本柴胡症，下之而不得利，今反微利者，知医以丸药下之，丸缓留中，不得外出，非其治也；潮热者，阳明气实也。先宜小柴胡以解太阳之邪于外，复以柴胡加芒硝以解阳明之邪于内。（清代张锡驹《伤寒论直解·卷三·辨太阳病脉证篇》）

太阳病不解，热结膀胱[1]，其人如狂[2]，血自下，下者愈。其外不解者，尚未可攻，当先解其外；外解已，但少腹急结[3]者，乃可攻之，宜桃核承气汤。（106）

桃核承气汤

桃仁五十个，去皮尖　大黄四两　桂枝二两，去皮　甘草二两，炙　芒硝二两

上五味，以水七升，煮取二升半，去滓，内芒硝，更上火，微沸下火，先食[4]温服五合，日三服，当微利。

【康平本原文】

大阳病不解，热结膀胱，其人如狂，血自下（血自下者愈）。其外不解者，尚未可攻，当先解其外；外解已，但小腹急结者，乃可攻之，宜桃核承气汤。

桃仁五十个（去皮尖）　大黄四两　桂枝二两（去皮）　甘草二两（炙）　芒硝二两

上五味，以水七升，煮取二升半，去滓，内芒硝，更上火，微沸下火，先食温服五合，日三服（注：当微利）。

【词释】

[1]热结膀胱：膀胱在此代指下焦部位。热结膀胱，指邪热与瘀血结于下焦部位。

[2]如狂：指神志失常，似狂非狂。

[3]少腹急结：指下腹部拘急硬痛。

[4]先食：指饭前空腹之时。

【何注】

太阳病未解，又出现了邪热入里与瘀血互结于下焦膀胱的情况。热在血分，故使人发狂；气血凝滞不通于下焦，故见小腹疼痛，拘急

不舒。若此血自行流出，则邪热随瘀而去，病情向愈；若未下血，则需遵循"先表后里"的原则，先将表邪解除后，再用桃核承气汤以泻下瘀热。

【临床体会】

1.桃核承气汤的方证是：下腹部拘急硬满，或精神发狂，舌暗，或舌有瘀斑瘀点，舌下有静脉曲张，大便干。桃核承气汤的主证为：下腹部拘急硬满，舌暗，大便干。

2.方中桃仁一药是卫健委公布的既是食品又是药品的中药，临床中若加大其用量至30～50g，能使此方疗效增倍。

3.因此方作用于少腹，在下焦，故"先食服"使药力更易行至病所。

【医家选注】

此为中风经邪入腑，热结膀胱者立治法也。太阳风邪不解，随经入腑，故热结膀胱。其人如狂者，瘀热内结，心不安宁，有似于狂也。若血自下，下则热随瘀解矣。然必外证已解，乃可直攻少腹急结之邪。方于调胃承气汤中加桃仁，欲其直达血所也；加桂枝以通血脉，兼以解太阳随经之邪也。（清代程知《伤寒经注·太阳汗后第四》）

（引吴鹤皋）无头痛发热恶寒，为外证已解；小腹急，为邪在下焦；大便黑，瘀血渍之也；小便利，血病，气不病也；下焦主阴，瘀血客之，下焦不行，上干清阳之分，天君不宁矣，故如狂也。桃仁润肠而滑血，大黄推陈而致新，芒硝软坚而润燥，甘草和胃而缓中，血寒则止，血热则行，佐以桂枝之辛热，有不入血而助下行者乎！（清代林澜《伤寒折衷·卷四·太阳经证治篇下》）

伤寒八九日，下之，胸满烦惊，小便不利，谵语，一身尽重，不可转侧者，柴胡加龙骨牡蛎汤主之。（107）

柴胡加龙骨牡蛎汤

柴胡四两　龙骨、黄芩、生姜（切）、铅丹、人参、桂枝（去

皮）、茯苓各一两半　半夏二合半，洗　大黄二两　牡蛎一两半，熬　大枣六枚，擘

上十二味，以水八升，煮取四升，内大黄，切如棋子[1]，更煮一两沸，去滓，温服一升。本云柴胡汤，今加龙骨等。

【康平本原文】

伤寒八九日，下之，胸满烦惊，小便不利，谵语，一身尽重，不可转侧者，柴胡加龙骨牡蛎汤主之（注：本云柴胡汤，今加龙骨等）。

柴胡四两　龙骨、黄芩、生姜（切）、铅丹、人参、桂枝　茯苓各一两半　半夏二合半（洗）　大黄二两　牡蛎一两半　大枣六枚（擘）

上十二味，以水八升，煮取四升，内大黄，切如棋子，更煮一两沸，去滓，温服一升。

【词释】

[1]棋子：即六博游戏的博棋子。

【何注】

伤寒八九日后误用下法治疗，邪气内陷，弥漫三焦。邪热入于胸膈则见胸闷、惊悸，重则谵语；三焦不利则故小便不畅；阳气不得通达故全身沉重，活动不利。其中尤其重要的一个症状是"惊"，这是由于误下后心气受损，加之邪热上扰所致。此时需和解少阳，通阳泄热，并重镇安神，方用柴胡加龙骨牡蛎汤。

【临床体会】

1.柴胡加龙骨牡蛎汤属于柴胡类方。柴胡加龙骨牡蛎汤的方证是：胸胁苦满或胸闷，易惊，心悸亢进，夜梦多，易醒，身动乏力，腹胀，便秘，脉弦或细数。柴胡加龙骨牡蛎汤的主证是：胸闷，惊悸，脉弦。

本条文中"烦惊"的"烦"是程度副词，指非常容易受惊，并非烦躁之意。东汉·郑玄注《周礼》："烦，犹剧也。"此患者平日受不了

声音响动，一听到声音便会心慌半天。临床中很多的心律失常均与声响有关，此时大多可用柴胡加龙骨牡蛎汤治疗。

2. 方中本有"铅丹"一药，但现因重金属进入人体后难以代谢会产生毒性积累，故我在临床以"磁石"代替铅丹。为何可用磁石代替铅丹？经查阅《神农本草经》一书，发现铅丹属下品，其描述为"铅丹，味辛，微寒。主吐逆胃反；惊痫癫疾；除热；下气"；磁石属于中品，《神农本草经·卷三·中品·磁石》对其描述为"味辛、寒。主周痹风湿，肢节肿痛，不可持物，洗洗酸消；除大热烦满及耳聋"。两者性味相似，功用均可除热，故以中品的磁石代替下品的铅丹，以使在药液中溶解的毒性成分降低。

3. 此方使用时需注意药物间的剂量比例关系：柴胡用四两，其余药用一两半（剂量举例：柴胡28g，黄芩11g，生姜11g，磁石11g，人参11g，桂枝11g，茯苓11g，清半夏11g，煅牡蛎11g，大枣15g，生大黄6g）。此方中铅丹原量为一两半，若一两以今7g换算，铅丹一两半也仅有11g。若医家在方中用铅丹，并且剂量达到30g后使患者重金属中毒，这便确实是医者过失了。

4. 某些中药即使存在一定的毒性，也不能一概而论将其废止，应根据患者病情辨证选用，把控剂量。大家知道华法林一药可以治疗房颤，却不知它曾是二战时期的老鼠药；三氧化二砷现可以治疗白血病，却不知它是古代制作"鸩毒"的原料；吗啡在急性心衰时甚至急需静脉注射，但它却也导致千千万万的普通人吸毒成瘾……西医学既然对华法林、三氧化二砷、吗啡都能允许患者使用，为何在中药的管理上却分别对待、如此严苛呢？我主张对于有毒的中药应与其他中药分类管理，不宜一刀切死——此类药物的毒性所在，往往也是其发挥治病作用的药效所在！若这些药物都被废除，中医药难以治病则便是我们的过失了。

5. 经过查阅发现，康平本《伤寒论》、涪陵古本《伤寒论》、白云阁藏本《伤寒论》中柴胡加龙骨牡蛎汤中均用生龙骨、生牡蛎。只有

《宋本伤寒论》中牡蛎为煅牡蛎。我临床体会到龙骨，应用生龙骨；牡蛎，用生牡蛎或煅牡蛎临床上均有效。

【医家选注】

下后变证，仲景立小柴胡汤，加桂枝治身重；加大黄治谵语；又加龙骨牡蛎，敛神收摄，制使大黄清里热而不下脱，制柴胡、桂枝散表邪而不外越，以下后危证，外越不脱，又所当慎。（清代秦之桢《伤寒大白·卷二·身重》）

（引《内台方议》云）伤寒八九日，邪气错杂，表里未分，而误下之，则虚其里而伤其表。胸满而烦者，邪热客于胸中；惊者，心恶热而神不守也；小便不利者，里虚津液不行也；谵语者，胃热也；一身尽重，不可转侧者，阳气内荣于里不行于表也。故用柴胡为君，以通表里之邪而除胸胁满；以人参、半夏为臣辅之；加生姜、大枣而通其津液，加龙骨、牡蛎、铅丹收敛神气而镇惊，为佐；加茯苓以利小便而行津液，加大黄以逐胃热止谵语，加桂枝以行阳气而解身重错杂之邪，共为使。以此十一味之剂，共救伤寒坏逆之法也。（清代陈修园《长沙方歌括·卷三·太阳方·柴胡加龙骨牡蛎汤》）

伤寒脉浮，医以火迫劫之[1]，亡阳[2]必惊狂，卧起不安者，桂枝去芍药加蜀漆牡蛎龙骨救逆汤主之。（112）

桂枝去芍药加蜀漆牡蛎龙骨救逆汤

桂枝三两，去皮　甘草二两，炙　生姜三两，切　大枣十二枚，擘　牡蛎五两，熬　蜀漆三两，洗去腥　龙骨四两

上七味，以水一斗二升，先煮蜀漆，减二升，内诸药，煮取三升，去滓，温服一升。本云桂枝汤，今去芍药，加蜀漆牡蛎龙骨。

【康平本原文】

伤寒脉浮，医以火迫劫之（亡阳)，必惊狂，卧起不安者，桂枝去芍药加蜀漆牡蛎龙骨救逆汤主之。

桂枝三两（去皮）　甘草二两（炙）　生姜三两（切）　大枣十二枚（擘）　牡蛎五两（熬）　蜀漆三两（洗去腥）　龙骨四两

上七味，以水一斗二升，先煮蜀漆，减二升，内诸药，煮取三升，去滓，温服一升（注：本云桂枝汤，今去芍药加蜀漆牡蛎龙骨）。

【词释】

[1]以火迫劫之：劫者，劫迫也。以火迫劫之，指用温针、艾灸、熏、熨等法强迫发汗。

[2]亡阳：亡心阳。

【何注】

伤寒脉浮，本应以汗法治之，使"微似有汗"即可，但医者却以各种火法发汗，使汗出淋漓，则"病必不除"，反增新病，使心阳大伤。心阳不足，则水饮痰浊等阴邪乘虚扰心，故见惊狂、卧起不安等症。此时需用桂枝去芍药加蜀漆龙骨牡蛎救逆汤，可以温通心阳，潜镇安神，兼以祛痰逐饮。

【临床体会】

1.桂枝去芍药加蜀漆龙骨牡蛎救逆汤的方证是：害怕声响，恐惧，卧起不安，失眠，舌苔白，脉弦。

2.《名医别录·下品·蜀漆》中说："微温，有毒。主治胸中邪结气，吐出之……恒山（常山）苗也。"蜀漆即是常山的幼苗，具有涤痰散结之效，因药房不常备有此药，我便自行购入此药后在临床免费赠予需要的患者服用。仲景示出蜀漆需"先煮"，现代研究亦表明，此药中含有的常山碱能刺激胃肠道的迷走和交感神经而引起呕吐反射，除此以外还有兴奋子宫平滑肌的功用和一定的肝肾毒性。将蜀漆先煎，便是为了破坏其中的常山碱，以达到安全用药的目的。

【医家选注】

伤寒，以发热无汗言也。脉但浮而不紧，兼中风邪也。火迫者，或熏或熨，或烧针皆是也。劫者，要挟逼胁之称也。言风寒两伤营卫之症，以火劫之而强逼其汗，阳气随汗而泄，致卫阳丧亡而真阳飞越矣。前已云太阳伤寒者，加温针必惊，此又以兼有阳邪之证，以火劫迫之，阳邪兼并于上，真阳欲亡于下，虚阳接饮而上奔，使神魂飞越，君主孤危，故必惊骇癫狂，起卧不安也。以桂枝去芍药加蜀漆牡蛎龙骨，方可救其变逆也。（清代钱潢《伤寒溯源集·卷之四·太阳篇下》）

伤寒脉浮，医以火迫劫之，亡阳，必惊狂，以火劫其胸中之阳。起卧不安者，此汤主之。此与少阴汗出之亡阳迥别。盖少阴之亡阳，乃亡阴中之阳，故用四逆辈，回其阳于肾中。今乃以火逼汗，亡其阳中之阳，故用安神之品，镇其阳于心中。各有至理，不可易也。去芍药，因阳虚不复助阴也。蜀漆去心腹邪积，龙骨、牡蛎治惊痫热气。（清代徐大椿《伤寒论类方·桂枝汤类·桂枝去芍药加蜀漆牡蛎龙骨救逆汤》）

烧针令其汗，针处被寒，核起而赤[1]者，必发奔豚[2]。气从少腹上冲心者，灸其核上各一壮，与桂枝加桂汤，更加桂二两也。（117）

桂枝加桂汤

桂枝五两，去皮　芍药三两　生姜三两，切　甘草二两，炙大枣十二枚，擘

上五味，以水七升，煮取三升，去滓，温服一升。本云桂枝汤，今加桂满五两，所以加桂者，以能泄奔豚气也。

【康平本原文】

烧针令其汗，针处被寒，核起而赤者，必发奔豚。（气从少腹上冲心者）灸其核上各一壮，与桂枝加桂汤。（更加桂二两也。本云桂枝汤，今加桂满五两，所以加桂者，以能泄奔豚气也）

【词释】

[1] 核起而赤：针处因寒闭阳郁而见局部红肿如核。

［2］奔豚：证候名，即以小猪的奔跑状态来形容患者自觉有气从少腹上冲胸咽之证。该证时发时止，发时痛苦异常，止时若无病痛。

【何注】

大汗后腠理开泄，寒邪趁机入于肌腠，故见皮内起红色赤核。大汗后心阳被伤，下焦水邪上冲心胸，故见奔豚之症。此时可以灸法解其外，以桂枝加桂汤平冲降逆，温通心阳。

【临床体会】

1.桂枝加桂汤的方证是：气从少腹上冲胸咽，或发作胸闷，或发作心悸，或发作窒息感，时发时止，偏怕冷，舌淡。

2.张仲景非常强调药物的剂量，药物的剂量才是真正的"不传之秘"！同样是桂枝、芍药、生姜、大枣、甘草这五味药，其中桂枝的剂量一变，则整个方子功效全变。若桂枝用三两时，便可治疗"头痛、发热、汗出、恶风"的太阳中风证，起到发汗解表的作用；若桂枝用五两时，便可治疗气从少腹上冲胸咽的奔豚之证，此时便起到平冲降逆的作用。

3.我在之前已经论述汉代所用"桂枝"特指肉桂树的树枝皮，故我临床中将现在的桂枝（肉桂树的嫩枝，不去芯）与现在的肉桂（肉桂树的树干皮及树枝皮）同用，以求仲景本意，本方尤其如此，以肉桂易桂枝，可起到不走肢节而直达内腑之功用。

【医家选注】

按：奔豚乃少阴肾水凌心之证，何以主用桂枝太阳之方，盖太阳为诸阳主气，而行太阳之令者，心主是也。太阳伤寒，理应发汗，汗为心之液，全赖心主之一点真阳，以化气而逐邪，误用温针，则寒邪不外出而内入，内入则扰动心营，心阳受寒邪所迫，君主孤危，肾水得而乘之矣。核起而赤，心阳不能内固，色已外见，气从少腹上冲心，水邪上逆，真火将受其扑灭，故亟灸核上，先使温经而复阳。而方中重用桂枝者，以桂枝能直入营分，扶阳化气，得此重兵以建赤帜，则君主得自振拔，而肾水自降，泻北补南，一举两得，此为制胜之师。

（清代吕震名《伤寒寻源·下集·桂枝加桂汤》）

肾主五液，入心为汗。《素问·六节藏象论》曰："心为……阳中之太阳。"以心通于夏气，合于太阳。故太阳寒水，蒸而为汗，不可以非法取也。烧针取汗，阳随卫泄，营气不从，逆于肉理。（《素问·生气通天论》）故针处被寒，核起而赤也。太阳之气不与心通，则卫阳失温，故寒水泛溢，下焦不能蒸化，结为奔豚。君火既微，卫阳失温；寒水之气不以下行，故冲脉夹之，由气冲而凌心君，故气从少腹上冲也。《灵枢·本脏》曰："卫气者，所以温分肉而充皮肤，（肥腠理，）司开阖。"以汗泄卫阳，故先灸其核上，行肉理营血之逆留，服桂枝汤加重桂，行卫中温气，即所以启心阳，化寒结，自膀胱本经而出也。

（清代王继志《经证证药录·卷二·桂枝》）

火逆[1]**下之，因烧针**[2]**烦躁者，桂枝甘草龙骨牡蛎汤主之。（118）**

桂枝甘草龙骨牡蛎汤

桂枝一两，去皮　甘草二两，炙　牡蛎二两，熬　龙骨二两

上四味，以水五升，煮取二升半，去滓，温服八合，日三服。

【词释】

[1] 火逆：误用烧针、艾灸、熏、熨等火法治疗而产生的变证。

[2] 烧针：将针体在火上加热后刺入人体的一种治疗方法。

【何注】

误用火法发汗可伤心阳，误用下法又使阳气更弱。此时宜用桂枝甘草龙骨牡蛎汤，在温补心阳的同时又潜镇安神。

【临床体会】

1.桂枝甘草龙骨牡蛎汤的主要方证是：心慌，惊悸，怕声音，怕风怕冷，或伴失眠，舌淡。

2.此方中需注意各药物间的比例为桂枝∶甘草∶龙骨∶牡蛎＝1∶2∶2∶2，不宜更改，否则此方功效则会发生相应改变。如桂枝甘

草两药若比例颠倒，则变为了桂枝甘草汤。另外需注意的是，此方中所用牡蛎为煅牡蛎（《说文解字·火部》有"煅，干煎也"，与今"将洗净的牡蛎置无烟炉火上煅至灰白色"的制作煅牡蛎的方法相同），而所用龙骨为生龙骨，不需煅制。

【医家选注】

此证误而又误，虽无惊狂等变，然烦躁仍外邪未尽之候，亦真阳欲亡之机，故但用桂枝以解外，龙骨牡蛎以安内，甘草以温补元气而散表寒也。（清代吴仪洛《伤寒分经·卷一下·太阳经下篇》）

此证之轻于上条者，故其主治亦用轻剂也。因火为逆，则阳不下通，故当以下救之。其有因烧针而烦躁者，则不当用下，仍当用龙骨辈也。盖烧针，则火伤其血脉，故人心而烦躁，此虽未至于大汗而有惊狂亡阳之变，而心君不宁，已有烦扰躁乱之证，故与桂枝以解外，与龙骨、牡蛎以安内。（清代程知《伤寒经注·太阳攻误第五》）

　　太阳病六七日，表证仍在，脉微而沉，反不结胸，其人发狂者，以热在下焦，少腹当鞕满，小便自利者，下血乃愈。所以然者，以太阳随经，瘀热在里故也。抵当汤主之。（124）

抵当汤

水蛭熬、虻虫各三十个，去翅足，熬　桃仁二十个，去皮尖大黄三两，酒洗

上四味，以水五升，煮取三升，去滓，温服一升。不下，更服。

　　太阳病身黄，脉沉结，少腹鞕，小便不利者，为无血也；小便自利，其人如狂者，血证谛也，抵当汤主之。（125）

　　伤寒有热，少腹满，应小便不利，今反利者，为有血也，当下之，不可余药[1]，宜抵当丸。（126）

抵当丸

水蛭二十个，熬　虻虫二十个，去翅足，熬　桃仁二十五个，去皮尖　大黄三两

上四味，捣分四丸，以水一升，煮一丸，取七合服之，晬时[1]当下血；若不下者更服。

阳明证，其人喜忘者，必有蓄血。所以然者，本有久瘀血，故令喜忘。屎虽鞕，大便反易，其色必黑者，宜抵当汤下之。（237）

水蛭（熬）、虻虫去翅足（熬）各三十个　大黄三两（酒洗）桃仁二十个（去皮尖及两仁者）

上四味，以水五升，煮取三升，去滓，温服一升，不下更服。

病人无表里证，发热七八日，脉虽浮数者，可下之。假令已下，脉数不解，合热则消谷喜饥，至六七日不大便者，有瘀血，宜抵当汤。（257）

【《金匮要略》原文】

妇人经水不利下，抵当汤主之。亦治男子膀胱满急，有瘀血者。

水蛭三十个，熬　虻虫三十枚，熬，去翅足　桃仁二十个，去皮尖　大黄三两，酒浸

上四味，为末，以水五升，煮取三升，去滓，温服一升。

【康平本原文1】

大阳病六七日，表证仍在，脉微而沉，反不结胸，其人发狂者，以热在下焦，小腹当鞕满，小便自利者，下血乃愈（注：所以然者，以大阳随症，瘀热在里故也）。抵当汤主之。

【康平本原文2】

大阳病，身黄，脉沉结，小腹鞕，（小便不利者，为无血也），小便自利，其人如狂者，（血证谛也），抵当汤主之。

【康平本原文 3】

伤寒有热，小腹满，应小便不利，今反利者，（为有血也），当可下之，（不可余药）宜抵当丸。

【康平本原文 4】

阳明证，其人喜忘者，必有蓄血。（所以然者，本有久瘀血，故令喜忘）。尿虽难，大便反易，而其色必黑者，宜抵当汤下之。

【词释】

［1］不可余药：不可用其他的药剂。从抵当丸服法看，亦可解释为不可剩余药渣，即连汤带渣一并服下。

［2］晬时：即周时，一昼夜24小时。

【何注】

若患者本有表证，却出现了发狂的表现，脉沉而微，此时属于里急之证，当先治里。小腹硬满是瘀血内结之兆，只在血分，未及气分，故小便正常，此时需急用抵当汤攻下瘀血。下实上虚，则在瘀血存在的同时可以见到心神失养，记忆力减退。

瘀血还可以导致妇人停经的情况，故妇人经水不来，亦可以用抵当汤。若出现了消谷善饥，血瘀热结于阳明的情况，仍可用抵当汤泄热逐瘀。若患者小便反而难出，则是病在气分，即使脉象沉结、小腹硬满，也是没有瘀血在内。因荣气不布故身发黄，气脉不利则脉象沉结，膀胱气化不利，故小便不畅，此时可用茵陈五苓散以利水退黄。若没有出现神志异常的急症，仅见少腹硬满，小便自利，则可以用抵当丸缓缓攻之。

【临床体会】

1.抵当汤（丸）属于承气汤类方，所以必须有承气汤类方的特点：大便干或大便数日不行。抵当汤（丸）的方证是：精神狂躁，小腹硬满，小便正常。或伴有记忆力差；或多食、易饥，大便干或数日不行；或女子月经不至，男子小便难出，舌暗，有瘀斑瘀点或舌下络脉曲张。抵当汤（丸）可以治疗狂躁型精神病、黄疸性疾病、女子闭经或月经延迟、老年痴呆、糖尿病（症见消谷善饥者）等疾病。

表2-11　抵当汤（丸）证之主证列举

抵当汤（丸）证	"其人发狂""其人如狂"
	"少腹当硬满""少腹鞕"少腹满""男子膀胱满急"
	"其人喜忘"
	"妇人经水不利下"
	"消谷善积"
	"小便自利""今反利者"
	"屎虽硬，大便反易，其色必黑"

2. 我认为，用于治疗蓄血重证的抵当汤，其中每一味药都有不可替代的重要作用。抵当汤是一个"海陆空集团军"，联合作战以破除体内瘀血，四味药缺一不可——水蛭游于水下，虻虫飞于空中，大黄根植土壤，三药并用，可将体内"海陆空"各处瘀血全部清除，无一遗漏；而桃仁为桃核内里之核仁，似人之大脑，为发号施令之军官，为此海陆空集团军的最高司令员。其中，我认为土鳖虫不能代替虻虫。虻虫为昆虫，土鳖虫为泥土里的爬行动物，若将虻虫以土鳖虫替，还未作战，"空军"便折，又如何发挥此方之神奇疗效呢？然今《中华人民共和国药典》（2015版）中已不载虻虫一药，故无奈仅能以土鳖虫替，实为可惜。我在临床中常自备虻虫，必需时便免费赠予患者，据我的观察，以虻虫代替土鳖虫后，临床疗效确有提升。

3. 此方中桃仁属于卫健委公布的既是食品又是药品的中药，故即使增加桃仁用量，仍是非常安全。在必要时，我常将桃仁加大用量（如30～45g及以上），最大量可以用到60g，常收获非凡疗效。

4. 抵当丸不是直接将药物制成丸药，而是将丸药捣碎后分份再经过水煎煮，与抵当汤极为相似。

5. 抵当汤可以治疗喜忘，此方对属瘀血证的记忆力减退有较好的疗效。除此方外，我在临床上也常用开心散一方，以提高患者记忆力。

表 2-12　抵当汤与开心散之比较

	抵当汤	开心散
出自	《伤寒论》《金匮要略》	《备急千金要方》
方证	精神狂躁，小腹硬满，小便正常。或伴有记忆力差；或多食、易饥，或身黄，或女子月经不至；男子小便难出，大便干或数日不行；舌暗，有瘀斑瘀点或舌下络脉曲张	记忆力减退，气短，疲劳，易失眠
主证	精神狂躁，或记忆力差；或多食易饥，或身黄，或女子月经不至，大便干，小腹硬满，舌暗	记忆力减退
药物组成	水蛭、虻虫各三十个，去翅足，熬，桃仁二十个，去皮尖，大黄三两，酒洗	远志、人参各四分，茯苓二两，菖蒲一两

【医家选注】

疏曰：表证脉当浮大，今反见微沉，沉则为入里，而又不结在胸，但少腹满而硬。若小腹不利，则属水饮，而小便又自利，此何以故？由是推之，乃因太阳之邪热，随太阳之经，而入膀胱之本府，热结而令血亦结，剧则发狂。倘瘀血不去，则诸病不得解。抵当汤者，直取瘀血之品味也，勿以其猛而却，因病邪之实，足能抵当其峻厉者也。问：虻虫、水蛭，食血者也，真血宁不受其食乎？答：真血则神与之俱，不致受害。（清代吴人驹《医宗承启·卷之三·攻下》）

抵当之脉，浮取微而沉取结。按曰微而沉，非沉微也，故又以沉结申之。抵当之证，发狂，小腹硬满，小便自利。其中又有发黄病，审其小便不利，为膀胱之气不化；小便自利，非膀胱之气不化，为下焦之瘀不行。以此方之难用，又不可不用，不得不重申其义也。然此为抵当汤、丸二证公共之辨法也。师又立抵当丸方法者着眼在"有热"二字，以热瘀于里而仍蒸于外，小腹又满，小便应不利而反自利，其证较重，而治之不可急剧，故变汤为丸，以和洽其气味，令其缓达病所。曰不可余药者，谓连滓服下，不可留余。庶少许胜多许，俟晬时下血，病去而正亦无伤也。（清代陈修园《长沙方歌括·卷三·太阳方·抵当丸》）

第三章　辨太阳病脉证并治下第七

问曰：病有结胸，有脏结[1]，其状何如？答曰：按之痛，寸脉浮，关脉沉，名曰结胸也。(128)

【词释】

[1]脏结：病证名，是因脏气虚衰，阴寒凝结而致的一种病证。其主症与结胸证有相似之处，但病变性质不同。

【何注】

在胸膈部可能出现两种病变，一个叫结胸，一个叫脏结，都可能出现胸膈胁下部按之则痛的表现。结胸证因无形之热与有形痰饮相结，其证属实，热邪在上则寸浮，痰水素结则关沉；脏结证为脏器虚衰阴寒凝结，其证属虚。

【临床体会】

本条主要是论述结胸证的主要脉证。对于结胸证临床上可以用大陷胸汤或小陷胸汤等治疗。

【医家选注】

此章论结胸脏结痞气之证，直至病胁下素有痞方止，其中有经气之分，阴阳之异，生死之殊，学者所当细心体会也。太阳之气，起于至阴，由下而上，由内而外，从胸胁而达于皮毛，今固结于胸，不能出入内外，谓之结胸。结胸者，发于太阳也。少阴主神机出入，枢转内外，今固结于脏，不能输转出入，谓之脏结。脏结者，发于少阴也。故问结胸脏结之状何如也，答曰结有正有邪，太阳之正气与邪气共结于胸膈有形之间，故按之痛，寸以候外，太阳外主皮毛，故寸脉浮，

关以候中，病气结于胸中，故关脉沉，此名结胸也。（清代张锡驹《伤寒论直解·卷三·辨太阳病脉证篇》）

言结胸及痞之变皆原于误下也。病发时，邪方在表，而反下之，误矣。阳为热邪，阴为寒邪。结胸言热入，而痞不言寒入者，寒入亦常变为热，故不专言寒也。（清代程知《伤寒经注·太阳误攻第五》）

病发于阳，而反下之，热入因作结胸；病发于阴，而反下之，因作痞[1]也。所以成结胸者，以下之太早故也。结胸者，项亦强，如柔痉[2]状，下之则和，宜大陷胸丸。（131）

大陷胸丸

大黄半斤　葶苈子半升，熬　芒硝半升　杏仁半升，去皮尖，熬黑

上四味，捣筛二味，内杏仁、芒硝，合研如脂，和散，取如弹丸一枚，别捣甘遂末一钱匕，白蜜二合，水二升，煮取一升，温顿服之，一宿乃下，如不下，更服，取下为效，禁如药法。

【词释】

[1]痞：病证名，是无形之邪气痞塞于心下胃脘部，以心下痞塞不舒，按之柔软不痛为主症的一种病证。

[2]柔痉：痉病的主要临床表现为颈项强直，甚至角弓反张。伴有汗出者名柔痉，无汗者名刚痉。

【何注】

这一条是论述结胸证偏于上的证治。结胸证与痞证均由误下所致，具体成因却有所不同。病发于表，病位属阳，得下是邪气入里，郁而化热，与痰水互结便成结胸；病发于里，病位属阴，非阳明腑实而下之，便伤正气，脾胃无力运化，则留气结于心下便成痞证。结胸证除胸膈部出现"按之痛，寸脉浮，关脉沉"的表现外，还会出现颈项僵硬，有汗出的表现，这是由于热结于上，则经气运行受阻，颈项活动不利，内有热邪则迫汗出。此时宜用大陷胸丸泄热逐水。

【临床体会】

1. 大陷胸丸的方证是：胸膈胁下按之则硬满疼痛，颈项强直，有汗出，大便秘结，舌红，苔薄黄，脉象寸浮而关沉。

表 3–1　大陷胸丸的"类方 – 方证 – 主证"

类方	方证	主证
承气类方 （特征：大便干）	胸膈胁下按之则硬满疼痛，颈项强直，有汗出，大便秘结，舌红，苔薄黄，脉象寸浮而关沉	胸膈胁下按之则硬满疼痛，颈项强直，大便秘结

2. 大陷胸丸方后有"一宿乃下，如不下，更服，取下为效"，服用这个方子，患者可能出现腹泻或大便不成形或排出大量污浊大便，临床中可以事先告诉患者这个是药物的正常反应。

3. 本方去掉甘遂，就是《备急千金要方·卷第十五上》的练中丸，为治疗"宿食不消，大便难方"。

【医家选注】

浮而动数，表脉也。头痛发热，盗汗恶寒，表证也。医反下之，动数变迟，结胸脉也。膈内拒痛，懊侬，心下因硬，结胸证也，故用大陷胸汤。设若不结胸，头有汗遍身无汗，小便不利，则瘀热无从发泄，身发黄矣。（清代秦之桢《伤寒大白·卷三·结胸》）

（亮宸）此证视前稍高，结于肺分，故能仰而不能俯，左右顾盼不得，曰项强如柔痉状也，然结近于肺，故用葶苈、杏仁肺经气分之剂，泻胸中至高之气，而后配以硝黄之攻利，甘遂之直达。至若蜜，取其润。丸，取其缓。皆以结高，故缓以攻之，一宿乃下，亦以高也。（清代林澜《伤寒折衷·卷四·太阳经证治篇下》）

太阳病，脉浮而动数，浮则为风，数则为热，动则为痛，数则为虚。头痛发热，微盗汗出，而反恶寒者，表未解也。医反下之，动数变迟，膈内拒痛，胃中空虚，客气[1]动膈，短气躁烦，心中懊侬, 阳气[2]内陷, 心下因鞭, 则为结胸, 大陷胸汤主之。若不结胸, 但头汗出, 余处无汗, 剂颈而还[3], 小便不利, 身必发黄。(134)

大陷胸汤

大黄六两去皮　芒硝一升　甘遂一钱匕

上三味, 以水六升, 先煮大黄取二升, 去滓, 内芒硝, 煮一两沸, 内甘遂末, 温服一升, 得快利止后服。

伤寒六七日, 结胸热实, 脉沉而紧, 心下痛, 按之石鞭者, 大陷胸汤主之。(135)

太阳病, 重发汗而复下之, 不大便五六日, 舌上燥而渴, 日晡所[4]小有潮热[5], 从心下至少腹鞭满, 而痛不可近[6]者, 大陷胸汤主之。(137)

【康平本原文 1】

太阳病, 脉浮而动数 (注: 浮则为风, 数则为热, 动则为痛, 数则为虚)。头痛发热, 微盗汗出, 而反恶寒者, 表未解也。医反下之, 动数变迟, 膈内拒痛 (胃中空虚, 客气动膈), 短气躁烦, 心中懊侬, 阳气内陷, 心下因鞭, 则为结胸, 大陷胸汤主之。若不大结胸, 但头汗出, 余处无汗, 剂颈而还, 小便不利, 身必发黄也, 宜大陷胸丸。

【康平本原文 2】

太阳病, 重发汗而复下之, 不大便五六日, 舌上燥而渴, 日晡所小有潮热, 发心胸大烦, 从心下至少腹鞭满而痛, 不可近者, 大陷胸汤主之。

【词释】

[1] 客气: 外来之邪气, 因邪从外来, 故称客气。此处是指内陷之热邪。

[2] 阳气: 属阳之表邪、热邪。

[3] 剂颈而还: 剂, 通 "齐"。剂颈而还, 指头部汗出, 到颈部而止, 颈部以下无汗。

［4］日晡所：午后申时左右，即下午 3～5 时。

［5］潮热：一种热型，发热如潮水一样，定时而发，至时而降。

［6］痛不可近：疼痛甚剧，不可以近前触按。

【何注】

若患者出现脉浮、脉动、脉数的情况，兼见头痛、发热、盗汗、恶寒，这是太阳表证还未解除的表现，还有风邪与热邪相伴，痛证与虚证相兼。此时若不解表反而攻下，则邪气入里，则正气被伤，脉象转迟，并且出现胸膈胃脘部疼痛拒按，按之如石般坚硬，甚至硬满连及小腹部，短气，烦躁，口渴，小有潮热，这是阳热内陷所致，并于水热相结所致，宜用大陷胸汤以邪热逐水，从大便导出。

【临床体会】

1. 大陷胸汤的方证是：从胸膈胃脘部至小腹部疼痛拒按，按之为硬，心中烦躁，短气，口干舌燥，午后潮热，大便秘结，舌红，苔黄腻，脉沉迟紧。

表 3-2　大陷胸汤的"类方－方证－主证"

类方	方证	主证
承气类方 （特征：大便干）	从胸膈胃脘部至小腹部疼痛拒按，按之为硬，心中烦躁，短气，口干舌燥，午后潮热，大便秘结，舌红，苔黄腻，脉沉迟紧	从胸膈胃脘部至小腹部疼痛拒按，按之为硬，心中烦躁，大便秘结

2. 此方中芒硝的煎服法是"内芒硝，煮一两沸"，经过高温使芒硝完全溶于水中，这样不会因为芒硝直接分冲服用刺激咽喉。

甘遂需要研末后分冲服用，因其有效成分难溶于水。此方相较于大陷胸丸而言，峻下作用更强，过下则易伤正，故需尤其注意"中病即止"。患者的中病反应由大陷胸丸的"一宿乃下"，变为大陷胸汤的"快利"，此时需对患者进行追踪观察，下后便勿再服。

3. 通过阅读康平本《伤寒论》可知，宋本《伤寒论》中许多关于病机的论述实则是以小字或注解的形式出现，如本句中"浮则为风，数则为热，动则为痛，数则为虚""胃中空虚，客气动膈"，其实均非仲圣本意。仲景的辨证模式或许并无分析病机的过程，而仅是先描述症状体征，后直接给出处方。由此可知，医生仲景的辨证模式极有可能是方证辨证，"有是证，用是方"！

4.《伤寒论·辨阳明病脉证并治第八》："阳明病，发热汗出者，此为热越，不能发黄也。但头汗出，身无汗，剂颈而还，小便不利，渴引水浆者，此为瘀热在里，身必发黄，茵陈蒿汤主之。"由此可知，第一条的后半句是茵陈蒿汤的方证，并非大陷胸汤（丸）。故大陷胸汤（丸）的方证并无"但头汗出，齐颈而还"，此处尤易引人误解。

【医家选注】

（引陈亮师）结胸者，结于胸中而连于心下也。身之有膈，所以遮上下也。膈能拒邪，则邪但留于胸中膈不能拒邪，则邪留胸而及于胃。胸胃俱病，乃成结胸。如胸有邪而胃未受邪，则为胸胁满之半表半里证；如胃受邪而胸不留，则为胃家实之阳明病。皆非结胸也。故必详辨分明，庶无差误。（清代陈修园《长沙方歌括·卷三·太阳方·大陷胸汤》）

结胸由邪在胸中，处身之高分，宜若可吐，然所谓结者，诸阳受气于胸中，邪气与阳气相结，不能分解，气不通，壅于心下，为鞭为痛，是邪正固结于胸中，非虚烦隔实之所同，是须攻下可也。低者举之，高者陷之，以平为正。结胸为高邪，陷下以平之，故曰陷胸汤也。陷胸破结，非苦寒直达者不能，是以甘遂为君。《内经》曰：咸味涌泄为阴。又曰：咸以软之。气坚者以咸软，热胜者以寒消，是以芒硝成寒为臣，荡涤邪寇，除去不平，将军之功也。陷胸涤热，是以大黄苦寒为使，利药之中，此驶剂也。伤寒错恶，结胸为甚，非此不能通利，剂大而数少，须其迅速分解邪结也。（明代王肯堂《证治准绳·伤寒证治准绳·帙之五》）

小结胸病，正在心下，按之则痛，脉浮滑者，小陷胸汤主之。
（138）

小陷胸汤

黄连一两　半夏半升，洗　栝楼实大者一枚

上三味，以水六升，先煮栝楼，取三升，去滓，内诸药，煮取二升，去滓，分温三服。

【康平本原文】

少结胸者，正在心下，按之则痛，脉浮滑者，小陷胸汤主之。

【何注】

此条是论述小结胸病的证治。小结胸病成因与大结胸汤证类似，但小陷胸汤证病变范围不及大陷胸汤证，只是在心下（胃脘部）而已。痰热结于心下，故在心下会出现按之即痛的表现。脉象浮滑，浮则病在上焦，滑则代表痰热。

【临床体会】

第一，小陷胸汤的方证是：正在心下，按之则痛，或伴有胸闷喘满，咳吐黄痰，苔黄腻，脉浮滑或滑。需要注意的是小陷胸汤的方证定位，"心下"一般是指胃脘部，但临床上应用于胸口处甚至是乳房的"按之则痛"，也有较好的疗效。

第二，此方需重用瓜蒌，瓜蒌实一枚约为30g。据我的临床经验发现，此方中瓜蒌必须至少用30g，量少则难以起效。

【医家选注】

结胸者，邪结在胸；脏结者，邪结在脏。二者皆下后，邪气乘虚入里所致。下后邪气入里，与阳相结者为结胸，以阳受气于胸中故尔；与阴相结者，为脏结，以阴受之，则入五脏故尔。（金代成无己《注解伤寒论·辨太阳病脉证并治法第七》）

（引沈亮宸）正在心下，与直至少腹者殊矣；按之则痛，与石硬不可近者异矣；脉浮而滑，与沉而迟、沉而紧者别矣，凡此皆结而不至坚之验，故曰小结胸也，既热气浮浅，故以小寒之药取之耳。（清代林病在阳，应以汗解之，反以冷水潠之若灌之，其热被劫不得去，弥更益烦，肉上粟起，意欲饮水，反不渴者，服文蛤散；若不瘥者，与五苓散。寒实结胸，无热证者，与三物小陷胸汤。白散亦可服。(141)

文蛤散

文蛤五两

上一味为散，以沸汤和一方寸匕服，汤用五合。

五苓散

猪苓十八铢，去黑皮　白术十八铢　泽泻一两六铢　茯苓十八铢　桂枝半两，去皮

上五味为散，更于臼中治之，白饮和方寸匕服之，日三服，多饮暖水，汗出愈。

白散

桔梗三分　巴豆一分，去皮心，熬黑研如脂　贝母三分

上三味为散，内巴豆，更于臼中杵之，以白饮和服，强人半钱匕，羸者减之。病在膈上必吐，在膈下必利，不利，进热粥一杯，利过不止，进冷粥一杯。身热皮粟不解，欲引衣自覆，若以水潠之、洗之，益令热却不得出，当汗而不汗则烦。假令汗出已，腹中痛，与芍药三两如上法。

【康平本原文】

病在阳，应以汗解之，反以冷水潠之，若灌之，其热被劫不得去，弥更益烦，肉上粟起，意欲饮水，反少渴者，服文蛤散；若不瘥者，与五苓散。寒实结胸，无热证者，与三物小陷胸汤（注：白散亦可服）。

【《千金翼方》原文】

病在阳，当以汗解，而反以水潠之若灌之，其热却不得去，益

烦，皮粟起，意欲饮水，反不渴，服文蛤散方。若不瘥，与五苓散……寒实结胸，无热证者，与三物小白散方。

桔梗十八铢　巴豆六铢，去皮心，熬赤黑，研如脂　贝母十八铢

上三味捣为散，内巴豆，更于白中治之，白饮和服，强人半钱匕，羸者减之。病在上则吐，在下则利。不利，进热粥一杯；利不止，进冷粥一杯（一云冷水一杯）。身热，皮粟不解，欲引衣自覆，若水以潠之、洗之，更益令热，却不得出，当汗而不汗，即烦。假令汗出已，腹中痛，与芍药三两，如上法。

【《金匮要略》原文】

渴欲饮水不止者，文蛤散主之。

文蛤五两

上一味，杵为散，以沸汤五合，和服方寸匕。

【何注】

病在表时，本应发汗解表，却被冷水浇灌，表闭更甚。热邪入里使人心烦；邪热在内，却不得从表外发则见皮肤出疹；热则欲饮，但胃内有停水，故反不渴，此时宜先用文蛤散，若不愈，可以服用五苓散。若寒邪与痰饮互结，则是寒实结胸证，可用三物小白散。

【临床体会】

1. 我们要想弄明白文蛤散的方证，必须结合《金匮要略》学习。《金匮要略·消渴小便不利淋病脉证并治第十三》曰："渴欲饮水不止者，文蛤散主之。文蛤散方、文蛤五两。上一味，杵为散，以沸汤五合，和服方寸匕。"我临床体会到文蛤散的方证是：口渴饮水不止，烦热明显，甚至皮肤上有粟样凸起皮疹。

2. 关于"文蛤"一药，我在阅读《医宗金鉴·消渴小便利淋病脉证并治第十四》时发现其中指出，"文蛤即今吴人所食花蛤，性寒味咸，利水胜热，然屡试而不效。尝考五倍子亦名文蛤，按法制之名百药煎，大能生津止渴，故尝用之，屡试屡验也"。原文中"文蛤"既

可能是花蛤，也可能是五倍子。我发现，临床时用五倍子代替"文蛤"时，临床治疗口渴是一定有效的。唯有一不足之处——做汤剂时，极其难喝，令人难以下咽。

3.巴豆一药，人服之则泄利不止，是强烈的泻下药；但其又称"鼠豆"，老鼠食后竟变得又白又胖，"鼠食三年，重三十斤"。明代谢肇淛在《五杂俎·卷十一·物部三》中说："人食巴豆则泻，鼠食巴豆则肥。"在这一点上，可以给我们极大的启示与反思——在老鼠身上完成的医学实验，真的是科学的、适于人体的吗？

5.此证属寒实结胸，而大陷胸汤、大陷胸丸、小陷胸汤一类以"陷胸"命名的方剂却全是治疗热证结胸。由此可知原文"三物小陷胸汤"是一个笔误，"白散"及"三物小白散"更为符合。

表3-3　文蛤散与五苓散之异同

方名	相同处	不同处
文蛤散	"渴"	伴皮肤上有粟样凸起皮疹
五苓散		伴小便不利，兼证可有泄泻（水样便）、烦、悸、癫、眩等；或服文蛤散后不愈者

【医家选注】

五苓散证，水饮在内，郁格经阳，而生外热。病在阳分，应当以汗解之，使里水化汗，病可立愈。乃反以冷水潠之、灌之，皮肤得冷，汗孔皆阖，表热被冷水却逐，而不得外去，弥更益其烦躁。卫郁欲发，升于孔窍，而外寒阖秘，不能透发，于是冲突皮肤，肉上如粟粒凝起。经热内蒸，烦热作渴，意欲饮水，而停水在内，其实反不渴者，宜服文蛤散，文蛤利水解渴也。若不瘥者，则是水旺湿多，文蛤不能胜任，仍与五苓散。若寒邪上逆，实结胸膈，肺郁生热，而外无热证，则表邪已退，宜与小陷胸汤，黄连、栝楼，泄热而涤郁，半夏降逆而开结也。白散，桔梗、贝母，清降其虚热，巴豆温破其实寒，令其涌泄而

去，以绝根株，亦可服也。（清代黄元御《伤寒悬解·卷三·太阳经上篇》）

桔梗提之，巴豆下之，贝母散之，从治以劫之也。此本为寒实结胸，然剂则峻矣。言汗出已腹中痛与芍药，谓失汗而烦用文蛤散，或虽汗而邪下溜腹痛，仍以大和脾胃为主也。（清代史以甲《伤寒正宗·卷之一·太阳经风寒两伤之证》）

妇人中风，七八日续得寒热，发作有时，经水适断者，此为热入血室[1]，其血必结，故使如疟状，发作有时，小柴胡汤主之。（144）

小柴胡汤

柴胡半斤　黄芩三两　人参三两　半夏半升，洗　甘草三两生姜三两，切　大枣十二枚，擘

上七味，以水一斗二升，煮取六升，去滓，再煎取三升，温服一升，日三服。

【词释】

[1]血室：胞宫，即子宫。

【何注】

妇人得太阳病（中风）数日后仍有发热恶寒、时发时止的症状，这是病邪仍然在表，若月经来后又突然停止，并出现寒热交作之象，这是邪热进入了胞宫，与血相结所致。需以小柴胡汤和解枢机，扶正祛邪。

【临床体会】

这个条文提示临床上遇到与妇人月经密切相关的疾病，如每于月经时期发作，并且具有寒热往来等规律性变化的疾病，可以考虑用小柴胡汤。如我曾用小柴胡汤治愈一经期荨麻疹的患者，该患者荨麻疹，皮肤瘙痒时起时消，并以经期为甚，患者服小柴胡汤数剂而愈，随访半年未复发。

【医家选注】

七八日，午未时也。得阳气浮半表下，午未时半表之阳内阖半里，阴阳继续相得，曰"妇人中风，七八日续得"。至午未时，表里阴阳不相得，半里下阴失阳温而恶寒，半表上阳失阴缓而发热，曰"寒热，发作有时"。断，绝也。半里经脉中，血不合一阳阳气往来表里，得阳浮半表，而半里经血下行至午未时，脉中之血绝而不续，阳失阴缓，阳气逆于躯壳半表上，曰"经水适断者，此为热入血室"。阳气逆于躯壳半表上，不阖于午，其半里脉中之血，失阳气转运必里结不舒，曰"其血必结"。半表阳失阴缓，半里阴失阳温，表里阴阳不相得，而相凌虐，故使如疟状，发作有时。主小柴胡汤，益半表上阴液，缓阳气阖午，半里阴得阳温，半表阳得阴缓，表里阴阳相得，脉中之血续而不绝。（清代戈颂平《伤寒指归·戊·伤寒杂病论太阳篇指归卷之一》）

又如中风七八日，续得寒热往来，而值经水适断者，此亦为热入血室，其血必结。血结经瘀，遏闭少阳之气，阳陷则阴束而为外寒，阳升则火炎而生内热，故使寒热如疟，应时发作。宜小柴胡汤，清其经热也。（清代黄元御《伤寒说意·卷六·少阳经》）

伤寒六七日，发热，微恶寒，支节烦疼[1]，微呕，心下支结[2]，外证未去者，柴胡桂枝汤主之。（146）

柴胡桂枝汤

桂枝去皮　黄芩一两半　人参一两半　甘草一两，炙　半夏二合半，洗　芍药一两半　大枣六枚，擘　生姜一两半，切　柴胡四两

上九味，以水七升，煮取三升，去滓，温服一升，本云人参汤，作如桂枝法，加半夏、柴胡、黄芩，复如柴胡法，今用人参作半剂。

【词释】

[1] 支节烦疼：支，通"肢"。即因四肢关节疼痛而烦扰不宁。

［2］心下支结：即患者自觉心下有物支撑结聚。我理解这个"心下支结"有可能是患者有肝脾肿大的情况。

【何注】

伤寒六七日未解，表证还未解除，仍有太阳表证，如发热、恶寒、肢节疼痛的症状。在此基础上又出现了轻微呕证，及心下似有物支撑，这是少阳轻证，却还未到"心烦喜呕""胸胁苦满"的地步。故既有桂枝汤证，又有柴胡汤证，方用柴胡桂枝汤以达到太阳、少阳双解之功。

【临床体会】

1.使用柴胡桂枝汤的普遍情况是：若患者既符合小柴胡汤的方证（往来寒热，胸胁苦满，嘿嘿不欲饮食，心烦喜呕，口苦，咽干，目眩，脉弦），又符合桂枝汤的方证（发热，恶风恶寒，有汗，头痛，颈项僵硬，舌淡，脉浮），则可使用柴胡桂枝汤。

2.我体会到临床使用柴胡桂枝汤的最高境界是：治疗患者浑身都不舒服，包括从头到脚都不舒服，则用柴胡桂枝汤，多可奏效。因小柴胡汤主少阳，桂枝汤主太阳，少阳经与太阳经的经络在人体循行范围最广、涉及部位最多。我体会到柴胡桂枝汤的主证是：早起口苦，全身不适。

3.《金匮要略·腹满寒疝宿食病脉证治第十·附方》说："《外台》柴胡桂枝汤方，治心腹卒中痛者。"这个提示柴胡桂枝汤可以治疗心腹部、上腹部、胸胁部的疼痛。

【医家选注】

伤寒至六七日，犹发热微恶寒，肢节烦疼，微呕，心下不过偏旁支结，而不正中，其外发热等证未去者，此其邪尚在三阳之界，陷入原少，当合用柴胡桂枝汤主之，以治其表，表邪去而支结自开矣。（清代吴仪洛《伤寒分经·卷一中·太阳经中篇》）

六七日，巳午时也。阴得阳则生，阳不藏酉，阴液不生，阳气往来浮于表里，至次日巳午时，旧浮半表上无阴缓之，曰"伤寒六七日发热"。半里下幽微处之阴，无阳温之，曰"微恶寒"。支与肢通，阳浮半表上，肢节之阴失阳气温通，曰"支节疼痛"。呕，吐也；心下，脾土也；支，分也。阳不藏酉，脾部幽微处之阴，不能分运，从子左吐，阴液里结不行，曰"微呕，心下支结"。外，表也；证，验也，明也。阳浮半表上，验明未阖于午，去藏于酉者，主小柴胡汤，益半表上阴液，缓阳气阖午；桂枝汤温半里上之阴，疏泄半里上土气，半里上阴温土疏，阳气去藏于酉，以生其阴，曰"外证未去者，柴胡桂枝汤主之"。下九味，象阳数得阴变于九；以水七升，象阳数得阴复于七；煮取三升，去滓温服，象阳数得阴来复半里，阴数得阳来复半表。（清代戈颂平《伤寒指归·己·伤寒杂病论太阳篇指归卷之一》）

伤寒五六日，已发汗而复下之，**胸胁满微结，小便不利，渴而不呕，但头汗出，往来寒热心烦者**，此为未解也，柴胡桂枝干姜汤主之。（147）

柴胡桂枝干姜汤

柴胡半斤　桂枝三两，去皮　干姜二两　栝楼根四两　黄芩三两　牡蛎二两，熬　甘草二两，炙

上七味，以水一斗二升，煮取六升，去滓，再煎取三升，温服一升，日三服，初服微烦，复服汗出便愈。

【康平本原文】

伤寒五六日，已发汗而复下之，胸胁满微结，小便不利，渴而不呕，但头汗出，往来寒热，心烦者（此为未解也），柴胡桂枝干姜汤主之。

【何注】

太阳伤寒经汗法、下法治疗后，病症未解反而出现了胸胁满、胁下结硬、小便不利、往来寒热、心烦等症，可知病邪已入少阳。少阳经过两胁，少阳气机郁结则见胁下满结；少阳三焦水液代谢失职则见小便不利、口渴；胃气尚和故不呕；阳郁不得外越，上蒸于头，故见但头汗出；正邪交争故见往来寒热；胆火上扰则见心烦。此是少阳枢

机不利伴气化失常、津液不布之证，故用柴胡桂枝干姜汤和解少阳，益气而化生津液。

【临床体会】

1.柴胡桂枝干姜汤的方证是：口苦，口干，头汗多，胁痛，便溏，腹胀，舌淡，苔白滑。主要方证是：口干口苦，便溏，但头汗出。

表3-4　柴胡桂枝干姜汤的"类方-方证-主证"

类方	方证	主证
柴胡类方 （特征：往来寒热，胸胁苦满，嘿嘿不欲饮食，心烦喜呕，口苦，咽干，目眩等）	口苦，口干，头汗多，胁痛，便溏，腹胀，舌淡，苔白滑	口干口苦，便溏，头汗多

2.从某种角度看来，柴胡桂枝干姜汤是通过小柴胡汤古法加减得来，因此我们可以结合小柴胡汤方后的加减法来理解柴胡桂枝干姜汤的方证和主证。在小柴胡汤证的基础上，"若渴，去半夏，加人参，合前成四两半，栝楼根四两"，因此加减得来的柴胡桂枝干姜汤证一定有口渴、口干；"若胁下痞硬，去大枣，加牡蛎四两"，因此柴胡桂枝干姜汤证一定有胁下满结感。此方中亦包含瓜蒌牡蛎散一方，本为治疗"百合病渴不瘥者"，因此亦可得出柴胡桂枝干姜汤的方证有口干、口渴一证。此方虽为柴胡类方，却不一定有口苦一证，更重要的是指向性口干口渴。

【医家选注】

伤寒五六日，已经汗下之后，则邪当解。今胸胁满，微结，小便不利，渴而不呕，但头汗出，往来寒热，心烦者，即邪气犹在半表半里之间，为未解也。胸胁满，微结，寒热，心烦者，邪在半表半里之间也。小便不利而渴者，汗下后，亡津液，内燥也。若热消津液，令小便不利而渴者，其人必呕，今渴而不呕，知非里热也。伤寒汗出则和，今但头汗出，而余处无汗者，津液不足，而阳虚于上也，与柴胡

桂枝干姜汤，以解表里之邪，复津液而助阳也。（清代张遂辰《张卿子伤寒论·卷四·辨太阳病脉证并治法下第七》）

（引张令韶）伤寒五六日，厥阴主气之期也。厥阴之上，中见少阳，已发汗而复下之，则逆其少阳之枢。不得外出，故胸胁满微结；不得下行，故小便不利。少阳之上，火气治之，故渴；无枢转外出之机，故不呕。但头汗出者，太阳之津液不能旁达，唯上蒸于头也。少阳欲枢转而不能，故有往来寒热之象也。厥阴内属心包而主脉络，故心烦。此病在太阳而涉厥阴之气，不得少阳之枢以外出，故曰此为未解也。用柴胡、桂枝、黄芩，转少阳之枢而达太阳之气，牡蛎启厥阴之气以解胸胁之结；蒌根引水液以上升而止烦渴；汗下后中气虚矣，故用干姜、甘草以理中。（清代陈修园《长沙方歌括·卷四·太阳方·柴胡桂枝干姜汤》）

伤寒五六日，呕而发热者，柴胡汤证具，而以他药下之，柴胡证仍在者，复与柴胡汤。此虽已下之，不为逆，必蒸蒸而振[1]，却发热汗出而解。若心下满而鞕痛者，此为结胸也，大陷胸汤主之。但满而不痛者，此为痞，柴胡不中与之，宜半夏泻心汤。（149）

半夏泻心汤

半夏半升，洗　黄芩、干姜、人参、甘草（炙）各三两　黄连一两　大枣十二枚，擘

上七味，以水一斗，煮取六升，去滓，再煎[2]取三升，温服一升，日三服。须大陷胸汤者，方用前第二法。

【康平本原文】

伤寒五六日，呕而发热者，柴胡汤证具，而以他药下之，柴胡证仍在者，复与柴胡汤（此虽已下之，不为逆也）。必蒸蒸而振，却发热汗出而解。若心下满而鞕痛者（此为结），大陷胸汤主之。但满而不痛者（此为痞），柴胡不中与之，宜半夏泻心汤。

【《金匮要略》原文】

呕而肠鸣，心下痞者，半夏泻心汤主之。

【词释】

[1]蒸蒸而振：蒸蒸，这里指正气由内向外之势。振，指周身振动，即战汗的具体表现。

[2]煎：将液体加热浓缩的过程。

【何注】

太阳伤寒可能转属少阳证，即使经历过误治，只要柴胡汤证仍在，便仍需用柴胡汤治之，服汤后阵阵发热，战汗出后病便可愈。若出现心下胃脘部满痛的症状，则是转属为结胸证，需用大陷胸汤。若心下胃脘部只有胀满，并不痛，此时转为痞证，不是柴胡汤证，需用半夏泻心汤以和中消痞。

【临床体会】

1. 我认为半夏泻心汤的方证是：心下痞满（胃脘堵塞、痞闷），按之不痛，肠鸣下利，呕吐，舌淡、苔黄或舌红、苔白。主证：胃脘部胀满，舌淡苔黄或舌红苔白。

表3-5 半夏泻心汤的"类方-方证-主证"

类方	方证	主证
泻心类方 （特征：心下痞满）	心下痞满（胃脘堵塞、痞闷），按之不痛，肠鸣下利，呕吐，舌淡、苔黄或舌红、苔白	胃脘部胀满，舌淡苔黄或舌红苔白

2. 痞是"但满而不痛"之意，患者自述常感到胃脘部胀满。

3. 此方属寒热并用之法，故必须嘱咐患者去滓再煎，以求药性和合。

4. 此方为"日三服"，根据我的临床经验，治疗脾胃系统疾病的方子，多需令患者一日三服，以求发挥与一日三餐相应之力。

半夏泻心汤是胃病第一方！

——何庆勇（2017年）

【医家选注】

此申明误下，变三证三条治法。言结胸痞满，不独太阳下早而成，即少阳表证，误下亦成者。故曰伤寒五六日，呕而发热，柴胡汤证，反用他药下之，若发热表证仍在，不成结胸者，当复与柴胡汤，必蒸蒸发热汗出而解。若下后身不热而见心下硬痛，则成结胸矣，宜用大陷胸汤。若满而不痛，则为痞气，宜用半夏泻心汤。（清代秦之桢《伤寒大白·卷三·结胸》）

泻心汤，即小柴胡，去柴胡，加黄连干姜汤也。三方分治三阳。在太阳用生姜泻心者，以未经下而心下痞硬，虽汗出表解，水气犹未散，故君生姜以散之，仍不离太阳为开之义。在阳明，用甘草泻心者，以两番误下，胃中空虚，其痞益甚，故倍甘草以建中，而缓客气之上逆，仍是从乎中治之法也。在少阳，用半夏泻心者，以误下而成，邪既不在表，则柴胡汤不中与之，又未全入里，则黄芩汤，亦不中与之矣。胸胁苦满与心下痞满，皆半表里证也。与伤寒五六日，未经下而胸胁苦满者，用柴胡汤解之。伤寒五六日，误下后，心下满而胸胁不满者，则去柴胡、生姜，加黄连、干姜以和之。此又治少阳半表里之一法也。然倍半夏而去生姜，稍变柴胡半表之治，推重少阳半里之意耳。君火以明，相火以位，故仍名曰泻心，亦以佐柴胡之所不及。（清代柯琴《伤寒来苏集·卷之上·泻心汤证》）

太阳中风，下利呕逆，表解者，乃可攻之。其人漐漐汗出，发作有时，头痛，心下痞鞕满，引胁下痛，干呕短气，汗出不恶寒者，此表解里未和也。十枣汤主之。（152）

十枣汤

芫花熬　甘遂　大戟

上三味等分，各别捣为散，以水一升半，先煮大枣肥者十枚，取八合，去滓，内药末，强人服一钱匕，羸人服半钱，温服之，平旦[1]服。若下少，病不除者，明日更服，加半钱，得快下利后，糜粥自养。

【康平本原文】

大阳中风，下利呕逆（注：表解者，乃可攻之）。其人漐漐汗出，发作有时，头痛，心下痞鞕满，引胁下痛，干呕短气，汗出不恶寒者（此表解里未和也）。十枣汤主之。

【词释】

[1]平旦：指清晨。

【何注】

本有头痛、发热、汗出、恶风的表现，又伴有下利、呕逆之症，虽是表里同病，但仍应先以桂枝汤等方解除表邪，因此时的下利、呕逆之症是由外邪引动水饮所导致的。"夫病痼疾，加以卒病，当先治其卒病，后乃治其痼疾也"，因此表解之后，便用十枣汤专攻水饮。

【临床体会】

1.十枣汤的方证是：胃脘或腹部胀满，按之硬，胁下胀满疼痛，干呕，短气，汗出，不恶寒，苔白腻，脉沉紧。"心下痞鞕满，引胁下痛"的情况常常见于胸水、腹水的病人。我曾在CCU病房治疗一腹水病人，腹部胀大甚至需要以皮带紧勒。我用了十枣汤治疗，腹水便消。后来我得知，该患者在出院后，在家中常备十枣汤散剂，一有腹水，则自行服用一小勺十枣汤散剂（芫花、甘遂、大戟）配以枣汤。此时便显示出了传统中医药的优势，十枣汤比新活素（冻干重组人脑利钠肽）等西药便宜极多，效果却完全不输西药。

2.十枣汤中的十枚大枣的服法，不是直接食用，而是"先煮大枣肥者十枚"后，将捣好的散剂稍微放入一点枣汤中冲服，以缓和诸药之烈，使邪去而不伤正。

3. 此方利水力量强，故使用时一定要注意此方的用量，不可过量使用，否则量大必然伤正。"钱匕"用于毒性较大药物的量取，量是很小的，一钱匕植物药的重量近似于 0.5～1g，半钱匕的重量仅为 0.2～0.5g。在上述病例中，我曾因一次令患者服用了 3g 散剂（其中甘遂 1g，大戟 1g，芫花 1g，打成粉），患者便发生了腹泻不止，1 日之内腹泻近 20 次，甚至发生了电解质紊乱的情况。幸因我在医院中及时给患者纠正了电解质紊乱。因此，对此方剂量的掌握是安全使用此方的前提。

另外，因十枣汤为逐水峻剂，故一定要"平旦"服，即早起时服用，并且一天只能服用这一次。上述病例使我体会到，若晚上服药后医生不在身边，不便于处理可能发生的危急情况，若多次"快利"后导致电解质紊乱，若不得及时处理，很可能会有生命危险。另外，空腹服药也更利于药物及时发挥泻下作用，不会逗留于胃部引起呕吐等副作用。若服药快利之后，可让患者服用"糜粥自养"，即喝一些煮得烂烂的米粥，以补养正气。

【医家选注】

此外受风邪，内蓄痰饮者。下利呕逆，胃土不能胜痰饮之湿也；蛰蛰汗出，风能自汗也。亦必先解表，而后可攻痰饮。硬满引胁下痛，痰饮之停泊也；头痛发作有时，水饮之动荡无常也；干呕短气，胃气之困于痰饮也；汗出不恶寒，知其表已得解，而内热已甚也。芫花、大戟、甘遂，治水之峻利者，共为散，服只钱许，以枣汤先固其胃气，防其峻利，不致有妨于胃气也。（清代吴人驹《医宗承启·卷之三·攻下》）

外有太阳中风，内有下利呕逆，若表邪已解，方可攻。若蛰蛰汗出，发作有时，头痛，心下痞硬满，引胁下痛，干呕短气，汗出不恶寒，此表解，里有痰饮结聚作痛，故用此方。（清代秦之桢《伤寒大白·卷三·痞满》）

心下痞，按之濡，其脉关上浮者，大黄黄连泻心汤主之。
（154）

大黄黄连泻心汤

大黄二两　黄连一两

上二味，以麻沸汤[1]二升渍之，须臾绞去滓，分温再服。

伤寒大下后，复发汗，心下痞，恶寒者，表未解也。不可攻痞，当先解表，表解乃可攻痞。解表宜桂枝汤，攻痞宜大黄黄连泻心汤。（164）

【康平本原文1】

心下痞，按之濡，其脉（关上）浮者，大黄黄连泻心汤主之。

大黄二两　黄连、黄芩各一两

上三味，以麻沸汤二升，渍之，须臾绞去滓，分温再服。

【康平本原文2】

伤寒大下后，复发汗，心下痞，恶寒者（表未解也），不可攻痞，当先解表，表解乃可攻痞（注：解表宜桂枝人参汤，攻痞宜大黄黄连泻心汤）。

【词释】

[1]麻沸汤：沸水。

【何注】

火热邪气聚于心下，故胃脘部堵闷痞塞不适，称为"痞证"；此时仅有热邪而无气水相抟，故按之软而不硬；热邪发于中焦，则关脉浮数，治以大黄黄连泻心汤泄热消痞。若表邪不解，不可下之，表解才可用此方攻痞，否则病必传变而更加难治。

【临床体会】

1.大黄黄连泻心汤的方证是：胃脘部或腹部堵闷痞塞，烦躁，面赤，小便黄，舌红绛，脉数或浮数。

2.由林亿方后注推测，大黄黄连泻心汤中其实有三味药，漏掉了黄芩一味。再纵观康平本《伤寒论·辨大阳病·结胸》、长沙古本

《伤寒杂病论·辨太阳病脉证并治下》、白云阁藏本《伤寒杂病论·卷八·辨太阳病脉证并治（下）》三个版本，其中大黄黄连泻心汤的组成均是"大黄二两、黄连一两、黄芩一两"，共三味，由此可知宋本伤寒论中极大可能缺漏了"黄芩"一药。

3. 若补充"黄芩一两"后，则此方与《金匮要略·惊悸吐衄下血胸满瘀血病脉证治第十六》的泻心汤组成相同："心气不足，吐血、衄血，泻心汤主之。泻心汤方（亦治霍乱）大黄二两，黄连、黄芩各一两。上三味，以水三升，煮取一升，顿服之。"故《伤寒论》中的大黄黄连泻心汤即是《金匮要略》中的泻心汤。由此，大黄黄连泻心汤的方证范围便扩大了：衄血、吐血等上焦出血证也可以用大黄黄连泻心汤治疗。

【医家选注】

脉浮而紧，而复下之，紧反入里，则作痞。按之自濡，但气痞耳。濡与鞕反，作痞恐当作结胸。心下痞，按之濡，其脉关上浮者，大黄黄连泻心汤主之。结言胸，痞言心下。结言按之石鞕，痞言按之濡。结言寸脉浮，关脉沉，痞不言寸，而但曰关上浮。可以知二病之分矣。《活人》云：结胸与痞，关脉须皆沉，若关脉浮而结者，三黄以泻肝。（明代王肯堂《证治准绳·伤寒证治准绳·帙之五》）

蔚按：心下痞，按之濡而不硬，是内陷之邪与无形之气搏聚而不散也。脉浮在关以上，其势甚高，是君火亢于上不能下交于阴也。此感上焦君火之化而为热痞也。方用大黄、黄连，大苦大寒以降之，火降而水自升，亦所以转否为泰法也。最妙在不用煮而用渍，仅得其无形之气，不重其有形之味，使气味俱薄，能降而即能升，所谓圣而不可知之谓神也。（清代陈修园《长沙方歌括·卷四·太阳方·大黄黄连泻心汤》）

心下痞，而复恶寒汗出者，附子泻心汤主之。（155）

附子泻心汤

大黄二两　黄连一两　黄芩一两　附子一枚，炮，去皮，破，别煮取汁

上四味，切三味，以麻沸汤二升渍之，须臾绞去滓，内附子汁，分温再服。

【何注】

在大黄黄连泻心汤证的基础上又加恶寒一证，可知为阳虚不足温煦，故见恶寒，尤其是后背恶寒。故此方在大黄黄连泻心汤的基础上又加附子一药，是为消除恶寒一症也。

【临床体会】

1. 我临床体会到附子泻心汤的方证是：胃脘部胀满，或上半身热，或后背恶寒，或腰以下畏寒，有汗，舌淡苔黄或舌红苔白。

表 3–6　附子泻心汤的"类方 – 方证 – 主证"

类方	方证	主证
泻心类方 （特征：心下痞满）	胃脘部胀满，或上半身热，或后背恶寒，或腰以下畏寒，有汗，舌淡苔黄或舌红苔白	胃脘部胀满，或上半身热，或后背恶寒，舌淡苔黄或舌红苔白

2. "煎药之法，最宜深讲，药之效不效，全在乎此"：此方与大黄黄连泻心汤中的大黄、黄连、黄芩三药并没有经过水煮，而是直接用滚烫的开水烫！方中附子需别煮取汁，久煎后去其气而取其味，使附子直达下焦肾中而助阳。前三味与附子，合和与服，则寒热不同，生熟各异，且各奏其功。

【医家选注】

心下痞，而复恶寒汗出者，附子泻心汤主之。凡本编之例，阴阳两证者，先治阴证而后治阳证，是仲景氏之心诀，而治法之大关键也。今恶寒，汗出者，既非桂枝证，则是阳虚证也；而以大黄黄连泻心汤为主，而加附子，以兼治阳虚与痞证者，恐不败，鲜矣！（日本斋宫

静斋《伤寒论特解·卷之四·太阳病篇第四下》)

太阳寒水之邪，以误下而陷于少阴，故恶寒而汗出。君相之火，不能下济，故结于心下而为痞。大黄泻胃逆，以通痞塞；芩、连清君相之火以下行；附子启坎中之阳以上升，使水火交济，则水行而痞塞解矣。（清代王继志《经证证药录·卷十·附子》)

伤寒，汗出解之后，胃中不和，心下痞鞕，干噫食臭[1]，胁下有水气，腹中雷鸣[2]下利者，生姜泻心汤主之。(157)

生姜泻心汤

生姜四两，切　甘草三两，炙　人参三两　干姜一两　黄芩三两　半夏半升，洗　黄连一两　大枣十二枚，擘

上八味，以水一斗，煮取六升，去滓，再煎取三升，温服一升，日三服。附子泻心汤，本云加附子。半夏泻心汤、甘草泻心汤，同体别名耳。生姜泻心汤，本云理中人参黄芩汤，去桂枝、术，加黄连并泻肝法。

【词释】

[1] 干噫食臭：噫，同"嗳"。干噫食臭，即嗳气带有伤食气味。

[2] 腹中雷鸣：肠鸣，形容腹中有辘辘作响的声音，肠鸣音亢进。

【何注】

患者本有脾胃气弱，汗解之后中阳稍伤，虽再无表证，邪气却乘机内陷，寒热相抟而成痞，此时可用半夏泻心汤。但在此基础上又出现了打嗝伴有未消化食物的味道、腹中肠鸣水声滚滚，可知水饮停滞，故又加生姜以散水化饮，合前成生姜泻心汤。

【临床体会】

1. 生姜泻心汤的方证是：腹泻不止，腹中雷鸣，胃脘部胀满，口中返出未消化食物的味道，苔白腻或水滑。

生姜泻心汤的主证是：腹泻不止，腹中雷鸣。生姜泻心汤可治疗

的腹泻，为何种腹泻? ——多有大便不成形，一日腹泻数次至数十次的特点，伴腹中有水流的响声。

表 3-7　生姜泻心汤的"类方 - 方证 - 主证"

类方	方证	主证
泻心类方 （特征：心下痞满）	腹泻不止，腹中雷鸣，胃脘部胀满，口中返出未消化食物的味道，苔白腻或水滑	腹泻不止，腹中雷鸣，胃脘部胀满

2. 在所有经方中，这是唯一一个生姜、干姜同用的方。此方的诀窍在于生姜的用量要大（若黄连用 5g，生姜至少需用 20g），这是此方起效的关键!

此方煎煮法与半夏泻心汤同，均需去滓再煎，使寒温药性相调和。

据说《上海滩》歌词的创作灵感，来源于黄霑的一次腹泻经历："浪奔，浪流，万里涛涛江水永不休""混作滔滔一片潮流""似大江一发不可收""翻百千浪"。我由此歌词推断，当时黄霑的腹泻特点为腹泻不止，腹中雷鸣，这可能正是生姜泻心汤证——腹中有水浪翻滚声响，腹泻日数十次，歌词所描绘的场景正是生姜泻心汤证的典型写照。

【医家选注】

楼英曰：客气者，乍来之气，非本有之气也，伤寒伤风者，原无此阴邪之气格于心下，乃庸医不治表而误下使然也。痞硬而满腹鸣下利者，阴沉于下也；干呕心烦不安者，阳浮于上也，仍用泻心法而异其术。（清代沈金鳌《伤寒论纲目·卷三·太阳经·腹中雷鸣》）

胃为津液之主，阳气之根。《保命集》云：脾不能行气与四脏，结而不散则为痞。今汗解后，胃液空虚，客气上逆，则未必过饱。如饱而恶食，土不能制水，则水气攻下，故腹雷鸣而下利。与泻心汤，而君生姜者，散邪涤饮，益胃以复阳也。辛走气，散痞者必用辛。半夏、干姜分阴以行阳也，黄连、黄芩先入心，降阳而升阴也。通上下者，必和其中。人参、大枣甘草补脾而使诸药得力，则诸病可愈矣。（清代

邵成平《伤寒正医录·卷五·痞》)

伤寒中风，医反下之，其人下利日数十行，谷不化，腹中雷鸣，心下痞鞭而满，干呕心烦不得安，医见心下痞，谓病不尽，复下之，其痞益甚，此非结热，但以胃中虚，客气上逆，故使鞭也，甘草泻心汤主之。(158)

甘草泻心汤

甘草四两，炙　黄芩三两　干姜三两　半夏半升，洗　大枣十二枚，擘　黄连一两

上六味，以水一斗，煮取六升，去滓，再煎取三升，温服一升，日三服。

【康平本原文】

伤寒中风，医反下之，其人下利日数十行，谷不化，腹中雷鸣，心下痞鞭而满，干呕心烦不得安，医见心下痞，谓病不尽，复下之，其痞益甚，(注：此非结热，但以胃中虚，客气上逆，故使鞭也)，甘草泻心汤主之。

甘草四两(炙)　黄芩三两　干姜三两　半夏半升(洗)　大枣十二枚　黄连一两

上六味，以水一斗，煮取六升，去滓，再煎取三升，温服一升，日三服。(注：附子泻心汤，本云加附子。半夏泻心汤、甘草泻心汤，同体别名耳。生姜泻心汤，本云理中人参黄芩汤去桂枝、术，加黄连，并泻肝法)

【《金匮要略》原文】

狐惑之为病，状如伤寒，默默欲眠，目不得闭，卧起不安，蚀于喉为惑，蚀于阴为狐，不欲饮食，恶闻食臭，其面目乍赤、乍黑、乍白。蚀于上部则声喝。甘草泻心汤主之。

甘草四两　黄芩、人参、干姜各三两　黄连一两　大枣十二枚半夏半升

上七味，水一斗，煮取六升，去滓，再煎，温服一升，日三服。

【何注】

伤寒中风，本应汗解，反而用了下法治疗，使邪气内陷，且中气更伤。外邪乘虚内陷，使脾胃气机升降失常，寒热错杂于中焦，故可见胃脘部痞满；脾胃失职，不再运化，饮食不得腐熟，故可见腹中有雷鸣声响，并泻下未腐熟的食物；脾胃升降失司，则见干呕、泄泻；虚气上行又兼见心烦。此时宜在半夏泻心汤的基础上重用甘草，即甘草泻心汤，以达到和胃消痞目的的同时，并补中焦之虚。

【临床体会】

1.甘草泻心汤的方证是：腹泻，日数十余次，泻下多为不消化食物，腹中雷鸣，胃脘部胀满，口中返出未消化食物的味道，或狐惑病，阴部、口腔经常性的溃疡。此方最特征性的表现是腹泻，大便中为未消化的食物。若患者常年腹泻，大便中有未消化的食物，服此方多有佳效。

2.甘草泻心汤是《伤寒论》中使用甘草至最大量的方子。此方中甘草的用量为四两（若黄连用5g，生甘草至少需用20g），量少则难以奏效。若治疗狐惑病中口腔溃疡一症，生甘草则更需大量，至少需用至50g以上。

3.半夏泻心汤、生姜泻心汤、甘草泻心汤、附子泻心汤均本于理中类方，可知必有人参一药，甘草泻心汤中的人参应是脱落。又比较《金匮要略·百合狐惑阴阳毒病脉证治第三》《备急千金要方·伤寒不发汗变成狐惑病第四》《外台秘要·上焦热及寒吐痢肠鸣短气方九首》中所记载的甘草泻心汤，便能发现此方确实应有人参一药。

【医家选注】

伤寒中风，医不解表，而反下之，败其中气，腹中雷鸣下利，日数十行，完谷不化，心下痞满，干呕心烦，不得安静。医见心下之痞，以为热结在中，下之未尽，乃复下之，中气更败，其痞益甚。不知此非结热，但以中脘虚亏，不能制伏阴邪，客气上逆，故成硬满。宜甘草泻心汤，甘、枣、姜、夏，温补胃气而降浊阴，芩、连，清其胆火也。若伤寒汗出解后，胃中气不调和，心下痞鞭，干噫食臭，胁下有水气，腹中雷鸣下利者，此甲木克土，土虚不能制水，水郁胆部而积于胁下，水合木邪，以贼中气，脾土陷泄而胃土逆塞也。宜生姜泻心汤，姜、甘、参、夏，温补中气，以转枢机，芩、连，清其胆火也。（清代黄元御《伤寒说意·卷三·太阳经坏病结胸痞证》）

客邪乘虚，结于心下，本当用参，以屡误而痞满已极，人参仁柔，无刚决之力，故不用；生姜辛温，最宜用者，然以气薄主散，恐其领津液上升，客邪从之犯上，故倍用干姜代之以开痞；而用甘草为君，坐镇中州，心下与腹中，渐致泰宁耳。人但知以生姜代干姜之僭，孰知以干姜代生姜之散哉！但知甘草能增满，孰知甘草能去满哉！（清代吴仪洛《伤寒分经·卷一中·太阳经中篇》）

伤寒服汤药[1]，下利不止，心下痞鞭，服泻心汤已，复以他药下之，利不止，医以理中与之，利益甚。理中者，理中焦，此利在下焦，赤石脂禹余粮汤主之。复利不止者，当利其小便。（159）

赤石脂禹余粮汤

赤石脂一斤，碎　太一禹余粮一斤，碎

上二味，以水六升，煮取二升，去滓，分温三服。

【康平本原文】

伤寒服汤药，下利不止，心下痞鞭。服泻心汤已，复以他药下之，利不止，医以理中与之，利益甚（注：理中者，理中焦，此利在下焦）。赤石脂禹余粮汤主之（注：复利不止者，当利其小便）（159）

【词释】

[1]汤药：此指具有峻下作用的一类汤剂。

【何注】

伤寒本应用汗法，却先后服用了具有峻下作用的汤药、泻心汤、理中汤，均无效，反而下利更加严重。前者是由于大下伤正导致下利，泻心汤、理中汤是由于作用于中焦而非下焦，药不对证。此时急用赤石脂禹余粮汤，两药均可直入大肠，故可收涩止利。

【临床体会】

1.我临床体会到赤石脂禹余粮汤的方证是：腹泻，小腹部及腰部怕风怕冷，舌淡，苔白。

2.此方赤石脂与禹余粮用量应为等量，均为一斤（我常用的剂量：赤石脂35g，禹余粮35g）。

3.《神农本草经·卷二·上品·五色石脂》指出赤石脂等可以治疗"泄痢肠澼脓血"，《神农本草经·卷二·上品·禹余粮》指出禹余粮可以治疗"下赤白"。在汉代，石磨的出现让米粉、面粉的获取变得相对容易，于是类似的食品在民间也就多了起来，药品也渐渐以食品的身份进入了寻常百姓家，使中医"药膳""食疗"得以更好地发展。例如唐代《外台秘要·第二十五卷·冷痢方二十二首》中将"赤石脂捣作末，和面做馄饨，空腹服一碗以下，不过两顿瘥"可以治疗久泻冷痢，对老人尤佳；《圣济总录·卷一八九》中亦有"赤石脂面"一方，即将等量赤石脂、云母粉与面拌匀后切成条状，煮熟服用亦可治疗冷痢。

【医家选注】

此因痞误下，阳气不升，下元脱泄也。石脂、余粮涩汤固脱，镇引心阳，以归根也。《灵枢·营卫生会》：下焦济泌别汁，出回肠，渗膀胱。故水谷之滓分出焉。（清代王继志《经证证药录·卷十·赤石脂》）

利在下焦，水气为患也。唯土能制水。石者，土之刚也。石脂、余粮，皆土之精气所结。石脂色赤入丙，助火以生土；余粮色黄入戊，实胃而涩肠。虽理下焦，实中宫之剂也。且二味皆甘，甘先入脾，能

坚固堤防而平水气之亢，故功胜于甘、术耳。（清代柯琴《伤寒来苏集·卷之上·泻心汤证》）

伤寒发汗，若吐若下，解后心下痞鞭，噫气[1]不除者，旋覆代赭汤主之。（161）

旋覆代赭汤

旋覆花三两　人参二两　生姜五两　代赭一两　甘草三两，炙　半夏半升，洗　大枣十二枚，擘

上七味，以水一斗，煮取六升，去滓，再煎取三升。温服一升，日三服。

【词释】

[1] 噫气：嗳气或呃逆。

【何注】

太阳伤寒经过一系列治疗如汗法、吐法、下法等后，伤寒虽解，却又有新的症状出现。此时患者胃脘部痞满，又见嗳气不止，为既有有形之痰邪阻于中焦，又有膈间虚气上冲的病证。故此时用旋覆代赭汤以和胃降逆，化痰下气，则痞硬可消，嗳气可除。

【临床体会】

1. 旋覆代赭汤的方证是：胃脘部胀满、发硬，嗳气或呃逆不止，苔白。

2. 旋覆代赭汤中，代赭石千万记得剂量宜小，而生姜的用量宜大，否则便无效，甚至会增加胃脘部胀满感。其中几种药物的剂量比例为生姜：旋覆花：人参：代赭石 =5：3：2：1（剂量选例：生姜25g，旋覆花15g，人参10g，代赭石5g）。北京中医药大学王琦院士在《经方应用》中记载了这样一则医话："刘渡舟老师带实习时，有一同学给病人开了一张'旋覆代赭汤'，可是服后并不见效，仍是心下痞闷，打呃不止。复诊时刘渡舟老师把前方的生姜3片改为15g，代赭石30g减至6g，余无加减，增生姜剂量是欲散饮气之痞，减赭石剂量是令其

镇逆于中焦，而不至偏走下焦，符合制方精神，所以服后顿效。"由此可见，正确使用旋覆代赭汤中各药的剂量正是此方起效的关键。若代赭石用量至30g，则由旋覆代赭汤便成了旋覆代赭五加代赭石汤了！

3. 此方亦需"去滓再煎"，取药力均和而调中州。另外，旋覆花因其杂毛会刺激咽喉，故在煎煮时需要包煎。

【医家选注】

（引罗东逸）此方治正气虚不归元，而承领上下之圣方也。盖发汗吐下后，邪虽去而胃气之亏损益多，胃气既亏，三焦亦因之而失职，阳无所归而不升，阴无所纳而不降。是以浊邪留滞，伏饮为逆，故心下痞硬，噫气不除。方中以人参、甘草养正补虚，姜、枣和脾养胃，所以定安中州者至矣。更以赭石得土气之甘而沉者，使之敛浮镇逆，领人参以归气于下；旋覆之辛而润者，用之开肺涤饮，佐半夏以蠲痰饮于上。苟非二物承领上下，则何能除噫气而消心下之痞硬乎？观仲景治下焦水气上凌振振欲擗地者，用真武汤镇之，利在下焦大肠滑脱者，用赤石脂禹余粮汤固之。此胃虚于中，气不及下，复用此法领之，而胸中转否为泰，其为归元固下之法，各极其妙如此。（清代陈修园《长沙方歌括·卷四·太阳方·旋覆代赭汤》）

噫气，即俗所谓嗳气也。《活人》云：有旋覆代赭石证，其人或咳逆气虚者，先服四逆汤。胃寒者，先服理中丸。次服旋覆代赭汤为良。鞭则气坚，咸味可以软之，旋覆花之咸，以软痞硬。虚则气浮，重剂可以镇之，代赭石之重，以镇虚逆。辛者散也，生姜、半夏之辛，以散虚痞。甘者缓也，人参、甘草、大枣之甘，以补胃弱。（明代王肯堂《证治准绳·伤寒证治准绳·帙之五》）

太阳病，外证未除，而数下之，遂协热而利[1]，利下不止，心下痞鞭，表里不解者，桂枝人参汤主之。（163）

桂枝人参汤

桂枝四两，别切　甘草四两，炙　白术三两　人参三两　干姜

三两

上五味，以水九升，先煮四味，取五升，内桂，更煮取三升，去滓，温服一升，日再，夜一服。

【词释】

［1］协热下利：即下利伴随发热。

【何注】

此为外证未解，被用下法误治后中阳又被伤，则在发热恶寒的基础上，又出现了下利和胃脘部痞满不适。此时宜用表里双解之法，用桂枝以解其外，再加理中汤温中焦之虚，以散寒止利。

【临床体会】

1. 桂枝人参汤属于理中类方。桂枝人参汤的方证是：发热，恶寒，腹泻，稀溏便，胃脘部胀满、发硬，脉浮而弱。

2. 本方有两个特征：一是"发热"与"腹泻"同见；二是"腹泻"与"胃脘部胀满"同见。

3. 本方应与葛根黄芩黄连汤相鉴别，本方为表里皆寒（发热恶寒，腹泻稀溏便，胃脘部胀满），后者为表里皆热（口干，颈部僵硬，腹泻，大便黏臭）。

【医家选注】

表未解者，辛以散之；里不足者，甘以缓之。此以里气大虚，所以表里不解，加桂枝于理中汤，是又两解之一法也。大柴胡汤，泻也；桂枝人参汤，补也。皆治下利、心下痞硬。虚实补泻之间，宜精思而审处之。（清代徐赤《伤寒论集注·辨太阳病脉证并治法下》）

此二节，言太阳表里不解而成痞也。太阳病外症未除者，肌未解也，数下之则虚其中气，外邪乘虚而入，遂协热而利，中气虚寒，外热内入，故利下不止而心下痞硬也。外症未除而复痞硬利下，故表里不解，宜桂枝以解外，参术姜草以温中，表解而里亦和，正复而邪自去矣。（清代张锡驹《伤寒论直解·卷三·辨太阳病脉证篇》）

病如桂枝证，头不痛，项不强，寸脉微浮[1]，胸中痞鞕，气上冲喉咽，不得息者，此为胸有寒[2]也。当吐之，宜瓜蒂散。（166）

瓜蒂散

瓜蒂一分，熬黄　赤小豆一分

上二味，各别捣筛，为散已，合治之，取一钱匕，以香豉一合，用热汤七合，煮作稀糜，去滓，取汁和散，温顿服之。不吐者，少少加，得快吐乃止。诸亡血虚家，不可与瓜蒂散。

【康平本原文】

病如桂枝证，头不痛，项不强，寸脉微浮，胸中痞鞕，气上冲喉咽，不得息者（此为胸中有寒饮也）。当吐之，宜瓜蒂散。

【词释】

[1]微浮：即浮脉之象轻微而不甚。

[2]胸有寒：寒作"邪"解，指胸膈有痰饮停聚。

【何注】

患者有发热、汗出、恶风的症状，似为桂枝汤证，却无头痛、颈项僵硬不舒的症状，故此并非太阳表证，不可用桂枝汤。此时寸脉微浮，胸中痞塞，影响肺气肃降，反而肺气夹痰上冲至咽。此时需涌吐痰实，宜瓜蒂散。

【临床体会】

第一，瓜蒂散的方证是：胸中痞塞胀闷，有气上冲咽喉，呼吸困难，憋气，心烦，或发热，恶风寒，汗出，脉紧，寸脉微浮。

第二，瓜蒂散里有几味药？其实不止两味，而是三味——除瓜蒂、赤小豆外，还有香豉一味。不过淡豆豉与他药服法均不相同，需煎煮后取汁，之后用此汤汁送服瓜蒂与赤小豆的散剂。

【医家选注】

此言痰饮内动，宜用吐法也。病如桂枝证，则必发热、汗出、恶寒也，而头不痛、项不强，则邪不在表矣。邪不在表，而寸脉微浮，故为有寒在胸。胸痞硬而气上冲，内蕴之寒夹痰气窒塞也。以其非外入之邪，故不用散。吐以瓜蒂，所谓其高者，因而越之也。《内经》曰：酸苦涌泄为阴。瓜蒂苦寒，能吐涎水，赤小豆酸平，能逐水饮，其涌之不尽者，则以下泄之也。（清代程知《伤寒经注·太阳辨证第三》）

东垣曰：《难经》云上部有脉，下部无脉，其人当吐，不吐者死。此饮食内伤，填塞胸中，食伤太阴，风木生发之气伏于下，宜瓜蒂散吐之。则木得舒畅，天地交而万物通矣。至于时行疫疠，斑疹温邪初感而恶心欲呕，尤当探吐，则邪气上越而发泄矣。但尺脉绝者，及诸亡血家不宜用耳。《明理论》云：栀子豉汤，吐胸中虚烦客热者也；瓜蒂散，吐胸中痰食宿寒者也。由此观之，则凡诸有形无形之实邪在上而填郁胸膈者皆可吐，非独痰饮为然也。此条寒邪在膈，阳气郁塞，津液不流，精微不运，痰饮在所必有，奈仲景止曰寒而不曰痰，注家偏曰痰而不曰寒，不知何所证据。岂寒邪在胸，不须吐邪，又忽另立痰病一门？我恐以虚灵变化之圆机，改而为胶柱鼓瑟之死法矣。惜哉！（清代钱潢《伤寒溯源集·卷之三·心下痞证治第四》）

伤寒若吐若下后，七八日不解，热结在里，表里俱热，时时恶风，大渴，舌上干燥而烦，欲饮水数升者，白虎加人参汤主之。（168）

白虎加人参汤

知母六两　石膏一斤，碎　甘草二两，炙　人参二两　粳米六合

上五味，以水一斗，煮米熟，汤成去滓，温服一升，日三服。此方立夏后立秋前乃可服，立秋后不可服。正月二月三月尚凛冷，亦不可与服之，与之则呕利而腹痛。诸亡血虚家亦不可与，得之则腹痛。利者但可温之，当愈。

伤寒无大热，口燥渴，心烦，背微恶寒者，白虎加人参汤主

之。(169)

伤寒脉浮，发热无汗，其表不解，不可与白虎汤。渴欲饮水，无表证者，白虎加人参汤主之。(170)

【康平本原文1】

伤寒若吐若下后，七八日不解（注：热结在里），表里俱热，时时恶风，大渴，舌上干燥而烦，欲饮水数升者，白虎加人参汤主之。

知母六两　石膏一斤（碎）　甘草二两（炙）　人参二两　粳米六合

上五味，以水一斗，煮米熟汤成，去滓，温服一升，日三服（注：此方，立夏后立秋前乃可服，立秋后不可服。正月二月三月尚凛冷，亦不可与服之，与之则呕利而腹痛。诸亡血虚家亦不可与，得之则腹痛下利者，但可温之，当愈）。

【康平本原文2】

伤寒脉浮，发热无汗（注：其表不解者，不可与白虎汤）。渴欲饮水，无表证者，白虎加人参汤主之。

【何注】

太阳伤寒经吐法、下法误治后，表邪入里化热于阳明，里热外蒸，形成了表里俱热的格局。热盛伤津，故舌上无津液，口渴甚、甚至饮水数升仍不解；热邪扰神，故心烦；热蒸汗出使腠理开泄，故见恶风。此时为邪热炽盛，津气两伤，急用白虎加人参汤以清阳明里热、补益其气津。

【临床体会】

1.白虎加人参汤属于白虎类方，白虎加人参汤的方证是：渴欲饮水数升，口干舌燥，大汗出，心烦，脉洪大而虚。

白虎加人参汤的主证是：渴欲饮水数升，大汗出，脉洪大而虚。

2.仲景反反复复为我们强调白虎加人参汤证中"大渴""口燥渴""渴欲饮水"的症状，此时有阳明里热，需用白虎加人参汤，而不是白虎汤。

【医家选注】

伤寒但言吐下而不言发汗，明是失于解表，故七八日不解。又因吐下之误，邪气乘虚陷入，故热邪内结于里。表里俱热，时时恶风，似邪未尽入，当以表里两解为是。若大渴，舌上干燥而烦，欲饮水数升，则里热甚于表热矣。谓之表热者，乃热邪已结于里，非尚有表邪也。因里热太甚，其气腾达于外，故表间亦热，即阳明篇所谓蒸蒸发热，自内达外之热也。时时恶风者，言时常恶风也。若邪气在表，只称恶风而不曰时时矣。谓之时者，即上篇第七条所谓时发热之时也。热既在里，而犹时时恶风，即所谓热则生风，及内热生外寒之义，故不必解表。而以白虎汤急解胃热，更加人参者，所以收其津液而补其吐下之虚也。（清代钱潢《伤寒溯源集·卷之四·风寒两伤营卫证治第六》）

前篇云：热结在里，表里俱热者，白虎汤主之。又云：其表不解，不可与白虎汤。此云脉浮滑，表有热，里有寒者，必表里字差矣。又阳明一证云：脉浮迟，表热里寒，四逆汤主之。又少阴一证云：里寒外热，通脉四逆汤主之。以此见差明矣。又阳明篇曰：脉滑而疾者，小承气汤。即用承气，是为里热也。又厥阴篇曰：脉滑而厥者，里有热，白虎汤主之。是谓滑为里热明矣。况知母、石膏，性皆大寒，岂应以水济水，成氏随文释之，非也。（明代王肯堂《证治准绳·伤寒证治准绳·帙之二》）

太阳与少阳合病，自下利者，与黄芩汤；若呕者，黄芩加半夏生姜汤主之。(172)

黄芩汤

黄芩三两　芍药二两　甘草二两，炙　大枣十二枚，擘

上四味，以水一斗，煮取三升，去滓，温服一升，日再，夜一服。

黄芩加半夏生姜汤

黄芩三两　芍药二两　甘草二两，炙　大枣十二枚，擘　半夏半升，洗　生姜一两半，一方三两，切

上六味，以水一斗，煮取三升，去滓，温服一升，日再，夜一服。

【何注】

此条虽言太阳与少阳合病，但症状、方药却以少阳为主。患者少阳邪热内迫大肠，大肠传导失司故见泄泻不止，此时宜用黄芩汤清泄少阳郁热，治疗肠澼下利；若在此症上又见呕吐一症，则在黄芩汤方上再加生姜、半夏两药，增其降逆止呕之功。

【临床体会】

第一，黄芩汤的方证是：腹泻，大便每日数次，腹痛下重，大便不爽或大便中有红白黏液。黄芩加半夏生姜汤的方证是：黄芩汤证兼见呕吐。清代汪昂称黄芩汤为"万世治痢之祖"。

第二，因出现呕吐一症后，又需加半夏、生姜两药，由此亦可知半夏生姜同用时（半夏、生姜同用即是小半夏汤），止呕效果明显。

【医家选注】

太阳与少阳合病，同自下利，以不呕，用黄芩汤。若呕吐，黄芩汤中加半夏、生姜。上下二章，互发呕吐证，半夏、生姜必用者。（清代秦之桢《伤寒大白·卷二·呕吐》）

胸中，指半里上也；有，得也；热，阳气也。冬寒损去，半里上得阳气不藏于酉，曰"伤寒胸中有热"。胃中，指半表上也；邪，不正也。阳气应藏则藏，谓之"正气"，应藏则不藏谓之"邪气"。阳不藏酉，半表阳气不降而有偏，曰"胃中有邪气"。腹中，指半里下也。阳不藏酉，半里下阴失阳温，不通而痛，曰"腹中痛"。阳不藏酉，半里下水气不左舒，逆半里上欲呕，曰"欲呕者，黄连汤主之"。黄连苦寒，坚半里上金水表阴，固阳气藏酉；干姜辛温，温半里下阴土之阴；桂枝辛温，温表里经道之阴；半夏辛平，解半里上水逆气结。阳不藏

酉，土味不足，土之液少，以甘草极甘，人参、大枣多汁培土之气，益土之液，配内藏之阳。上七味，象阳数得阴复于七；以水一斗，象地天生成十数；煮取六升，象阴数得阳变于六；去滓，温服一升，日一服，夜二服，象一阳举二阴偶之。（清代戈颂平《伤寒指归·己·伤寒杂病论太阳篇指归卷之一》）

伤寒胸中有热，胃中有邪气[1]，腹中痛，欲呕吐者，黄连汤主之。（173）

黄连汤

黄连三两　甘草三两，炙　干姜三两　桂枝三两，去皮　人参二两　半夏半升，洗　大枣十二枚，擘

上七味，以水一斗，煮取六升，去滓，温服，昼三夜二。

【词释】

[1] 邪气：指寒邪。

【何注】

此条是论述上热下（中）寒腹痛欲呕的证治。患者上焦胸膈部有热邪，下焦腹部有寒邪，属上热下寒之证。此时因上焦之热可导致气逆呕吐，下焦之寒可导致腹中疼痛。但因寒热未结，故不见痞。此时宜用黄连汤，上以清火，下以温寒。

【临床体会】

1. 黄连汤的方证是：胃脘或腹部疼痛，胃脘部灼热感，烧心，或胸中灼热疼痛，欲呕吐，舌红，苔白中间黄。

2. 此方由半夏泻心汤去黄芩加桂枝而成，属泻心类方，黄连汤主寒热格拒于上下，故症见腹中痛；泻心汤主寒热痞塞于中焦，故症见胃脘部胀满。

3. 此方为昼夜皆服之方，一日需服五次，采用小量频服，可避免药后呕吐，利于提高疗效。

【医家选注】

王晋三曰：此即小柴胡汤变法。以桂枝易柴胡，以黄连易黄芩，以干姜易生姜。胸中热，呕吐，腹中痛者，全因胃中有邪气，阻遏阴阳升降之机。故用人参、大枣、干姜、半夏、甘草专和胃气，使入胃之后，听胃气之上下敷布，交通阴阳，再用桂枝宣发太阳之气，载黄连从上焦阳分泄热，不使其深入太阴，有碍虚寒腹痛。（清代陈修园《长沙方歌括·卷四·太阳方·黄连汤》）

上热者泄之以苦，黄连之苦以降阳；下寒者散之以辛，桂、姜、半夏之辛以升阴；脾欲缓，急食甘以缓之，人参、甘草、大枣之甘以益胃。（清代史以甲《伤寒正宗·卷之一·太阳经风寒两伤之证》）

伤寒八九日，风湿相抟，身体疼烦，不能自转侧，不呕，不渴，脉浮虚而涩者，桂枝附子汤主之。若其人大便鞕，小便自利者，去桂加白术汤主之。（174）

桂枝附子汤

桂枝四两，去皮　附子三枚，炮，去皮，破　生姜三两，切　大枣十二枚，擘　甘草二两，炙

上五味，以水六升，煮取二升，去滓，分温三服。

去桂加白术汤

附子三枚，炮，去皮，破　白术四两　生姜三两，切　甘草二两，炙　大枣十二枚，擘

上五味，以水六升，煮取二升，去滓，分温三服。初一服，其人身如痹，半日许复服之，三服都尽，其人如冒状，勿怪，此以附子、术，并走皮内，逐水气未得除，故使之耳，法当加桂四两。此

本一方二法，以大便鞕，小便自利，去桂也；以大便不鞕，小便不利，当加桂，附子三枚恐多也，虚弱家及产妇，宜减服之。

【康平本原文】

伤寒八九日，风湿相抟，身体疼烦，不能自转侧，不呕，不渴，脉浮虚而涩者，桂枝附子汤主之。若其人大便鞕（脐下心下鞕），小便不利者，去桂加白术汤主之。

桂枝附子汤　桂枝四两（去皮）　附子三枚（炮，去皮，破）生姜三两（切）　大枣十二枚（擘）　甘草二两（炙）

上五味，以水六升，煮取二升，去滓，分温三服。

去桂加白术汤

附子三枚（炮，去皮，破）　白术四两　生姜三两（切）　甘草二两（炙）　大枣十二枚（擘）

上五味，以水六升，煮取二升，去滓，分温三服。初一服，其人身如痹，半日许复服之，三服都尽，其人如冒状，勿怪，此以附子、术并走皮内，逐水气未得除，故使之耳，法当加桂四两（注：此本一方二法，以大便鞕，小便不利，去桂也；以大便不鞕，小便不利，当加桂，附子三枚恐多也，虚弱家及产妇宜减服之）。

【何注】

太阳伤寒表证不解，风邪、寒邪、湿邪三者相抟入于筋脉，经行不利，故身体疼痛，甚至不能自行转动。不呕、不渴，可排除少阳证与阳明证，若脉象浮虚而涩，则是阳行不畅被湿阻滞的表现，可用桂枝附子汤温经助阳，祛风除湿。后由"大便坚，小便自利"可推测出，桂枝附子汤的方证中仍有大便稀溏、小便不畅的特征。若身体疼痛，伴有大便不稀、小便正常的情况，则是湿邪得减，气化恢复。故去桂枝的基础上，再加白术、附子，以逐皮间湿邪，即成去桂加白术附子汤。

【临床体会】

1.桂枝附子汤的方证是：身体疼痛（肌肉酸重疼痛），局部怕风

（恶风）、怕冷，阴雨天加重，严重者不能转侧，不呕，不渴，便溏，脉浮虚而涩。桂枝附子汤的主证是：肌肉疼痛，怕风怕冷。去桂加白术汤的主证是：身体疼痛，怕风怕冷，大便干。

2. 宋本《伤寒论·辨太阳病脉证并治下》此条文中使用"大便硬"一词，而《金匮要略·痉湿暍病脉证治第二》中同样的条文却用"大便坚"一词。在这之中可窥见关于版本流传的问题。宋本《伤寒论》中用"硬"而非"坚"一词，是为避隋文帝杨坚之名讳；《金匮要略》中却未改动，可以推测出《金匮要略》在隋朝还并未广泛流传。而《金匮要略方论·序》中的文字也验证了这一点——直到北宋年间此书才被翰林学士王洙在蠹简中发现。

3.《金匮要略·中风历节病脉证并治第五》中的《近效方》术附子汤，与去桂加白术汤药味相同，却因剂量不同而扩大了其治疗范围："治风虚头重眩，苦极，不知食味，暖肌补中，益精气。白术二两，附子一枚半（炮，去皮），甘草一两，炙。上三味，锉，每五钱匕，姜五片，枣一枚，水盏半，煎七分，去滓，温服。"我临床体会到《近效方》术附子汤的方证是：严重头晕，不欲饮食，胃脘部发凉，精神差，脉浮虚而涩。

【医家选注】

伤寒八九日，或受风湿之气两相搏结，流入关节之中，身体烦疼极重，而不能自转侧，但上无表邪，故不呕不渴，内非热炽，故脉浮虚而加之以涩者，风湿搏于躯壳无疑，治宜疾驰经络水道，以迅扫而分竭之，当与桂枝附子汤主之。若其人大便硬，小便自利者，但当理脾胜湿，不可外散其津，去桂枝加术汤主之。湿土，地气也，地气之中人也，下先受之。其与风相搏结，止流入关节，身疼极重，而无头疼呕渴等证，故虽浸淫于周身躯壳，自难犯高巅脏腑之界耳。（清代吴仪洛《伤寒分经·卷一中·太阳经中篇》）

按：前证若其人大便硬，小便自利者，去桂加白术汤主之。小便自利，无取桂枝开膀胱而化气，恐渗泄太过，重虚津液也。大便硬反用白术者，以白术能益脾而输精也，当察二便以与前方相出入。附术并走皮内逐水气，未得除之，先其人身如痹，继复如冒状，亦险绝矣。险而稳，此其立方之所以圣也，藉非胸有把握，安能任用附子至三枚之多，而履险如夷哉？（清代吕震名《伤寒寻源·下集·桂枝附子去桂加白术汤》）

风湿相抟，骨节疼烦，掣痛[1]不得屈伸，近之则痛剧，汗出短气，小便不利，恶风不欲去衣，或身微肿者，甘草附子汤主之。(175)

甘草附子汤

甘草二两，炙　附子二枚，炮，去皮，破　白术二两　桂枝四两，去皮

上四味，以水六升，煮取三升，去滓，温服一升，日三服。初服得微汗则解，能食，汗止复烦者，将服五合，恐一升多者，宜服六七合为始。

【康平本原文】

风湿相抟，骨节疼烦，掣痛不得屈伸，近之则痛剧，汗出短气，小便不利，恶风不欲去衣，或身微肿者，甘草附子汤主之。

甘草二两（炙）　附子二枚（炮，去皮，破）　白术二两　桂枝四两（去皮）

上四味，以水六升，煮取三升，去滓，温服一升，日三服（注：初服得微汗则解，能食，汗出止复烦者，将服五合，恐一升多者，宜服六七合为妙）。

【词释】

[1]掣痛：指痛有牵引抽掣的感觉。

【何注】

此条风邪与湿邪相抟后，入内较前更深，已至骨节；疼痛更甚，以致不能屈伸；表阳不足则见汗出、恶风；汗出伤阳，宗气被伤则见

短气；不能化湿，则见小便不利，身体微肿。此时宜用甘草附子汤，以温经助阳，祛风除湿。

【临床体会】

1.甘草附子汤的方证是：骨节疼烦（剧），掣痛（拉扯痛）不可屈伸，近之则痛剧，恶风，恶寒，汗出短气，尿少，或身肿，舌淡。

与桂枝附子汤相比，甘草附子汤治疗骨节痛烦，桂枝附子汤治疗"身体（肌肉）痛烦"。

2.古法加减：《备急千金要方·卷七·风毒脚气》说："风湿相搏，骨节疼烦，四肢拘急，不可屈伸，近之则痛，自汗出而短气，小便不利，恶风不欲去衣，或头面手足时时浮肿，四物附子汤主之。附子二枚，桂心四两，白术三两，甘草二两。上四味㕮咀，以水六升煮取三升，分三服，微汗愈。大汗，烦者，一服五合；体肿者，加防己四两；悸气，小便不利加茯苓三两。既有附子，今加生姜三两。"由《备急千金要方》可知甘草附子汤的古法加减法是：若大汗出，烦者，可减少每次服用量；若身体浮肿者，可加防己；若心悸，小便量少，可加茯苓。

3.鉴别：若患者肌肉疼痛，伴怕风怕冷，大便偏稀或正常，则用桂枝附子汤；肌肉疼痛，伴怕风怕冷，大便干，则用去桂加白术附子汤；若骨头关节痛，伴怕风怕冷，则用甘草附子汤；若关节肿胀变形，可用桂枝芍药知母汤；关节不能屈伸，可用乌头汤。

【医家选注】

此承上章寒湿身痛，而又化出近之痛剧，汗出短气，小便不利，恶风不欲去衣等证，故用甘草附子汤温经散湿。若用防风神术汤，则非矣。（清代秦之桢《伤寒大白·卷一·身痛》）

风则上先受之，湿则下先受之，逮至两相搏聚，注经络，流关节，渗骨体躯壳之间，无处不到，则无处不痛也。于中短气一证，乃汗多亡阳，阳气大伤之征，故用甘草、附子、白术桂枝为剂，以复阳而分解内外之邪也。（清代张璐《伤寒缵论·卷上·太阳下篇》）

伤寒脉浮滑，此表有热，里有寒，白虎汤主之。(176)

白虎汤

知母六两　石膏一斤，碎　甘草二两，炙　粳米六合

上四味，以水一斗，煮米熟，汤成去滓，温服一升，日三服。

【康平本原文】

伤寒脉浮滑，白虎汤主之。

知母六两　石膏一斤（碎）　甘草二两（炙）　粳米六合

上四味，以水一斗，煮米熟汤成，去滓，温服一升，日三服。

【词释】

[1] 表有热，里有寒：据宋代林亿等按语，此处当作表里俱热解。

【何注】

伤寒转属阳明后，为邪热炽盛，充斥阳明经表里内外，脉象故见浮滑，亦可推测出有发热、汗出等症，此时需用白虎汤以辛寒清热。

【临床体会】

1. 白虎汤的方证是：壮热面赤，大汗出恶热，烦渴引饮，谵语，遗尿，面有油垢，或手足冷，舌红，脉数洪大。

1954年，石家庄发洪水后爆发乙脑，石家庄市卫生局紧急组织以郭可明为首的乙型脑炎科研治疗小组，确立"清热，养阴，解毒"的六字原则，以白虎汤和清瘟败毒饮为主方，收治的乙脑患者无一人死亡，1955年的患者甚至达到了90%的治愈率。乙脑高热可使患者体温高达40℃以上，此热却能被白虎汤退去。由此可见白虎汤极强的退热功效。

2. 前一条条文中的"表有热，里有寒"为白虎汤证的千古疑问，为何白虎汤证的病机为表热里寒呢？对照康平本《伤寒论》原文可知，"表有热，里有寒"一句为后人所添加，非仲景本意。以宋本方后注中林亿观点结合仲景后一条条文"里有热"可知，"表有热，里有寒"乃是错简也。

3. 此方石膏量大，原文中足足使用一斤，即使古之一两按3g换

算，也至少需用 48g。石膏不用到 48g 以上，就不是白虎汤！另外需注意的是，石膏必须用生石膏，并将其扎成极细末，前已详论，故此处不再赘述。

> 白虎汤中生石膏至少需用 48g，否则就是白虎汤去白虎了！
>
> ——何庆勇（2009 年）

4. 此方需加粳米共煮，以求仲景本意。我曾将此方以原量煎煮（生石膏 220g，知母 83g，生甘草 28g，东北大米 120mL），得到了一碗米粥，静置之后表面甚至飘有一层米油。

> 白虎汤，退热第一方！
>
> ——何庆勇（2009 年）

【医家选注】

浮为在表，滑为在里。表有热，外有热也；里有寒，有邪气传里也。以邪未入腑，故止言寒，如瓜蒂散证云：胸上有寒者是矣。与白虎汤，以解内外之邪。（金代成无己《注解伤寒论·辨太阳病脉证并治法第七》）

脉滑者，里有热也，厥者，表有寒也。此不言厥者，诊脉浮滑，已知是表寒外束，里热内郁，不必问其肢节之厥热矣。若里热外发，则脉变实缓，不复浮滑也。浮滑者，阳气郁格之象也。此之表寒，乃阴气之外浮，非塞邪之外淫，不然，表寒未解，无用白虎之理。（清代黄元御《伤寒悬解·卷三·太阳经上篇》）

伤寒脉结代[1]，心动悸[2]，炙甘草汤主之。（177）

炙甘草汤

甘草四两，炙　生姜三两，切　人参二两　生地黄一斤　桂枝三两，去皮　阿胶二两　麦门冬半升，去心　麻仁半升　大枣三十枚，擘

上九味，以清酒[3]七升，水八升，先煮八味，取三升，去滓，内胶，烊消尽，温服一升，日三服。

【《千金翼方》原文】

复脉汤

主虚劳不足，汗出而闷，脉结心悸，行动如常，不出百日危急者，二十一日死方。

生地黄一斤，细切　生姜三两，切　麦门冬去心、麻子仁各三两　阿胶三两，炙　大枣三十枚，擘　人参、桂心各二两　甘草四两，炙

上九味㕮咀，以水一斗煮取六升，去滓，分六服，日三夜三。若脉未复，隔日又服一剂；力弱者，三日一剂，乃至五剂十剂，以脉复为度，宜取汗。越公杨素因患失脉，七日服五剂而复。（仲景名炙甘草汤。一方以酒七升、水八升煮取三升，见伤寒中）

【康平本原文】

伤寒解而后，脉结代，心动悸，炙甘草汤主之。

【词释】

[1]脉结代：是结脉和代脉的并称。两种脉都是"脉来动而中止"，其中止无定数，无规律的为结脉；指有定数，有规律的为代脉。

[2]心动悸：形容心跳动得很厉害。

[3]清酒：指清纯上好的米酒，多指米酒的上层。

【何注】

伤寒解后，出现脉象结代、心悸的症状，这是里虚之证，心之阴阳气血不足。心阳不足则见心悸，营阴不充、脉道鼓动无力则见脉结

代，故用炙甘草汤以通阳复脉，滋阴养血。

【临床体会】

1.为何太阳伤寒证，会出现"脉结代，心动悸"的表现？我在翻阅康平本《伤寒论》时，发现前半句为"伤寒解而后"，这样一来逻辑便更为合理了，可知"脉结代，心动悸"是在伤寒愈后新出现的疾病，可用炙甘草汤治疗。

2.炙甘草汤的方证是心悸亢进，精神萎靡，易疲劳，有汗，胸口满闷，体质虚弱（偏瘦），口干，皮肤枯燥，大便干燥，舌红，少苔，脉结代。

炙甘草汤是治疗心慌的第一方。但仅凭"脉结代，心动悸"一句，在临证时也难以下手使用此方。在《金匮要略·血痹虚劳病脉证并治第六》的附方中有《千金翼》炙甘草汤一条文，更加明确地指出了使用炙甘草汤的指征：全身乏力，心动悸，有汗出、胸口满闷。

3.生地黄的剂量一定要大，原文中用一斤，即使按照比较保守的剂量，一两为4g换算，生地黄至少需用64g。曹颖甫在《经方实验录·中卷·炙甘草汤证其三》中说："生地至少当用六钱（约22g），桂枝至少亦须钱半，方有效力。若疑生地为厚腻，桂枝为大热，因而不用，斯不足与谈经方矣。"若因生地黄滋腻碍胃而不敢大量使用，甚至连30g都不曾超过，这样的人是未入仲景经方之门的。若在煎煮时加酒同时使用，便不会出现任何胃部不适，并且患者反馈："汤药味道香甜而不腻，味道好于糖水，十分好喝！"而若此方煎煮时不加酒，有患者向我反馈可知，此方使心悸好转，却引起了胃腹部胀满，在自行服用一片吗丁啉后，胃腹胀即愈。

4.我之前已论述过"炙甘草"应为现在的生甘草，故"炙甘草汤"其实现在应称之为"生甘草汤"。尤其需注意的是，不可用现在的蜜甘草代替"炙甘草"，因临床中大多数心律失常患者均伴有糖尿病，若用蜜炙甘草，再添些加了糖的米酒，可能会引起血糖升高。

炙甘草汤为心悸第一方！
——何庆勇（2017年）

【医家选注】

此又为议补者立变法也。曰伤寒，则有邪气未解也。心主血脉，曰脉结代，心动悸，则是阴虚而真气不相续也。故峻补其阴以生血，更助其阳以散寒。生地、麦冬、阿胶、麻仁，养阴药也。人参、生姜、桂枝、甘草，养阳药也。无阳则无以绾摄微阴，故方中全用桂枝汤乃去芍药，而渍以清酒，所以挽真气于将绝之候，而避中寒于脉弱之时也。则夫议补而纯以燥烈为事者，又张子之罪人也。观小建中汤，而后知伤寒有补阳之方。观炙甘草汤，而后知伤寒有补阴之法。（清代程知《伤寒经注·太阳辨证第三》）

补可去弱，人参、甘草、大枣之甘，以补不足之气，桂枝、生姜之辛以益正气；《圣济经》曰津耗散为枯，五脏痿弱，荣卫辟流，湿剂所以润之，麻仁、阿胶、麦冬、生地之甘，润经益血复脉通心也。（清代林澜《伤寒折衷·卷四·太阳经证治篇下》）

第四章　辨阳明病脉证并治第八

问曰：病有太阳阳明，有正阳阳明，有少阳阳明，何谓也？答曰：太阳阳明者，脾约[1]是也；正阳阳明者，胃家实是也；少阳阳明者，发汗利小便已，胃中燥烦实，大便难是也。（179）

【词释】

[1] 脾约：脾之转输功能为胃热所约束，不能为胃行其津液，而肠燥津伤，以致便秘。

【何注】

阳明病有三种来路，一从太阳病传变而来，一在阳明即感即发，一从少阳病传变而来，病情传变多见于因误汗、误利小便后，津液大伤所致。虽然病邪来路不同，但症状表现多为相似，或因脾为胃行津液之职被扰，或因肠中有糟粕内结，或因肠中津液不足，而导致大便不出，故便秘一症在阳明病中常见。

【临床体会】

临床上正阳阳明者，可以选用承气类方；脾约，大便难，可以选用麻子仁丸。

【医家选注】

阳明之病，或自太阳传来，或自少阳传来，或由本经自入。自太阳来者，谓之太阳阳明。太阳阳明者，小便数而大便难，膀胱津涸，脾胃失润，因而脾气约结，粪粒坚小也。本经自入者，谓之正阳阳明。正阳阳明者，胃家阳实，不俟别经之传，一有表邪外郁，腑热自发也。自少阳来者，谓之少阳阳明。少阳阳明者，发汗利水，胆液枯槁，因而胃中燥热，大便艰难也。太阳阳明者，寒水之枯，少阳阳明者，相火之旺，正阳阳明者，燥金之盛也。（清代黄元御《伤寒悬解·卷六·阳明经上篇》）

阳明为病，本于胃家实，则胃实一家可验于未病，先者故借问答从三阳中指出之。脾约者，小便数而大便难，肠胃素乘燥气也。胃家实者，纳多出少，肠胃素称阳盛也。发汗利小便已，胃中燥，烦热，大便难者，津液从前被夺，肠胃素少血滋也。三者皆成阳燥。凡阳盛者阴必虚，阴虚者阳必凑。所以病在三阳，若吐若下若发汗，在他人则邪从外转而为坏病，在我则邪从内转而为腑邪，燥则召燥也。三阳明唯正阳阳明津血自足，只为火热抟结成实，太阳阳明便属失津成燥，少阳阳明便属少血成燥，结证虽同，而实处藏虚。三承气正从此处分别，至于津液暴亡，亦见阳明胃实证，此是假实，三承气另当斟酌矣。（清代程郊倩《伤寒论后条辨整理与研究·御集·辨阳明病脉证篇第一》。

阳明之为病，胃家实（一作寒）是也。（180）

【康平本原文】

阳明之为病，胃家实是也。

【康治本原文】

阳明之为病，胃实是也。

【桂林古本原文】

阳明之为病，胃家实是也。

【何注】

此条为阳明病的提纲证。如果患者肠中糟粕与热相结，出现了便秘、潮热、谵语、汗出的症状，可知已有阳明实热内结，此属于阳明病的范畴。

【临床体会】

1.临床对阳明病类的患者，常予其白虎类方或承气类方等。

2.《灵枢·本输》说:"大肠小肠,皆属于胃,是足阳明也。"由此可知阳明病并非仅限于胃部的症状,"胃家"中也包括了大肠与小肠。旁参多本原文,原文中"寒"字应是后世批注或错简所致,原文很可能是"胃家实"或"胃实","胃家寒"并非仲景本意。

【医家选注】

此言正阳明病也。有脾约,为太阳阳明。发汗,利小便,胃中燥烦实,为少阳阳明。此邪入胃腑,证具痞满燥实坚,潮热,自汗,谵语,乃为正阳明。唯有下夺,而无他法,故谓阳明之为病,胃家实是也。(清代沈明宗《伤寒六经辨证治法·卷四·阳明中篇证治大意》)

阳明之为病,胃家实也。"胃家"之"家",后人之所掺入者也。凡称胃家、脾家、湿家之类,皆非汉时之语,皆晋以下之言也。故本篇当云阳明之为病,胃实也。而但云胃实则不便于诵读,故后人加之以"家"字,以便于诵读也。云阳明之为病,胃家实也者,是阳明篇之总目章也,以明阳明病之大本不出胃实也。何则?阳明病之凡固非一途,有初阳明,有后阳明,有渐阳明,有正阳明,有疑阳明,有变阳明,旁阳明也。总举其病本则有四道:一曰胃中不和;二曰胃气不通;三曰胃家实;四曰旁阳明瘀实也。而胃气不通与胃实犹是一途也,但以其剧易分其名耳。其旁阳明瘀实病,但以类附之也。然则阳明之本病,则唯胃中不和与胃实二道耳。(日本斋宫静斋《伤寒论特解·卷之六·阳明病篇》)

问曰:何缘得阳明病?答曰:太阳病,若发汗,若下,若利小便,此亡津液,胃中干燥,因转属阳明。不更衣[1],内实,大便难者,此名阳明也。(181)

【词释】

[1] 不更衣:即不大便之婉辞。

【何注】

阳明病的来由是什么呢?答案是:其中一种是由太阳病传变而来,

在用发汗、泻下、利小便诸法之后，津液大伤，肠中津液不足，故使大便不能正常排出，燥屎之实邪内留，这是已经传变为阳明病的表现。

汉代在每次大便时均需更换一套衣服，故将"更衣"一词作为解大便的雅称。汉代王充在《论衡·四讳》中说："夫更衣之室，可谓臭矣。"此"更衣之室"便是指厕所。

【医家选注】

本太阳病不解，因汗、利小便，亡津液，胃中干燥，太阳之邪入腑，转属阳明。古人登厕必更衣，不更衣者，通为不大便。不更衣，则胃中物不得泄，故为内实。胃无津液，加之蓄热，大便则难，为阳明里实也。（金代成无己《注解伤寒论·辨阳明病脉证并治法第八》）

问曰：阳明病可下之证，有太阳阳明，有正阳阳明，有少阳阳明，何谓也？答曰：太阳阳明者，平素津液衰枯，而为脾约者是也；正阳阳明者，病在胃腑，胃家实是也；少阳阳明者，用和解法，发汗利小便已，其人方胃中燥烦实，大便难是也。注：谓脾约，乃太阳之邪，径趋入胃而成胃实，贻误千古。（清代吴仪洛《伤寒分经·卷二下·阳明经下篇》）

问曰：阳明病外证云何？答曰：身热，汗自出，不恶寒，反恶热也。（182）

【何注】

阳明病除脏腑以外，在体表有什么表现呢？答案是：有身体发热、出汗、怕热、不怕冷的表现。这是患者身体内有实热，并向外蒸腾所导致的。

【临床体会】

阳明病的辨证可从两个方面入手——在体内多表现为便秘、大便难；在体外多表现身热、自汗出、怕热。

【医家选注】

按：病因在内，病症在外。外证云何？欲从外以征内也。虽阳明

潮热、谵语等证不必尽见，然未有不全此数证而得为阳明病者。（清代熊寿试《伤寒论集注·卷二·阳明经上》）

阳明病外证云何？犹曰胃家实之外证云何尔。身热，汗自出，不恶寒，反恶热，是阳明内热外达之表证，非中风伤寒之表证，只因有胃家实之病根，故见证如此。然此但言病机发见，非即可下之证也。（清代徐赤《伤寒论集注·辨阳明病脉证并治法》）

伤寒转系阳明者，其人濈然[1]微汗出也。（188）

【词释】

[1] 濈然：濈，水外流；形容汗出连绵不断。

【何注】

太阳伤寒传至阳明病后，出汗方式也从"无汗"变为了汗出连绵不断的状态。汗出虽微，却连绵不断，这是阳明病的一大特征，需用阳明之法如白虎类方、承气类方及时将热泄出。

【临床体会】

此条只提一症"濈然微汗"，提示我们只要见到"汗出连绵不断"的情况，说明可能此病已经现阳明之兆！

【医家选注】

此言阳明必有汗出也。邪气转入阳明，热蒸腾达，肌腠疏而濈濈然微汗自出。濈濈者，微微自汗出之貌也。然阳明多汗为太过，无汗为不及，此濈濈然微出者，乃邪入胃腑，邪正两停，而无太过不及，却合阳明下夺之式，故为正阳明也。（清代沈明宗《伤寒六经辨证治法·卷四·阳明中篇证治大意》）

此承上章太阳阳明病而言也。盖太阳之津液，生于胃腑水谷之津，太阳病若发汗、若下、若利小便，皆所以亡胃腑之津液也，津液亡，故胃中干燥，因而转属于阳明，遂不更衣、阳明内实、大便难者，此太阳转属阳明而名阳明也。古人大便必更衣，故不更衣为不大便也。（清代张锡驹《伤寒论直解·卷四·辨阳明病脉证篇》）

阳明病，若中寒者，不能食，小便不利，手足濈然汗出，此欲作痼瘕[1]，必大便初鞕后溏。所以然者，以胃中冷，水谷不别故也。(191)

【康平本原文】

阳明病，若中寒者，不能食，小便不利，手足濈然汗出（此欲作固瘕），必大便初鞕后溏（注：所以然者，以胃中冷，水谷不别故也）。

【词释】

[1] 固瘕：指胃中虚寒，水谷不消而结积的病证。

【何注】

阳明病非全是热证，亦有寒证，称为中寒。此时患者无食欲，小便少，手脚心中有湿冷之汗，这是脾胃中阳不足，寒湿较盛，故不能运化水湿所致。水谷不得腐熟，水湿不分，部分大便又因寒而凝结，故大便可见先硬后溏之象，此硬便又称为"固瘕"。

【临床体会】

大便先硬后溏，手脚湿冷汗出（一般出汗量少），这都是阳明中寒的表现，肠中已有寒邪相结，此时可用《金匮要略·腹满寒疝宿食病脉证治第十》中大黄附子汤等，以治疗寒积便秘一证。

【医家选注】

此系胃中冷实之证。阳明中寒者，谓寒邪初入于经，未全入胃，不作郁热也。胃为阳，主气。胃中阳气胜，则能运行水谷，使出入不失其常度。今者，胃中寒，遏其阳气，以故谷不能入，水不能出，所以不能食，而小便亦不利也。手足濈然汗出者，四肢为诸阳之本。又阳明胃腑，复主四肢。胃腑之阳，既为寒气所遏，不得内发，郁蒸于外，以故手足濈然而汗出也。固瘕者，寒气固结，犹如瘕聚而不散，故云，此欲作固瘕。非真欲成瘕聚也。其人大便，虽初硬而后必溏。盖手足濈然汗出者，其人必大便硬。其所以初硬后溏者，以胃中所入之寒气，已固结而成冷，中焦阳气不运，不能泌别水谷，以故小便不利，而大便必溏也。按：此条论仲景无治法，《补亡论》常器之云，可理中汤。愚以寒气固瘕，水谷不别，此为冷实之证。理中汤太补，不宜用也。又云，猪苓汤。推常氏之意，以小便不利，故用此汤。但仲景既云胃中冷，水谷不别，以致小便不利，复用猪苓、泽泻、滑石等寒药，何也？盖胃中虽冷而实，胃实必作郁热。故常氏用猪苓汤，以利其小便。俟小便利则大便自硬。然后议用承气等下药。（清代汪琥《伤寒论辨证广注·卷之六·辨阳明病脉证并治法》）

阳明阳气病，浮半表上，不阖午藏酉半里下，水气不能蒸运分别半表上，得阳土气寒，曰"阳明病若中寒，不能食"。小便，半里也；濇，疾也；然，烧也；此，彼之对；欲之，为言续也；作，动也；固，四塞也；瘕，假。半里阴土之液不得阳气利于半表，从四肢疾如火烧，外出为汗，彼阴土之液动于手足，四维假阴气闭塞，其液不能假阳气转运经道，行于表里，曰"小便不利，手足濇然汗出，此欲作固瘕"。必，表识也；大便，半表也；初，始也；硬，坚也；后，半里也；溏，水气濡滞也。表识阳浮半表上，不阖午藏酉，四维之阴始坚，半里下水气濡滞，曰"必大便初硬后溏"。以，因也。所以然者，因阳气不阖午藏酉，半里下阴土中阳少，得阳土气寒，水谷不别，曰"所以然者，以胃中冷，水谷不别故也"。（清代戈颂平《伤寒指归·庚·伤寒杂病论阳明篇指归卷之二》）

阳明病，欲解时，从申至戌上。（193）

【词释】

[1] 从申至戌上：指申、酉、戌三个时辰。即从 15 时至 21 时。

【何注】

阳明病的将要解决向愈的时间，是从申时（15 点）至戌时（21 点）。

【临床体会】

如果患者在下午 3 点至晚上 9 点期间症状发作或加重，我们必须考虑从阳明病论治，可用阳明病的主方如白虎类方、承气类方等。例如阳明病之潮热，多见于下午日晡时（申时，即下午 3 ～ 5 时）发作，故日晡潮热可辨证为阳明病。

【医家选注】

解者，谓阳明经表之热邪解散。盖言汗也，从申至戌，为阳明之旺时，故解。若云自利，而腐去邪解，经日：脾家实，腐秽当自去，又当解于太阴之旺时，从亥至丑矣。（清代高学山《伤寒尚论辨似·阳明经总说·阳明经中篇》）

四月为阳，土旺于申、酉、戌向王时，是为欲解。（金代成无己《注解伤寒论·辨阳明病脉证并治法第八》）

阳明病，不吐不下，心烦者，可与调胃承气汤。（207）

调胃承气汤

甘草二两，炙　芒硝半升　大黄四两，清酒洗

上三味，切，以水三升，煮二物至一升，去滓，内芒硝，更上微火一二沸，温顿服之，以调胃气。

太阳病三日，发汗不解，蒸蒸发热[1]者，属胃也，调胃承气汤主之。（248）

伤寒吐后，腹胀满者，与调胃承气汤。（249）

【词释】

[1]蒸蒸发热：形容发热从内达外，如蒸笼中热气蒸腾之状。

【何注】

若患者出现了便秘、身体发热、出汗、怕热的症状，则阳明病已成，若既未呕吐，也未大便，则可称"实热"；有腑实内结，燥热上扰心神则见心烦，这与栀子豉汤证中已经吐下后所形成的"虚烦"形成对比。若发汗之后有热似从内而外蒸出，这是属阳明之热。若伤寒吐后腹部胀满，则是使津液大伤，不能排出大便所致。这三种情况都需用调胃承气汤，以泄热逐肠。

【临床体会】

1. 调胃承气汤的方证是：便秘、腹胀，心烦，或发热，出汗，怕热。主证是：大便干，心烦，汗出，腹胀。

表4-1　调胃承气汤的"类方–方证–主证"

类方	方证	主证
承气类方 （特征：大便干）	便秘、腹胀，心烦，或发热，出汗，怕热	大便干，腹胀心烦，汗出

2.《神农本草经·卷四·下品·大黄》中记载大黄一药可"破癥瘕、积聚，留饮宿食，荡涤肠胃，推陈致新，通利水谷，调中化食，安和五脏"，《神农本草经·卷二·上品·消石》中记载芒硝一药可"主治五脏积热，胃胀闭，涤去蓄结饮食，推陈致新，除邪气……一名芒硝"，《神农本草经·卷二·上品·甘草》中亦有对"主治五脏六寒热邪气"的记载，三药同用并"顿服"之，则可使药力集结，泻阳明腑实与邪热。

3. 此方在煎煮时需注意，芒硝不是分冲，而是需要加入锅中使药液重新经过一定温度的加热，使芒硝在药液中充分溶解。研究表明，在30℃时芒硝以无水硫酸钠的形式存在，且溶解度最高，温度升高或降低均会使芒硝的溶解度降低。故将煎好的药液去渣后，放入芒硝重新煮"一二沸"，而非使水大开，使药液出现像"鱼目"般小气泡并伴有微微响声时（"一沸"），或边缘有气泡"如涌泉连珠"时（"二沸"）即可关火，不可使水似波浪翻滚。如此可使芒硝充分地与药液溶解度达到最高状态，而不会出现未融化的芒硝混入药液，而刺激咽喉的现象。

【医家选注】

王海藏曰：仲景三承气，有大小调胃之殊，今人不分大小上下缓急用之，岂不失立方本意哉！大热大实用大承气，小热小实用小承气，胃实燥结用调胃承气，以甘草缓其下行，而祛胃热也。若病大用小，则邪气不伏。病小用大，则过伤元气。病在上而泻下，则上热不清。

病在下而泻上，则下热不除。用方者岂可一概混施乎！（清代杨璿《伤寒瘟疫条辨·卷四·医方辨·调胃承气汤》）

治表解有汗，里热不除。今日气虚者多，凡伤寒应下之证，非大满大实者，通宜此法，佐以活血滋阴之药，最为平善，结粪在肠者尤宜。盖结粪在胃，发烧发渴；结粪在肠，烧而不渴。以此分辨，百不失一。（清代何贵孚《伤寒论大方图解·上卷·调胃承气汤》）

阳明病，脉迟，虽汗出不恶寒者，其身必重，短气，腹满而喘，有潮热者，此外欲解，可攻里也。手足濈然汗出者，此大便已鞕也，大承气汤主之。若汗多，微发热恶寒者，外未解也，其热不潮，未可与承气汤。若腹大满不通者，可与小承气汤，微和胃气，勿令至大泄下。（208）

大承气汤

大黄四两，酒洗　厚朴半斤，炙，去皮　枳实五枚，炙　芒硝三合

上四味，以水一斗，先煮二物，取五升，去滓，内大黄，更煮取二升，去滓，内芒硝，更上微火一两沸，分温再服，得下，余勿服。

小承气汤

大黄四两　厚朴二两，炙，去皮　枳实三枚，大者，炙

上三味，以水四升，煮取一升二合，去滓，分温二服。初服汤当更衣，不尔者，尽饮之，若更衣者，勿服之。

伤寒若吐若下后不解，不大便五六日，上至十余日，日晡所发潮热，不恶寒，独语如见鬼状。若剧者，发则不识人，循衣摸床，惕而不安，微喘直视，脉弦者生，涩者死。微者，但发热谵语者，大承气汤主之。若一服利，则止后服。（212）

阳明病，谵语有潮热，反不能食者，胃中必有燥屎五六枚也。若能食者，但鞕耳，宜大承气汤下之。（215）

阳明病，下之，心中懊憹而烦，胃中[1]有燥屎[2]者，可攻。腹微满，初头鞕，后必溏，不可攻之。若有燥屎者，宜大承气汤。（238）

伤寒六七日，目中不了了[3]，睛不和[4]，无表里证[5]，大便难，身微热者，此为实也，急下之，宜大承气汤。（252）

阳明病，发热汗多者，急下之，宜大承气汤。（253）

发汗不解，腹满痛者，急下之，宜大承气汤。（254）

腹满不减，减不足言，当下之，宜大承气汤。（255）

阳明病，谵语发潮热，脉滑而疾者，小承气汤主之。因与承气汤一升，腹中转气者，更服一升，若不转气者，勿更与之。明日又不大便，脉反微涩者，里虚也，为难治，不可更与承气汤也。（214）

太阳病，若吐若下若发汗后，微烦，小便数，大便因鞕者，与小承气汤和之，愈。（250）

【康平本原文1】

阳明病，脉迟，虽汗出不恶寒者，其身必重，短气腹满而喘，有潮热（有潮热者，此外欲解，可攻里也）。手足濈然汗出者（汗出者，此大便已鞕也），大承气汤主之。若汗多，微发热恶寒者，外未解也，其热不潮，未可与承气汤。若腹大满不通者，可与小承气汤，微和胃气，勿令至大泄下。

大承气汤

大黄四两（酒洗）　厚朴半斤（炙，去皮）　枳实五枚（炙）芒硝三合

上四味，以水一斗，先煮二物，取五升，去滓，内大黄，更煮取二升，去滓，内芒硝，更上微火一两沸，分温再服（注：得下余勿服）。

小承气汤

大黄四两　厚朴二两（炙，去皮）　枳实三枚（大者，炙）

上三味，以水四升，煮取一升二合，去滓，分温二服（注：初服汤，当更衣，不尔者，尽饮之，若更衣者，勿服之）。

【康平本原文2】

阳明病，下之，心中懊𢙐而烦，胃中有燥屎者，宜大承气汤（注：若有燥屎者，可攻。腹微满，初头鞕，后必溏者，不可攻之）。

【词释】

[1] 胃中：胃泛指胃肠，此处当指肠中。

[2] 燥屎：肠中干硬的粪块。

[3] 目中不了了：即视物不清楚。

[4] 睛不和：目光无神，眼珠转动不灵活。

[5] 无表里证：外无发热恶寒等表证，内无潮热谵语等里证。

【何注】

若见患者出现大便干，腹满，并且伴有身热、汗出、怕热的症状时，则内症与外症皆备，可判断为阳明病。见脉迟，汗出而不恶寒，是表证已解，转入里证之征；阳明实热内结，使经气运行不畅，故见身重；实热停于肠腑故腹满；肺与大肠相表里，肠腑不通故肺气不降，故见气短、气喘；日晡潮热亦示病位在阳明，此时需攻里急下，以泄热存阴。若除发热汗出外，还有恶寒的表现，这是表邪未去，应先解表。若发热不属于日晡潮热的情况，也不属阳明，不能下之。若腹胀不甚，大便是初硬后溏的情况，这不属于燥屎内结的情况，亦不可以使用攻下之法如承气类方等。阳明燥热结实，腑气壅滞，故便秘，大便干硬，无食欲，腹部胀满。

阳明热盛，上蒸至神府，故见神昏、不能识人，并出现独语不休、谵语的症状。《素问·太阴阳明论篇》说："四肢皆禀气于胃，而不得至经，必因于脾，乃得禀也。今脾病不能为胃行其津液，四肢不得禀水谷气，气日以衰，脉道不利。"脾胃实热故见，尤见蒸汗于手足，此时患者手心、手汗均有热感而不寒，需与"阳明中寒"相鉴别。燥屎已成，需急用大承气汤以通腑泄热；若腑实初成，燥屎不甚，反觉腹部胀满较重者，可用小承气汤以泄热除满。

【临床体会】

1. 大承气汤的方证是：大便干或大便数日一行，腹胀，下午3～9点潮热，怕热，手足汗出，气短，喘促，不能进食，烦躁，言语谵妄，循衣摸床，独语不休，视物不清楚，眼珠转动不灵活，舌苔厚腻，脉滑而数。主证是：大便干或大便数日一行，腹胀，或出现各种神志相关症状。

小承气汤的方证是：便秘、腹胀，潮热汗出，谵语，微烦，小便数，脉疾滑。

调胃承气汤、大承气汤、小承气汤均有便秘、大便干的症状，若见大便干一症，并伴有潮热、汗出等症状，可首选承气汤类解决。兼有心烦者，需用调胃承气汤攻下实邪；兼有腹满，气短，喘促，和言语谵妄、循衣摸床等神志不清的症状时，则需要用大承气汤；若神志症状不重，或刚出现谵语时，急用小承气汤。

表4-2　大承气汤的"类方－方证－主证"

类方	方证	主证
承气类方（特征：大便干）	大便干或大便数日一行，腹胀，下午3～9点潮热，怕热，手足汗出，气短，喘促，不能进食，烦躁，言语谵妄，循衣摸床，独语不休，视物不清楚，眼珠转动不灵活，舌苔厚腻，脉滑而数	大便干或大便数日一行，腹胀，或出现各种神志相关症状

2. 大承气汤、小承气汤较调胃承气汤增加了厚朴、枳壳二药，减去了甘草。《名医别录·中品·厚朴》言厚朴可"消痰，下气，治霍乱及腹痛，胀满"，《名医别录·中品·枳实》言枳实（即今枳壳）可"逐停水，破结实，消胀满"，厚朴重于除腹部胀满，枳壳既可下燥屎，又可消胀满；不用甘草，使攻下力量强而不缓。

3. 大承气汤的煎服法较为特殊，大黄、芒硝均需后下，但煎煮时长又不相同。患者需将厚朴、枳壳先行煎煮20～30分钟，再将酒大黄下入煎煮5～10分钟，最后放入芒硝煎煮，使水微沸。如此可使大黄气锐先行，而不令苦寒伤正；芒硝亦可与药液更好互溶。

表4-3　三承气汤方证、主证及药物组成之比较

	调胃承气汤	大承气汤	小承气汤
方证	便秘、腹胀、心烦，或发热、出汗，怕热	大便干或大便数日一行，腹胀，下午3～9点潮热，怕热，手足汗出，气短，喘促，不能进食，烦躁，言语谵妄，循衣摸床，独语不休，视物不清楚，眼珠转动不灵活，舌苔厚腻，脉滑而数	便秘、腹胀，潮热汗出，谵语，微烦，小便数，脉疾滑
主证	大便干，心烦，汗出，腹胀	大便干或大便数日一行，腹胀，或出现各种神志相关症状	大便干，腹胀，谵语，小便数
药物组成	甘草二两（炙），芒硝半升，大黄四两（清酒洗）	大黄四两（酒洗），厚朴半斤（炙去皮），枳实五枚（炙），芒硝三合	大黄四两，厚朴二两（炙，去皮），枳实三枚（大者，炙）

【医家选注】

脉不数而迟，是脉已解；不恶寒，是表已解。脉与表俱解，既在可以攻里之候，而身重、短气、腹满、喘、潮热五症，又是里实之验，故曰外欲解，可攻里也。身重者，胃实而脾阳不发舒也；短气者，胃实而肺气不下利也；满，属脾病；喘，属肺病；腹满而喘，又举脾肺中之一耳。潮热者，其热如潮信，去来有时。盖其去，为表邪欲解之应；其来，为胃热蒸出之应也。言如果验是胃实，才可用大承攻下；若表邪未解，断不可攻，以致结胸与痞之变，纵或大满，而万不得已，亦不过用小承气以微和胃气耳。（清代高学山《伤寒尚论辨似·阳明经总说·阳明经中篇》）

大热结实者与大承气汤，小热微结者与小承气汤，以热不大甚，故于大承气汤去芒硝；又以结不至坚，故亦减厚朴、枳实也。（引仲

醇）胃之上口曰贲门，与心相连，胃气壅则心下亦急而痞痛，邪塞中焦，则升降不舒而气上逆，枳实得其破散冲走之力，则结实胀满悉除，所以仲景承气等汤皆用之也。（清代林澜《伤寒折衷·卷五·阳明经证治篇上》）

阳明病，潮热，大便微鞕者，可与大承气汤；不鞕者，不可与之。（209）

【何注】

潮热与大便硬同见时，这是阳明病的重要特征，此时需用承气类方急下阳明腑实，若出现了潮热、汗出，甚至神昏、谵语时，可用大承气汤。若大便不硬，则是腑实未成，不能用承气类方，否则药过伤正，必使误治。

【临床体会】

此条告诉了我们承气汤的适应证与禁忌证，大便硬与不硬是最鲜明的指征。

【医家选注】

胃合海水，无病之人亦日日有潮，但不觉耳。病则气随潮而发现于外。故凡阳明病，必审其有潮热，又大便微硬者，方可与大承气汤，若大便不硬者，即不可与之，切勿概以潮热为可攻也。（清代陈修园《伤寒论浅注·卷四·辨阳明病脉证篇》）

此条阳明病，以潮热矢气，示人以可下之法也。阳明病潮热，虽属可攻，然亦必以大便之微硬不硬，以定大承气汤之与不与。微硬者，犹言略硬也。若潮热不大便已六七日，恐其腹中有燥屎。欲知之法，须少与小承气汤探之。（清代汪琥《伤寒论辨证广注·卷之六·辨阳明病脉证并治法》）

阳明病，下血谵语者，此为热入血室，但头汗出者，刺期门，随其实而泻之，濈然汗出则愈。（216）

【何注】

阳明热盛，若对女性患者而言可能有热入胞宫的趋势，热迫血行，则见下血一症；热扰神明，故见谵语；气分与血分不相调和，则气溢于上，血溢于下，故在下血的同时见到但头汗出。期门为肝经之募穴，肝之经气均灌注于此，肝又藏血，故期门一穴既可调气分，又可入血分，刺后漐然汗出，则为气血重调之象。

【临床体会】

此条提示热入血室证，可以采用刺期门而治愈。

【医家选注】

如其人阳明症具，而下血谵语，似乎热实于胃，必应攻下矣。不知此热未尝在中焦之胃也，乃深入下焦之血室为患也。故其证但头汗出，与上条瘀热发黄之病同。盖热入于湿则发黄，热入于血则下血，谵语，俱不能外越于表而为汗，唯余元首阳气上载，湿与血俱不能干，故热得出而为汗，此但头汗出之义，所以同也。诸家也俱不注出，可谓混矣。仲师言治法，又出于刺期门者，期门肝之俞，刺以泄其热。肝藏血，在胁下，为热入血室必由之道路。绝其来路，而来者莫继，则即聚者可以更设法以治之矣。故文申言之曰，随其实而泻之，亦为刺法言也。（清代魏荔彤《伤寒论本义·阳明上》）

阳明病，热入血室，迫血下行，使下血谵语；阳明病法多汗，以夺血者无汗，故但头汗出也，刺期门以散血室之热，随其实而泻之以除阳明之邪，热散邪除，荣卫得通，津液得复，然汗出而解也。（清代林澜《伤寒折衷·卷六·阳明经证治篇下》）

三阳合病，腹满身重，难以转侧，口不仁[1]，面垢[2]，谵语遗尿，发汗则谵语，下之则额上生汗，手足逆冷。若自汗出者，白虎汤主之。（219）

白虎汤

知母六两　石膏一斤，碎　甘草二两，炙　粳米六合

上四味，以水一斗，煮米熟，汤成去滓。温服一升，日三服。

【词释】

[1] 口不仁：口中感觉失常，黏腻不清爽，食不知味，言语不利。

[2] 面垢：面部如蒙油垢，此因阳明浊热之气上熏于面所致。

【何注】

如前条分析，出现腹满，身体难以转动，口中感觉失常、黏腻不爽，面部有油垢、谵语、遗尿等表现，这都是阳明证的征象。在三阳证中，阳明病更占主导，故此时需先解决阳明证。但需注意尚无燥屎结成，虽腹满但大便未硬，故不可用承气类方，而仅需用白虎汤清除阳明经热即可。若擅用下法，则会使阴液大伤，阳无所附则附于外，故迫使额上汗出；里阳不足，故手足难温。

【临床体会】

1. 白虎汤的方证是：壮热面赤，大汗出恶热，烦渴引饮，谵语，遗尿，面有油垢，或手足冷，舌红，脉数洪大。

表4-4　白虎汤的"类方－方证－主证"

类方	方证	主证
白虎类方（特征：热）	壮热面赤，大汗出恶热，烦渴引饮，谵语，遗尿，面有油垢，或手足冷，舌红，脉数洪大	壮热面赤，大汗出恶热，脉数洪大

2. 若临床中见家长带小孩以"遗尿"为主诉就诊，小孩舌质很红，身上汗出，面部出油较多，除遗尿外，还有说胡话的表现，此时可以考虑用白虎汤。我在临床中观察发现，只要小孩舌质红，就可以从白虎汤证的角度思考以治疗小孩的谵语、遗尿问题。

【医家选注】

证为三阳合病，乃阳明外连太阳、内连少阳也。由此知三阳会合以阳明为中间，三阳之病会合即以阳明之病为中坚也。是以其主病之方，仍为白虎汤，势若师师以攻敌，以全力捣其中坚，而其余者自瓦

解。(近代张锡纯《医学衷中参西录·第七期第二卷·深研白虎汤之功用》)

腹满身重，难以反侧，口不仁，谵语者，阳明也。《针经》曰：少阳病甚则面微尘。此面垢者，少阳也。遗尿者，太阳也。三者以阳明证多，故出阳明篇中。三阳合病，为表里有邪，若发汗攻表，则燥热益甚，必愈。谵语，若下之攻里，表热乘虚内陷，必额上汗出，手足逆冷。其自汗出者，三阳经热甚也。《内经》曰：热则腠理开，荣卫通，汗大泄。与白虎汤，以解内外之热。(明代张遂辰《张卿子伤寒论·卷五·辨太阳病脉证并治第八》)

若渴欲饮水，口干舌燥者，白虎加人参汤主之。(222)

白虎加人参汤

知母六两　石膏一斤，碎　甘草二两，炙　粳米六合　人参三两

上五味，以水一斗，煮米熟，汤成去滓。温服一升，日三服。

【何注】

渴欲饮水，口干热燥，是热盛至极，津液大伤的表现，需用白虎加人参汤以清泄邪热，益气养津。

【临床体会】

1. 白虎加人参汤的方证是：渴欲饮水数升，口干舌燥，大汗出，心烦，脉洪大而虚。

表4-5　白虎加人参汤的"类方－方证－主证"

类方	方证	主证
白虎类方（特征：热）	渴欲饮水数升，口干舌燥，大汗出，心烦，脉洪大而虚	渴欲饮水数升，大汗出，脉洪大而虚

2. 白虎汤证与白虎加人参汤证均为阳明经证的主方之一，其最

大的鉴别点，是从患者是否出现了口大渴、欲饮水数升的症状来判断。符合白虎汤证的患者，若见到严重的口渴、口干舌燥，此时必须用白虎加人参汤，而不是白虎汤。中医教科书中所谓的白虎汤"四大证"——身大热、汗大出、口大渴、脉洪大，其实是白虎加人参汤证。小柴胡汤方后注"若渴，去半夏，加人参"，亦说明了人参具有明显的缓解口渴作用。

【医家选注】

愚意：云此条不但误下，兼之误汗所致。误下，则胃中虚。误汗，则胃中不唯虚，而且燥热极矣。渴欲饮水，口干舌燥者，此热邪伤气耗液之征也。故用白虎加人参汤，以清热补气润津液。或问：舌者心之苗。白虎加人参汤，但治胃虚燥热，何为而兼主心也？余答云：胃居中州，胃热则脾困，心肺亦受其熏蒸，以故口干者，口为脾之窍也。汤名虎，专能清肺。心肺相连，以故兼治舌燥，一气可相通也。然亦必心肺脾分燥热者，宜用之。若热在血分，又当改用泻心汤方也。（清代汪琥《伤寒论辨证广注·卷之六·辨阳明病脉证并治法》）

此承栀子豉汤而言也。言热邪上乘于心者，宜栀子豉汤；若阳明之经气燥热，渴欲饮水，口干舌燥而为虚热证者，又宜白虎加人参以资津液而解燥热。（清代张锡驹《伤寒论直解·卷四·辨阳明病脉证篇》）

阳明病，脉浮而紧，咽燥口苦，腹满而喘，发热汗出，不恶寒反恶热，身重。若发汗则躁，心愦愦[1]反谵语。若加温针，必怵惕[2]烦躁不得眠。若下之，则胃中空虚，客气动膈，心中懊侬，舌上胎[3]者，栀子豉汤主之。（221）

栀子豉汤

肥栀子十四枚，擘　香豉四合，绵裹

上二味，以水四升，煮栀子，取二升半，去滓，内豉，更煮取一升半，去滓。分二服，温进一服，得快吐者，止后服。

阳明病，下之，其外有热，手足温，不结胸，心中懊侬，饥不能食[4]，但头汗出者，栀子豉汤主之。（228）

【词释】

［1］心愦愦：愦，糊涂，混乱。心愦愦，即形容心中烦乱不安之状。

［2］怵惕：怵，害怕，恐惧。怵惕，即恐惧不安之状。

［3］舌上胎：指舌上布满黄苔或黄白苔。

［4］饥不能食：言懊侬之甚，似饥非饥，心中嘈杂似饥，而又不能进食。

【何注】

阳明病见脉浮而紧，并非表证之象，浮主阳明热盛向外蒸腾，紧主邪正相搏。咽部干燥、口干口苦、腹满、喘促、怕热不怕冷、身体沉重，均为胃热上熏，灼烧津液所致，可用白虎汤类方以治之，辛凉清解，热盛则除。不可用汗法，否则更伤津液，热盛扰神见谵语、心中烦乱；不可用温针之法，否则火热逼汗更使人烦躁难眠；不可用下法，否则无实邪时只会徒伤正气，故见胃中空虚不充、虚邪上扰之趋势，故患者会见头汗出，并感到心烦郁闷、无可奈何之状，严重时不欲饮食，并且虚热上浮可致舌苔黄，此时可用栀子豉汤，以清宣胸膈之郁热。

【临床体会】

1.栀子豉汤的方证是：胸中燥热或烦热，似有一把火烧灼，胃中空虚嘈杂，胃脘部搅扰不宁、闷塞不舒，但头汗出，虚烦不得眠，舌红，苔黄。主要方证是胸中窒塞，但头汗出，虚烦不得眠。此类患者心中懊恼，患者常将其自述为"心中有种说不出的不舒服"，临床凡遇如此自述的患者，多可尝试用此方。

2.《名医别录·中品·豉》言淡豆豉可除"烦躁满闷"，若患者烦躁不安、心烦明显，可以加大豆豉的剂量，如90g甚至120g。淡豆豉列于卫健委公布的既是食品又是药品的中药名单之中，故无须担心其副作用。

3.属栀子豉汤证的患者多有大便偏干，我临床中观察到患者向愈的标志多是大便变得稍稀溏，提示胸中烦热已从下泻出，此时便可以停药以中病即止，防止药过伤正。

【医家选注】

表未罢而下者，应邪热内陷也。热内陷者，则外热而无手足寒；今外有热而手足温者，热虽内陷，然而不深，故不作结胸也。心中懊恼，饥不能食者，热客胸中为虚烦也。热自胸中熏蒸于上，故但头汗出而身无汗。与栀子豉汤，以吐胸中之虚烦。（金代成无己《注解伤寒论·辨阳明病脉证并治法第八》）

阳明主合，若终合而无开机则死矣，所以言之不厌于复也。兹先以阳明之气不得交通于上下言之；阳明病，外证未解而遽下之，其外有热而手足温。热在于外，故不结胸。胃络不能上通于心，故心中懊恼。下后胃虚，故饥不能食。阳明之津液主灌溉于上下，今阳明气虚，其津液不能周流遍布，唯上蒸于头，故但头汗出，而余处无汗者，宜交通其上下，以栀子豉汤主之。受业薛步云按：栀豉汤能开阳明之合，须记之。此言阳明之气，不得交通上下，而为栀子豉汤证也。（清代陈修园《伤寒论浅注·卷四·辨阳明病脉证篇》）

若脉浮发热，渴欲饮水，小便不利者，猪苓汤主之。（223）
猪苓汤
猪苓去皮、茯苓、泽泻、阿胶、滑石碎各一两
上五味，以水四升，先煮四味，取二升，去滓，内阿胶烊消，温服七合，日三服。

【康平本原文】

若（脉浮发热）渴欲饮水，小便不利者，猪苓汤主之。

【何注】

承接上条，若阳明病误下后，又在口渴欲饮的基础上，出现了小便不利的情况，这是由于热邪留结于内，与水相搏不能正常输布所致。津不上承可见口渴，水气不化可见小便不利；热邪上蒸亦见口渴。此

是水热互结所致，故可用猪苓汤清热利水。

•【临床体会】

1.猪苓汤的方证是：渴欲饮水，小便不利，发热，面部或下肢水肿，心烦，不得眠，或伴有精神萎靡不振，腹泻，咳喘，舌红少苔或无苔。主证是：口渴，小便不利或水肿，心烦不得眠。

表4-6 猪苓汤的"类方－方证－主证"

类方	方证	主证
五苓散类方（特征：渴欲饮水）	渴欲饮水，小便不利，发热，面部或下肢水肿，心烦，不得眠，或伴有精神萎靡不振，腹泻，咳喘，舌红少苔或无苔	渴欲饮水，小便不利或水肿，心烦不得眠

2.关于"小便不利"一症的运用，临床中既可以见到小便量少难出之症，又可以见到小便赤热、淋沥涩痛之症。猪苓汤既可以用于顽固性心衰的治疗，又可以用于泌尿系统感染的治疗。只要在小便不利的基础上又见到口渴，心烦不得眠，便符合猪苓汤的方证，可以使用猪苓汤方。

> 大剂量的猪苓汤是治疗顽固性心衰的专方！
>
> ——何庆勇（2017年）

【医家选注】

（引吴鹤皋）少阴下利而主此方者，分其小便，而下利自止也；渴欲饮水，小便不利而主此方者，导其阳邪由溺而出，则津液运化而渴自愈也。猪苓质枯轻清，能渗上焦之湿；茯苓味甘益中，能渗中焦之湿；泽泻味咸润下，能渗下焦之湿；滑石性寒清肃，能渗湿中之热。四物皆渗利，则又有下多亡阴之惧，故用阿胶佐之，以存津液于决渎

耳。（清代林澜《伤寒折衷·卷五·阳明经证治篇上》）

（引赵嗣真）太阳脉浮，小便不利，微热消渴者，五苓散；阳明脉浮，发热，渴欲饮水，小便不利者，猪苓汤。既脉证者同，何故用药之不同？曰太阳邪在表，发汗不解，故用五苓散和表行津液；阳明邪已入里，热客下焦，故用猪苓汤渗泄其热。盖猪苓专渗泄，五苓则兼汗利也。（清代林澜《伤寒折衷·卷五·阳明经证治篇上》）

阳明病，汗出多而渴者，不可与猪苓汤，以汗多胃中燥，猪苓汤复利其小便故也。（224）

【何注】

若在上述阳明病猪苓汤证的基础上，除口渴外，又见汗出较多一证，此时不可用猪苓汤。猪苓汤为利小便而设，若患者本已汗出，则津气本已耗伤，再利小便，是"重发汗"之义，如此伤津必致误治。

【临床体会】

本条提示临床上运用猪苓汤的禁忌证是：患者出汗多。若患者出汗多则不宜用猪苓汤。

【医家选注】

清阳明内热之表有三法：栀子豉汤，主阳明上焦之热；白虎加人参汤，主阳明中焦有热；猪苓汤，主阳明下焦之热。皆所以存津液而不令胃家实也。其汗多胃燥者，已入腑矣，岂可复利其小便？此又为猪苓汤示戒也。程郊倩曰：猪苓汤之治与五苓散颇同，在太阳为寒水气化不避桂、术者，从寒也；在阳明为燥土气化改桂、术为滑石、阿胶者，从燥也。处方至此，已极精微，犹复以利小便，为暴液亡汗者禁，则知证在阳明，兢兢以保津液为第一义矣。（清代徐赤《伤寒论集注·卷三·辨阳明病脉证并治法》）

上条于脉浮发热，渴而小便不利之证，既著猪苓汤之用矣；此条复示猪苓汤之戒，谓虽渴欲饮水，而汗出多者，则不可以猪苓利其小便。所以然者，汗之与溺，同出而异归者也。《灵枢》云：水谷入于口，输于肠胃，其液别为五，天寒衣薄，则为溺与气，天暑衣厚则为汗。故虽清浊不同，其为府中之液则一也。汗出既多，胃液已耗，而复以猪苓利之，是已燥而益燥也，故曰不可与猪苓汤。（清代尤怡《伤寒贯珠集·卷四·阳明篇下·阳明明辨法第二》）

脉浮而迟，表热里寒，下利清谷者，四逆汤主之。（225）

四逆汤

甘草二两，炙　干姜一两半　附子一枚，生用，去皮，破八片

上三味，以水三升，煮取一升二合，去滓，分温二服。强人可大附子一枚，干姜三两。

【何注】

患者内有久寒，出现腹泻，大便中有不消化的食物，此时肾阳不足，本应脉象沉迟，反见浮脉，又有表热之证，是真阳已浮于表。此时可用四逆类方，如四逆汤等，以回阳救逆。

【临床体会】

1.四逆汤的方证是：手足厥冷（过肘、膝关节），休克，小便清长，腹泻清谷，精神萎靡不振，身体疼痛，脉沉迟或脉微。

2.在康平本中，所有的"四逆汤"全部以"回逆汤"的名字出现，我认为"回逆"一词，更能体现此方的功用——具有逆转病势、急救回阳之效。

【医家选注】

外感之着人，恒视人体之禀赋为转移，有如时气之流行，受病者或同室、同时，而其病之偏凉、偏热，或迥有不同。盖人之脏腑素有积热者，外感触动之则其热益甚；其素有积寒者，外感触动之则其寒亦益甚也。明乎此则可与论四逆汤矣。（近代张锡纯《医学衷中参西录·第七期第二卷·阳明病四逆汤证》）

次男元犀按：生附子、干姜，彻上彻下，开辟群阴，迎阳归舍，交接十二经，为斩旗夺关之良将。而以甘草主之者，从容筹划，自有

将将之能也。（清代陈修园《长沙方歌括·卷二·太阳方·四逆汤》）

阳明病，发潮热，大便溏，小便自可，胸胁满不去者，与小柴胡汤。（229）

小柴胡汤

柴胡半斤 黄芩三两 人参三两 半夏半升，洗 甘草三两，炙 生姜三两，切 大枣十二枚，擘

上七味，以水一斗二升，煮取六升，去滓，再煎取三升。温服一升，日三服。

【何注】

阳明病虽伴有潮热，但大便不硬反溏，小便不数，此为腑实未结。细究其因，见胸胁满一症，可知邪气被阻于少阳，还未入里，故可用小柴胡汤，直接疏解少阳。

【临床体会】

虽为阳明病，但只要出现了胸胁满闷一证，便可辨证为小柴胡汤证。由此亦可得出，小柴胡汤最主要的方证是胸胁满。

【医家选注】

外此虽太阳已罢而少阳忽尔掺入阳明者，亦不可作阳明处治。如得阳明病而发潮热，似乎胃实之征矣。但胃实之潮热，大便必硬，而小便自赤涩。今大便溏，小便自可，是热虽盛，非入腑之热也。再以胸胁征之。凡粪溏者，气自降，气不降而胸满，明是木来克土，故阳明少阳之证兼见，小柴胡汤主之，升木即所以松土也。（清代程郊倩《伤寒论后条辨整理与研究·御集·辨阳明病脉证篇第一》）

此阳明兼少阳之证也。邪在阳明而发潮热，为胃实可下之候矣。而大便反溏，则知邪虽入而胃未实也。小便自可，尤知热邪未深，故气化无乖而经邪尚未尽入也。胸胁满者，邪在少阳之经也。少阳之脉循胁里，其支者，合缺盆，下胸中。胸胁之满未去，其邪犹在半表半里之间，故为少阳阳明。然既曰阳明病，而独以少阳法治之者，盖阳

明虽属主病，而仲景已云：伤寒中风，有柴胡证，但见一证便是，不必悉具。故凡见少阳一证，便不可汗下，唯宜以小柴胡汤和解之也。（清代钱潢《伤寒溯源集·卷之六·少阳阳明证治第十三》）

脉但浮，无余证者，与麻黄汤。若不尿，腹满加哕者，不治。（232）

麻黄汤

麻黄三两，去节　桂枝二两，去皮　甘草一两，炙　杏仁七十个，去皮尖

上四味，以水九升，煮麻黄，减二升，去白沫，内诸药，煮取二升半，去滓。温服八合，覆取微似汗。

阳明病，脉浮，无汗而喘者，发汗则愈，宜麻黄汤。（235）

【康平本原文】

脉但浮，无余症者，与麻黄汤（注：若不尿，腹满加哕者，不治）。

【何注】

患者脉浮，却无发热、口渴、汗出等证时，可排除阳明病，而从太阳论治，可用麻黄汤发汗，使邪从表而散。而即使为阳明病，只要见到脉浮、无汗、喘促的麻黄汤证，亦可以用麻黄汤发汗治之。

【临床体会】

1.此条再次提示麻黄汤最重要的方证特征是：脉浮。

2.临床中，肝硬化合并顽固性腹水有时会发生严重的并发症——肝肾综合征。其特征为少尿或无尿、氮质血症、低血钠或低尿钠、肾脏无器质性病变等，故亦称功能性肾功能衰竭。除无尿外，还可以并见食管胃底静脉曲张，此时在上不能食，在下不得尿，属"关格"范畴；又见腹水，亦即"不尿，腹满加哕"之意。目前西医尚无疗效确切的治法，病死率高，对中医亦是难治之证。

【医家选注】

但浮无余症，则里症全无，必从汗解，故用麻黄汤。此二条，明阳明中风之症，有里邪用小柴胡，无里邪则用麻黄，总以脉症为凭，无一定法也。若不尿，气绝。腹满加哕者，不治。《论》中阳明篇云：阳明病，不能食，攻其热必哕。所以然者，胃中虚冷故也。"虚冷"二字尤明，盖阳微欲尽也。又云：大吐大下，汗出怫郁，复与之水，以发其汗，因得哕。《灵枢》云：真邪相攻，气并相逆，故为哕，即呃逆也。《素问》云：病深者，其声哕。乃肺胃之气隔绝所致，兼以腹满，故不治。（清代徐大椿《伤寒论类方·柴胡汤类·小柴胡汤》）

此条言阳明病，亦非胃家实之证。乃太阳病初传阳明，经中有寒邪也。脉浮无汗而喘者，此太阳伤寒之证仍在也。但脉浮而不紧，为其邪传入阳明。脉虽变，而麻黄汤证不变，故仍用麻黄汤以发其汗，则愈。或问：无汗而喘，但脉浮不紧，何以定其为阳明证？余答云：病人必见目疼鼻干，故云阳明证也。以其病从太阳经来，故从太阳麻黄汤例。要之既云阳明病，仲景法，还宜用葛根汤方也。（清代汪琥《伤寒论辨证广注·卷之六·辨阳明病脉证并治法》）

阳明病，自汗出，若发汗，小便自利者，此为津液内竭，虽鞕不可攻下之，当须自欲大便，宜蜜煎导[1]而通之。若土瓜根[2]及大猪胆汁，皆可为导。（233）

蜜煎方

食蜜[3]七合

上一味，于铜器内，微火煎，当须凝如饴状，搅之勿令焦著，欲可丸，并手捻作挺，令头锐，大如指，长二寸许。当热时急作，冷则鞕。以内谷道[4]中，以手急抱，欲大便时乃去之。疑非仲景意，已试甚良[5]。

又大猪胆一枚，泻汁，和少许法醋[6]，以灌谷道中，如一食顷[7]，当大便出宿食恶物，甚效。

【康平本原文】

阳明病，自汗出，若发汗，小便自利者（此为津液内竭），虽鞭不可攻之，当须自欲大便，宜蜜煎导而通之。若土瓜根及大猪胆汁，皆可为导。

食蜜七合

上一味，于铜器内，微火煎，当须凝如饴状，搅之勿令焦著，候可丸，并手捻作挺，令头锐，大如指，长二寸许。当热时急作，冷则鞭。以内谷道中，以手急抱，欲大便时乃去之（疑非仲景意），已试甚良。

又大猪胆一枚，泻汁，和少许法酢，以灌谷道中，如一食顷，当大便出宿食、恶物，甚效。

【词释】

［1］导：有因势利导之义。用润滑类药物纳入肛门，诱发排便，叫作导法。

［2］土瓜根：土瓜又名王瓜。土瓜根苦寒无毒，富含汁液，捣汁灌肠可通便。《肘后备急方》曰："治大便不通，土瓜采根捣汁，筒吹入肛门中，取通。"

［3］食蜜：即蜂蜜。

［4］谷道：指肛门。

［5］疑非仲景意，已试甚良：《玉函》卷八、《千金翼》卷九、《注解伤寒论》卷五均无。

［6］法醋：按官府法定标准酿造的食用米醋。

［7］一食顷：约吃一顿饭的时间。

【何注】

阳明病经过汗出、再次发汗，小便通利，体中津液已亏耗，肠道失润，故有便意却不得便出。此时可用蜜煎导增其津液，润滑肠道，或用土瓜根、大猪胆汁以清热润燥。

【临床体会】

1.蜜煎导的方证是：有便意，但大便干硬难解。

2.蜜煎导并非由口食入，而是从肛门纳入，取"其下者，引而竭之"之意。仲景导法是现今灌肠法的先行者，是开塞露的雏形。

3.除蜜煎导外，我曾用大猪胆汁汤（取大猪胆一枚，切小口，泻出胆汁，与少许食用醋混匀，注入20mL空开塞露瓶中。嘱患者欲大便时，以混合后的药液肛门内灌肠）为患者治疗阳明病津亏便秘，疗效亦佳，仲景诚不我欺！

【医家选注】

蔚按：津液内竭，便虽硬而不宜攻。取蜜之甘润。导大肠之气下行。若热结于下，取猪为水畜以制火，胆为甲木以制土，引以苦酒之酸收，先收而后放，其力始大。其宿食等有形之物一下，而无形之热亦荡涤无余矣。（清代陈修园《长沙方歌括·卷五·阳明方·猪胆汁方》）

至于下法之穷，又有导法以济之。阳明病，自汗出，不可再发其汗，若再发其汗，兼见小便自利者，此为津液内竭。津液既竭，则大便硬不待言矣。然大便虽硬不可攻之，当须自欲大便，宜蜜煎导而通之；若土瓜根与大猪胆汁皆可为导。此言阳明气机总要其旋转，津液内竭者不宜内攻而宜外取也。盖以外无潮热，内无谵语，与可攻之证不同须待也。（清代陈修园《伤寒论浅注·卷四·辨阳明病脉证篇》）

阳明病，脉迟，汗出多，微恶寒者，表未解也，可发汗，宜桂枝汤。（234）

桂枝汤

桂枝三两，去皮　芍药三两　生姜三两　甘草二两，炙　大枣十二枚，擘

上五味，以水七升，煮取三升，去滓，温服一升，须臾啜热稀粥一升，以助药力取汗。

【何注】

阳明病，若见恶寒之症，是有表邪未解，需用汗法发汗解表，可用桂枝类方或麻黄类方。因汗出多后伤阴，故见脉迟，符合桂枝汤的

方证，可用桂枝汤解之，不能用麻黄汤使汗大泄。

【临床体会】

桂枝汤的方证是：发热，恶风恶寒，有汗，头痛，颈项僵硬，舌淡，脉浮。

【医家选注】

阳明病，脉迟，汗出多，当责邪在里，以微恶寒，知表未解，与桂枝汤和表。（明代张遂辰《张卿子伤寒论·卷五·辨太阳病脉证并治第八》）

此太阳之经邪，传入阳明之经，而未入其腑也。阳明病，指壮热略微而言，非概指渴而恶热也。以渴而恶热，为胃腑受邪之病，且与下文微恶寒而碍也，故阳明之本脉当缓，阳明之病脉当大，今独见迟。经曰："迟为在脏。"似乎里阳虚弱，不宜汗之脉矣。阳明之自汗有二：一则热入阳明之腑，如锅中煮热饭，蒸出水谷之气而为汗者；一则热邪在肌肉及经，如熏笼烘湿衣，烤出太阳之营阴而为汗者。此处之汗，殆指阳明经热，逼出太阳之营阴，而为汗耳。其窍妙在烦渴与不烦渴为辨也。

夫病邪多半在阳明之经，而所出者，仍是太阳不摄之汗，故微恶寒，而表未解，桂枝解肌，正从肌肉之分而托出为宜。盖谓脉不大而迟，虽似不可汗之诊，但热郁汗出则脉迟，却是因汗出太多之故，而非关迟为在里也。故可发汗，此条于脉迟上加一"虽"字，其义自明。（清代高学山《伤寒尚论辨似·阳明经总说·阳明经上篇》）

病人烦热，汗出则解，又如疟状，日晡所发热者，属阳明也。脉实者，宜下之；脉浮虚者，宜发汗。下之与大承气汤，发汗宜桂枝汤。（240）

【何注】

阳明病会出现心烦、发热、汗出、下午3～9点潮热的情况，这都是阳明实热的表现。脉象弦滑而实，则是有阳明腑实停于肠腑，需用下法治之，可用大承气汤。若脉象浮虚，腑实尚未成形，反而表证更显，须先用桂枝汤发汗解表。

【医家选注】

言阳明脉实宜下，脉浮虚犹宜汗也。烦热得汗解矣，乃太阳之邪将尽未尽。其人复如疟状，日晡潮热，则邪在阳明矣。热虽已得阳明证，未可即为里实，须审脉候以别之。脉实者可下；若脉浮虚，则为阳明而兼太阳，可汗不可下也。（清代程知《伤寒经注·阳明表散第七》）

此凭脉之虚实，以辨表里，以施汗下，不可概与承气也。病人烦热，阳气甚也，得阴而解，故汗出则解，若又如疟状，日晡所发热者，阳明气盛，遇旺时而发，属阳明也，然此又有表里之分，须凭脉以断之。若脉实者，此病在里，宜下之；浮虚者，此病在表，宜发汗。下与承气，汗宜桂枝，二汤洵汗下之总司也。（清代张锡驹《伤寒论直解·卷四·辨阳明病脉证篇》）

食谷欲呕，属阳明也，吴茱萸汤主之。得汤反剧者，属上焦也。（243）

吴茱萸汤

吴茱萸一升，洗　人参三两　生姜六两，切　大枣十二枚，擘

上四味，以水七升，煮取二升，去滓，温服七合，日三服。

【康平本原文】

食谷欲呕者，属阳明也，吴茱萸汤主之（注：得汤反剧者，属上焦也）。

【《金匮要略》原文1】

呕而胸满者，茱萸汤主之。

茱萸汤

吴茱萸一升　人参三两　生姜六两　大枣十二枚

上四味，以水五升，煮取三升，温服七合，日三服。

【《金匮要略》原文 2】

干呕吐涎沫，头痛者，茱萸汤主之。

【何注】

食完饭后便想要呕吐，如果是由中焦虚寒，浊阴上逆所导致，可以用吴茱萸汤以温中祛寒，和胃降逆。

如果是由上焦有热，胃气上逆所导致的，则不能再用吴茱萸汤，可以用大黄甘草汤。

【临床体会】

1.吴茱萸汤的方证：第一类病证——头痛，局部怕风畏寒；第二类病证——呕吐，腹泻，喜饮温水，手足凉，烦躁胸闷，脉沉迟或沉弦。主证是：头痛，局部怕风怕冷。或吐利，喜饮温水，手足凉，烦躁。

2.吴茱萸汤需注意其中人参与生姜的用量比例是 1∶2（剂量举例：吴茱萸 9g，党参 15g，生姜 30g，大枣 30g），若不遵此剂量比例，如将人参剂量增多，或将生姜剂量减少，则不再是吴茱萸汤，也不能再起到吴茱萸汤本来的效果了。

3.《金匮要略·呕吐哕下利病脉证治第十七》中有一方"大黄甘草汤"，可以治疗"食已即吐者"。大黄甘草汤的方证是：食即呕吐，大便干或不通。吴茱萸汤与大黄甘草汤均可以治疗呕吐之证，但前方所吐之物多为涎沫或仅有干呕，后方所吐之物多为刚进食的食物；前方可治疗呕吐属寒证者，后方可治疗呕吐属热证者。

【医家选注】

食谷欲呕，胃家寒也，吴茱萸汤温其胃。而得汤反剧者，以上焦有热，温药初入，两热相并下焦，为之拒格而不内也。或者当以热因寒用之法导引之乎？（清代徐赤《伤寒论集注·卷三·辨阳明病脉证并治法》）

吴萸气味俱厚，阳中之阴，气辛，故性好上，味厚，故又善降，其臭臊，故专入肝，而脾胃则旁及者也，下逆气最速。浊阴不降，厥气上逆胀满，非吴萸不为功。然则长沙立吴萸汤本以治厥阴病，乃于阳明食呕亦用之，何哉？盖脾胃既虚，则阳退而阴寒独盛，与辛热之气相宜，况土虚则木必乘，乘则不下泄，必上逆，一定自然之理也。然后知未得谷前已具上逆之势，况谷入而望其安胃耶？此非厚味能降者不能治之也，故人参补胃，姜、枣益脾散滞，不与奠土者有余功欤！故左金丸兼川连去肝家之火，用之神效，绝不以辛热为嫌；黄连制吴萸诸寒利色白者亦随手而验，更不以下滞为虑。彼取其降，此取其辛，固有器使之道也。（清代熊寿试《伤寒论集注·卷二·阳明经上》）

跗阳脉[1]浮而涩，浮则胃气强，涩则小便数，浮涩相抟，大便则鞭，其脾为约，麻子仁丸主之。(247)

麻子仁丸

麻子仁二升　芍药半斤　枳实半斤，炙　大黄一斤，去皮　厚朴一斤，炙，去皮　杏仁一斤，去皮尖，熬，别作脂

上六味，蜜和丸如梧桐子大，饮服十丸，日三服，渐加，以知[2]为度。

【康平本原文】

跗阳脉浮而涩，浮则胃气强，涩则小便数，浮涩相抟，大便则难，其脾为约，麻子仁丸主之。

麻子仁二升　芍药半斤　枳实半斤（炙）　大黄一斤（去皮）厚朴一斤（炙，去皮）　杏仁一斤（去皮尖，熬）

上六味，蜜和丸如梧桐子大，饮服十丸，日三服（注：渐加，以知为度）。

【词释】

[1] 跗阳脉：为足背动脉，在冲阳穴处，属足阳明胃经。

[2] 知：愈也。《方言·卷三》曰："差、间、知，愈也。南楚病愈谓之差，或谓之间，或谓之知。"

【何注】

候足背动脉趺阳脉可观阳明之气的盛衰，若趺阳脉浮则是胃气充盛之象，若趺阳脉涩是津液不足，失津过多，可能由小便过频过多所导致，此时若有脾约，形成一个胃强脾弱的状态，脾便不能为胃行津液，则大便会变得干硬难解，此时宜用麻子仁丸，以泄阳明热，润肠通便。

【临床体会】

1.麻子仁丸的方证是：大便干结，数日不便，粪粒坚小，口唇干裂起皮，饮食佳或饮食正常，小便频数。主证是：大便干结，小便频数，口唇起皮。足阳明胃经"挟口环唇"，手阳明大肠经"挟口"，由经脉循行可知，阳明病会在口唇上有相应的表现。若脾不能为胃行其津液，则肠中干，此时会有口唇干燥起皮的表现。

2.麻子仁丸使用时应尽量用丸剂，而不是汤剂。我在临床中曾经将此方各药物打粉后混合在一起，配以蜂蜜，炼成似梧桐子大的丸剂，闻起来香喷喷，服用时有淡淡的苦味。清代徐灵胎说："煎药之法，最宜深讲，药之效不效，全在乎此。"医生开好药后能否将病治好，煎药与服药的方式也尤其重要。例如此方本为丸剂，若做成汤剂，则疗效锐减。

又例如礞石滚痰丸一方中含有礞石一药，此药难溶于水，若制成汤剂则难以发挥其效，含有礞石的滚痰丸、金宝神丹、夺命散均非汤剂，故服药剂型也是临床起效的关键。

【医家选注】

趺阳脉浮而涩，浮则胃气强，阳盛。涩则小便数，阴不足。浮涩相搏，大便则难，其脾为约，此即论中所云：太阳阳明者，脾约是也。麻仁丸主之。太阳正传阳明，不复再传，故可以缓法治之。（清代徐大椿《伤寒论类方·承气汤类·麻仁丸》）

至于脾约家，则趺阳脉浮而涩，其常也。浮则胃气强，涩则小便数，火盛水亏，由二脉相搏而致，大便难之证，此之谓约，麻仁丸润燥通幽为处治。则一遇伤寒其不能恣行大承气可知矣。所以然者，以其为太阳阳明，非正阳阳明胃家实者，比则推之少阳阳明，其不可以正阳阳明胃家实之治，治之不可例推乎？阳明脉大，大而实也，不实而芤而涩，由其胃中先有所亡。经曰：阴虚者，阳必凑，故二家之转属阳明反易，急宜泻阳救阴，又不可泥定阳明脉大之缓，彼如焚之救也。（清代程郊倩《伤寒论后条辨整理与研究·御集·辨阳明病脉证篇第一》）

伤寒发汗已，身目为黄，所以然者，以寒湿（一作温）在里不解故也，以为不可下也，于寒湿中求之。（259）

【康平本原文】

伤寒发汗已，身目为黄，所以然者，以寒湿在里不解故也，以为不可下也（注：于寒湿中求之）。

【何注】

伤寒发汗之后，过汗损害脾阳，使脾胃寒湿内停，兼见表邪不解，不能使寒湿排出，郁而在内故见发黄。此时需用温中散寒、除湿退黄之药，可用茵陈五苓散、理中汤加茵陈等。

【医家选注】

伤寒发汗已，热与汗越，不能发黄，而反身为黄者，以寒湿深入在里，汗虽出，而寒湿不与俱出也。寒湿在里，必伤于脾，脾伤而色外见，则身目为黄。是不可比于瘀热在里之例，而辄用下法也。云于寒湿中求之者，意非温脾燥湿不可耳。（清代尤怡《伤寒贯珠集·卷四·阳明篇下·阳明杂治法第二》）

伤寒寒湿在里，此内伤生冷之寒也。内伤生冷之寒，则表之不解，徒致发黄。下之不可，以无郁热。愚意云：此海藏老人所云阴黄者是也。于寒湿中求之，则知非热证矣。（清代汪琥《伤寒论辨证广注·卷之六·辨阳明病脉证并治法》）

阳明病，发热汗出者，此为热越[1]，不能发黄也。但头汗出，身无汗，剂颈而还，小便不利，渴引水浆[2]者，此为瘀热[3]在里，身必发黄，茵陈蒿汤主之。(236)

茵陈蒿汤

茵陈蒿六两　栀子十四枚，擘　大黄二两，去皮

上三味，以水一斗二升，先煮茵陈，减六升，内二味，煮取三升，去滓，分三服。小便当利，尿如皂荚汁状，色正赤，一宿腹减，黄从小便去也。

伤寒七八日，身黄如橘子色，小便不利，腹微满者，茵陈蒿汤主之。(260)

【康平本原文】

阳明病，发热汗出者（此为热越），不能发黄也。但头汗出，身无汗，剂颈而还，小便不利，渴引水浆者，此为（瘀热有里），身必发黄，茵陈蒿汤主之。

茵陈蒿六两　栀子十四枚（擘）　大黄二两（去皮）

上三味，以水一斗二升，先煮茵陈，减六升，内二味，煮取三升，去滓，分三服。小便当利（注：尿如皂荚汁状，色正赤，一宿腹减，黄从小便去也）。

【词释】

[1]热越：热邪向外发散。

[2]水浆：泛指多种饮品，如水、果汁等。

[3]瘀热：湿热郁滞在里。

【何注】

若阳明病能有汗出，则是内热能向外发越，这种情况下是不会发生身黄的情况的。若口渴，小便不利，是湿邪留于下焦，津液不布于上，再加上热被郁于内，不能畅汗使热发出后出现的仅头部有汗的症状，可知此时体内湿热相搏，故见身黄。腑气壅滞，故见腹满。故用茵陈蒿汤，以清热、利湿、退黄。

【临床体会】

1. 茵陈蒿汤的方证是：身体发黄（巩膜黄染），但头汗出，不喜油腻（肉食），大便干，舌黄而胀大，苔黄腻，脉滑数。

2. 此方起效的关键，在于使用大量的茵陈（"六两"），笔者在临床上茵陈至少用 40g。临床若遇到符合茵陈蒿汤证的患者，在使用茵陈蒿汤原方的同时，我会为患者单独准备 30 ～ 60g/ 天茵陈，让患者自行煮水作为代茶饮，两者配合服用，疗效尤佳。

> 茵陈蒿汤的茵陈必须是 40g 以上，否则为茵陈蒿去茵陈汤！
>
> ——何庆勇（2010 年）

【医家选注】

脾主为胃行津液，酒入于胃，阴气虚，阳气入，聚于脾中不得散，热伤于身，内热而溺赤也。（《素问·厥论》）卫气之剽悍与酒同，卫邪入于阳明，传之太阴，结于膀胱，故小便不利，瘀热发黄也。栀子清君相之火，以达水源；大黄泄脾胃之热，以下阳气；君茵陈燥土而通水腑也。三服后，瘀热自小便出，故有溺赤腹减之效。（清代王继志《经证证药录·卷八·茵陈蒿》）

身无汗，小便不利，不得用白虎；瘀热发黄，内无津液，不得用五苓，故制茵陈汤以佐栀子承气之所不及也。熏黄，阴黄也；橘黄，阳黄也。脉必沉细，否而黄必熏黄，则无由知其为寒湿在里也。（清代孟承意《张仲景伤寒原文点精·太阳脉证·茵陈汤证》）

伤寒身黄发热，栀子檗皮汤主之。（261）

栀子檗皮汤

肥栀子十五个，擘　甘草一两，炙　黄檗二两

上三味，以水四升，煮取一升半，去滓，分温再服。

【何注】

伤寒束于体表，内热不得外散故见发黄，但因腑气受阻不重，湿邪停滞不多，故未见腹满、小便不利之证。此为郁热较重，湿滞较轻，故用栀子柏皮汤清解内热，利湿退黄。

【临床体会】

栀子柏皮汤的方证是：身黄或巩膜黄染，发热，胸中烦闷，头汗多，身无汗，小便黄，舌苔黄腻。

表4-7　茵陈蒿汤与栀子檗皮汤之比较

	茵陈蒿汤	栀子檗皮汤
条文	阳明病，发热汗出者，此为热越，不能发黄也。但头汗出，身无汗，剂颈而还，小便不利，渴引水浆者，此为瘀热在里，身必发黄，茵陈蒿汤主之。伤寒七八日，身黄如橘子色，小便不利，腹微满者，茵陈蒿汤主之	伤寒身黄发热，栀子檗皮汤主之
方证	身体发黄（巩膜黄染），但头汗出，或不喜油腻（肉食），大便干，舌黄而胀大，苔黄腻，脉滑数	身黄或巩膜黄染，发热，胸中烦闷，头汗多，身无汗，小便黄，舌苔黄腻
主证	身体发黄（巩膜黄染），但头汗出，大便干，或不喜油腻（肉食）	身黄发热，胸中烦闷，小便黄
药物组成	茵陈蒿六两，栀子十四枚（擘），大黄二两（去皮）	肥栀子十五个（擘），甘草一两（炙），黄檗二两

【医家选注】

黄，脾土之本色也，为湿热之所蒸，土之本色追而外泄，熏蒸入肺，达于皮肤，故周身皆黄。目中白睛属肺，故亦黄也。脾病必入胃，流于小肠，浸入膀胱，故小便亦黄。此方所主之病，必其人脾胃素湿，相火本旺，表里之证虽愈，而余热未清，合以素蕴之湿气，蒸而为黄，脾阳外散，故发黄而身热也。观方中用黄檗，知其火出于肾，用栀子，知其黄泄于肺也。此是初起治法，故从热论，迟则脾阳泄尽，变为大寒，其证仍同，但不发热，而手足反凉耳。（清代何贵孚《伤寒论大方图解·下卷·栀子檗皮汤》）

身黄发热，热已有外泄之机，从内之外者治其内，故用栀子柏皮，直清其热，则热清而黄自除。用甘草者，正引药逗留中焦，以清热而导湿也。栀豉汤乃取吐之轻剂，此方之用栀子，得炙草之甘缓，黄柏之苦降，而栀子又能从中焦分解湿热，洵乎处方之妙，乃用药而不为药用者也。（清代吕震名《伤寒寻源·下集·栀子柏皮汤》）

伤寒瘀热在里，身必黄，麻黄连轺[1]赤小豆汤主之。（262）

麻黄连轺赤小豆汤

麻黄二两，去节　连轺二两，连翘根是也　杏仁四十个，去皮尖　赤小豆一升　大枣十二枚，擘　生梓白皮一升，切　生姜二两，切　甘草二两，炙

上八味，以潦水[1]一斗，先煮麻黄再沸，去上沫，内诸药，煮取三升，去滓，分温三服，半日服尽。

【康平本原文】

伤寒瘀热在里，身必发黄，麻黄连轺赤小豆汤主之。

麻黄二两（去节）　连轺二两（连翘根是也）　杏仁四十个（去皮尖）　赤小豆一升　大枣十二枚（擘）　生梓白皮一升（切）　生姜二两（切）　甘草二两（炙）

上八味，以潦水一斗，先煮麻黄再沸，去上沫，内诸药，煮取三升，去滓，分温三服（注：半日服尽）。

【词释】

[1] 连轺：连翘根。

[2] 潦水：地面流动的水。

【何注】

表有伤寒，内有郁热，这是表里同病，寒热错杂之证。若再夹湿

邪，湿热互结向外蒸腾，却又因表邪外束不能使汗畅达于外，反郁于里，故见身黄。此时可用麻黄连轺赤小豆汤，以解表散邪，清利湿热。

【临床体会】

1. 麻黄连轺赤小豆汤的方证是：身黄，或伴发热、无汗，身痒，或伴心烦懊侬，舌苔白腻，水滑，小便不利，脉濡或滑。此时的身黄并非只有黄疸时才可使用，除见皮肤黄染、巩膜黄染外，咳黄脓痰、流黄脓疮，均属"身必发黄"的范畴，临床上可变通使用。

2. 在此方中，出现了连轺一药，是植物连翘的根茎，而不是果实，故不应以连翘代替连轺使用。其实，连翘最开始不是用果实，也不是用现在所指的连翘植物。所以连轺不是今天的连翘也不是连翘根。在《新修本草·草部下品之下卷第十一》中，苏敬在连翘一条后注解道："此物有两种：大翘、小翘。大翘叶狭长如水苏，花黄可爱，生下湿地。著子似椿实之未开者，作房，翘出众草。其小翘生岗原之上，叶花实皆似大翘而小细，山南人并用之。今京下唯用大翘子，不用茎花也。"此番对连翘的描述，与今之植物连翘的性状并不相符，反而符合此番描述的是金丝桃科植物黄海棠，也称为湖南连翘。仲景云"连轺……连翘根是也"，用的便是黄海棠的根。自唐代起，在《备急千金要方》《外台秘要》则开始使用黄海棠的全草而非根部作为连翘使用。到宋代《本草衍义》中记载的连翘产地信息、形状等已与今之之连翘——木犀科植物连翘的果实无异了。自此以后，就把木犀科植物连翘的果实当作中药连翘的正品使用了。但欲回到仲景时期的连翘与连轺，还是应在黄海棠中去求。

3. 本方中的梓白皮一药，亦是难得。而何为梓白皮？东汉许慎在《说文解字·木部》中说："梓，楸也……楸，梓也。"由此看出梓木与楸木其实同物而异名。根据《史记》记载，楸树作为优良树种大量种植，仲景时代南阳、长沙附近区域有较多的楸树，此亦可以提供一些地理学支持。《本草经辑注·木部·梓》说"梓有三种，当用朴素不腐者"，而长沙马王堆汉墓出土的"梓棺"，全部由楸木制成，并且至今完好无损。综上可以推测，在汉时期，"梓"名称是包含楸树在内的总称，二者在当时是混用不分的。《伤寒论》中的梓白皮很有可能是楸树皮。今人多用桑白皮替之，若能寻到楸树皮并用之，或更能发挥其清泄湿热之功用。

4.此方需"半日服尽"，即只能早上至中午期间服用，下午及晚上不能服用。现代药理研究表明，麻黄有兴奋中枢神经系统的作用，晚上服用后可能会对患者的睡眠造成一定影响。

【医家选注】

热反入里，不得外越，谓之瘀热，非发汗以逐其邪，湿热不散。然仍用麻黄、桂枝，是抱薪救火矣。于麻黄汤去桂枝之辛热，加连翘、梓皮之苦寒，以解表清火而利水，一剂而三善备。且以见太阳发黄之治，与阳明迥别也。此汤以赤小豆、梓白皮为君，而反冠以麻黄者，以兹汤为麻黄汤之变剂也。瘀热在中，则心肺受邪，营卫不利。小豆赤色，为心家谷，入血分而通经络，行津液而利膀胱。梓皮色白，专走肺经，入气分而理皮肤，清胸中而散瘀热。故以为君。更佐连翘、杏仁、大枣之苦甘，泻心火而和营；麻黄、生姜、甘草之辛甘，泻肺火而调卫。潦水味薄，能降火而除湿，故以为使。半日服尽者，急方通剂，不可缓也。此发汗利水，又与五苓双解法径庭也。（清代柯琴《伤寒来苏集·卷之上·麻黄汤证下》）

蔚按：栀子柏皮汤，治湿热已发于外，只有身黄发热，而无内瘀之证。此治瘀热在里，迫其湿气外蒸而为黄也。麻黄能通泄阳气于至阴之下以发之；加连翘、梓皮之苦寒以清火；赤小豆利水以导湿；杏仁利肺气而达诸药之气于皮毛；姜、枣调营卫以行诸药之气于肌腠；甘草奠安太阴，俾病气合于太阴而为黄者，仍助太阴之气，使其外出，下出而悉出也。潦水者，雨后水行湾地，取其同气相求，地气升而为雨，亦取其从下而上之义也。（清代陈修园《长沙方歌括·卷五·阳明方·麻黄连翘赤小豆汤》）

第五章　辨少阳病脉证并治第九

少阳之为病，口苦、咽干、目眩也。（263）

【何注】

此条为少阳病的提纲证。如果患者出现了口苦、咽喉干至嗓部及视物眩晕的症状，可知此由少阳枢机不利，相火上越所致，可将其定义为少阳病。胆火上扰，胆汁上逆，故见口苦；火热伤津故见咽干；肝开窍于目，足少阳胆经起于目外眦，故胆火上炎可使头晕目眩。

【临床体会】

此类口苦，多见于早晨 3～9 点首发，因此时为少阳病欲解之时，常常病情加重；患者除口苦外，还会觉得口干，甚至发干至嗓子眼里。此类患者常根据其不同兼证，加减使用柴胡类方中的不同方剂。

【医家选注】

足少阳之经，起目锐眦，下颈，合缺盆，口、咽、目，皆少阳经脉之所循。少阳以下行为顺，病则经气壅遏，逆循头面，相火燔腾，故见证如此。苦者火之味，炎上作苦也。眩者相火离根，升浮旋转之象也。《素同·标本病传论》肝病头目眩，肝胆同气也。（清代黄元御《伤寒悬解·卷八·少阳经上篇》）

口、咽、目三者，不可谓之表，又不可谓之里，是表之入里，里之出表处，所谓半表半里也。三者能开能阖，开之可见，阖之不见，恰合枢机之象，故两耳为少阳经络出入之地。苦、干、眩者，皆相火上走空窍而为病也。太阳主表，头项强痛为提纲；阳明主里，胃家实为提纲；少阳居半表半里之位，又特揭口苦、咽干、目眩为提纲，奇

而至当也。(清代孟承意《张仲景伤寒原文点精·少阳脉证》)

少阳中风，两耳无所闻[1]，目赤，胸中满而烦者，不可吐下，吐下则悸而惊。(264)

【康平本原文】

少阳病，两耳无所闻，目赤，胸中满而烦者，不可吐下，吐下则悸而惊。

【词释】

[1] 两耳无所闻：即指耳聋。

【何注】

少阳证本有火象，若再兼风，风火相煽，循经所过之处必不安宁。足少阳胆经起于目锐眦，故见目赤；手少阳三焦经、足少阳胆经均过耳部，故见耳聋；足少阳胆经行于胸中，手少阳三焦经支脉部于胸中，故见胸中烦满。此时病邪处于半表半里之位，不可用吐下之法，否则耗伤气血，使邪内陷，扰动心阳而见惊悸之变证。

【临床体会】

1. 耳鸣、耳聋、目赤等五官科疾病，若为实证，可考虑从少阳病论治，可用小柴胡汤等治之。

2. 少阳证，若吐下而诱发悸惊，可以考虑柴胡加龙骨牡蛎汤等。

【医家选注】

此少阳自中风也。胸满而烦，似可吐下，以其易误而示之禁也。以吐除烦，吐则伤气，气虚者悸。以下除满，下则亡血，血虚者惊。(清代徐赤《伤寒论集注·辨少阳病脉证并治法》)

愚以惊悸皆主于心。胸满而烦者，邪已离表，未全入里，为半在表半在里之证，乃上焦病也。上焦与心相近，误吐且下，则气血衰耗，而神明无主，以故怵然而悸，惕然而惊也。按：此条论仲景无治法，《补亡论》庞安时云，可小柴胡汤。吐下悸而烦者，郭白云云，当服柴胡加龙骨牡蛎汤。(清代汪琥《伤寒论辨证广注·卷之七·辨少阳病脉

证并治法》)

本太阳病不解，转入少阳者，胁下鞕满，干呕不能食，往来寒热，尚未吐下，脉沉紧者，与小柴胡汤。(266)

小柴胡汤

柴胡八两　人参三两　黄芩三两　甘草三两，炙　半夏半升，洗　生姜三两，切　大枣十二枚，擘

上七味，以水一斗二升，煮取六升，去滓，再煎取三升。温服一升，日三服。

【何注】

少阳病可由太阳传变而来，此时若出现胸胁满闷，甚至出现硬结时，这是少阳经气不利之甚所致；若出现干呕但并未真正吐出有形之物，甚至反复干呕至没有食欲时，这是胆热内郁，致使脾失运化，故不能食；少阳主枢，故对寒热变化均很敏感，会出现既怕冷又怕热的情况。沉脉是较浮而言，说明病邪已不在太阳，已转至少阳；紧脉与弦脉意同，均指脉象紧张度较高。此时宜用小柴胡汤，以和解少阳，调达枢机。

【临床体会】

小柴胡汤的方证是：往来寒热，胸胁苦满，嘿嘿不欲饮食，心烦喜呕，口苦，咽干，目眩，脉弦。小柴胡汤是少阳病的主方，但不仅仅限于治疗少阳病，对于太阳病、阳明病、厥阴病等，只要出现胸满胁痛等柴胡证，均可用柴胡类方，只要符合小柴胡汤的方证，均可以用小柴胡汤。

【医家选注】

（引张兼善）或问少阳胆经萦迂盘曲，皆多于各经，及观《少阳篇》中治证至简，又不闻何药为本经之正法，何也？夫经络所据，太阳在后以为表，阳明在前以为里，少阳在侧夹于表里之间，故曰半表半里。治法在表者宜汗，在里者宜下，既居两间，非汗下所宜，故主

疗无正法也。《经》曰：少阳不可吐下，又云"少阳不可发汗"，似此其汗、吐、下三法皆少阳所忌，其剂不过和解而已，所以仲景只以小柴胡汤为用，至当也。然则经络支别虽多，所行非正道，故为病亦不多矣。（清代林澜《伤寒折衷·卷七·少阳经证治篇》）

本太阳病不解，转入少阳者，从前太阳证不必诘，只据而今。若胁下硬满，干呕不能食，往来寒热，少阳证已具，岂唯太阳药不复用。果原委未经吐下而紊，虽脉沉紧，不得为少阴病也。只属邪因于经使然，何所忌而不以小柴胡汤之和解为定法。合之上条，彼于柴胡证去路得清楚，故不使渴证搅入小柴胡。此于柴胡证来路得清楚，故不使沉紧脉妨及小柴胡也。究竟沉紧非小柴胡本脉，其所以与之者，以未经吐下，故不妨舍脉从证耳。若已吐下，发汗，温针，何必脉变，只须增出谵语一证，便是柴胡证罢为坏病。此则治之之逆使然，察其所犯何逆而于法外议法，则存乎其人，又不得脉沉定前证，以不用小柴胡致坏，今更用之治坏，使一逆再逆也。（清代程郊倩《伤寒论后条辨整理与研究·书集·辨少阳病脉证篇》）

少阳病，欲解时，从寅至辰上。（272）

【词释】

［1］从寅至辰上：指寅、卯、辰三个时辰。即从3时至9时。

【何注】

少阳病的将要解决向愈的时间，是从寅时（凌晨3点）至辰时（9点）。

【临床体会】

我根据"欲解时"提出"经方时间治疗学"的理论，即在六经病各自"欲解时"的时间段里疾病会表现出一定的症状，或本有症状，在"欲解时"的时间段里症状更重的情况。这样病情潮汐似的发作规律，可以给医者提供一定的辨证依据。

例如本条提示了若疾病的发病时间（或加重时间）多为早上的3

点至9点，则可将此病从少阳论治，又因小柴胡汤是少阳病的主方，若患者在3点至9点少阳之气不得舒展，则用小柴胡汤从少阳论治，疏解少阳。我在临床利用此条辨证依据，曾治疗过多名因早上嗜睡而赖床的学生，疗效很好，服药后在早上都精神抖擞、上课专注，并且后来都考上了重点学校。少阳病多在3点至9点加重，故口苦一症也多见于早起时口苦。

【医家选注】

少阳者，发生草木之初阳也。自一阳来复于子，阳气萌于黄泉，木气即含生于少阴之中。至丑而为二阳，至寅而三阳为泰，阳气将出。至卯则其气上升于空际而为风，阳气附于草木，木得阳气而生长。在人则阳气藏于两肾之中，所谓命门先天相火也。其阳气流行于上中下者，曰三焦。其成形而生长条达者，曰胆。其气旺于寅卯。至此而经气充盈，正可胜邪，故为病之欲解时也。至辰土而其气已化，阳气大旺，将成太阳，则阳不为少矣，故曰自寅至辰上。（清代钱潢《伤寒溯源集·卷之七·少阳证治第十四》）

木旺于寅卯辰，阳中之少阳通于春，气乘旺而解也。（清代程郊倩《伤寒论后条辨整理与研究·书集·辨少阳病脉证篇》）

第六章　辨太阴病脉证并治第十

太阴之为病，腹满而吐，食不下，自利益甚，时腹自痛。若下之，必胸下结鞕[1]。(273)

【词释】

[1]胸下结硬：胸下即胃脘部，指胃脘部痞结胀硬。

【何注】

此条为太阴病的提纲证。如果患者出现了腹部胀满、呕吐、难以进食、腹泻、腹痛时作时止的症状，可知病位主要集中于脾胃中焦，主要由寒湿内阻，中焦阳虚，脾胃失养，升降失常所致，可将其定义为太阴病。脾阳失煦，阳不能运，则见腹满；胃气不降则见呕吐、不能进食；寒湿下注则见自发性下利；腹部失于温养，则见腹痛时作时止，并伴有喜温喜按的特点。此时中阳本虚，若再用下法，则阳再被伤，气不更行，水不更化，则见胃脘部胀满结硬。

【临床体会】

此类患者常根据不同兼证，而予理中类方、桂枝类方、四逆类方等。

【医家选注】

太阴为湿土，湿土之下，寒水承之，故其脏之为体，常湿常寒。而其性之所喜，在燥在温也。腹满而吐，食不下，湿气得邪而上升之应；自利，腹满，寒气得邪而下迫之应。此当如下文四条所云，四逆辈以温之，乃因腹满而用寒下之药，则误矣。结硬者，兼结胸痞硬而言，盖谓前症具而脉浮，且有表证如三条所云，宜桂枝汤者，而误下之，则表邪内陷，而为结胸。前症具而无表邪，如四条所云，宜四逆辈者，而误下之，则里阴上乘，而为痞硬矣。然仲景于太阴条中，偏重痞硬一边，结胸，不过带说耳。盖邪至太阴，表邪衰薄，结胸原少，而脾家最重真阳，误下而伤之，则痞硬一边，十居八九。故曰脏有寒。又曰当温之；又曰大实痛者，不过于桂枝汤内加大黄；又曰大黄宜减。其意可知矣。（清代高学山《伤寒尚论辨似·太阴经总说》）

此揭太阴本病也。太阴主脾所生病，脾主湿，又主输，故云太阴之为病，腹满痛而吐利也。脾虚则胃亦虚，食不下者，胃不主纳也。太阴本无下证，是转属阳明，为太阴之标病矣。若本病而下之，岂止胸下结硬已哉！末句主标病言也，即后条说当用大黄、芍药者，宜减之之意。胸下结硬，非阳陷之结胸，又不同于寒实之结胸，救疗之法在临证者审处之。（清代徐赤《伤寒论集注·辨太阴病脉证并治法》）

太阴病，欲解时，从亥至丑上[1]。（275）

【词释】

[1] 从亥至丑上：指亥、子、丑三个时辰。即由 21 时至次日 3 时之间。

【何注】

太阴病的将要解决向愈的时间，是从亥时（21 点）至丑时（次日凌晨 3 点）。

【临床体会】

"欲解时"，更多可见疾病在此时间段内常常表现出加重的趋势，而非减轻。亥时是夜间 21 时至 23 时，子时是夜间 23 时至凌晨 1 时，丑时是凌晨 1 时至 3 时。若患者总是在此时间段内反复发病，可考虑为太阴病，方用理中类方、桂枝类方、四逆类方等。

【医家选注】

解时从亥、子、丑者，亥则阴气退，子则阳气进，丑中之土更得承阳而旺也。（清代熊寿试《伤寒论集注·卷三·太阴经》）

太阴为阴中之至阴，阴极于亥，阳生于子。从亥至丑上，阴尽阳生也。阴得生阳之气，故解也。（清代张锡驹《伤寒论直解·卷五·辨太阴病脉证篇》）

太阴病，脉浮者，可发汗，宜桂枝汤。（276）

桂枝汤

桂枝三两，去皮　芍药三两　甘草二两，炙　生姜三两，切大枣十二枚，擘

上五味，以水七升，煮取三升，去滓，温服一升。须臾啜热稀粥一升，以助药力，温覆取汗。

【康平本原文】

大阴病，脉浮者，少可发汗，宜桂枝汤。

【何注】

太阴病，脉本应见缓弱或沉弱，却显浮象，则是太阴里虚不甚，反而所兼表邪较显。此时可用桂枝汤以顺势发汗，使寒邪从腠理发出；在祛邪的同时又可扶正，调和阴阳，温阳和里。

【临床体会】

桂枝汤虽为太阳病的主方，但并非为太阳病专设，亦可在太阴病兼表证时用之的治疗。同理，小柴胡汤虽为少阳病的主方，亦非仅少阳病才可使用，其又可治疗太阳病、阳明病、厥阴病等。

【医家选注】

太阴中风，四肢烦疼，阳脉微啬，内证腹满时痛，吐利，证或兼痞，第见脉浮，即可以桂枝汤汗之。王宇泰云：太阳脉浮无汗宜麻黄。此在太阴，亦当无汗，不用麻黄者，以三阴兼表，俱不宜大汗也。须知此条为无汗用桂之法。太阴病脉阳微阴啬，皆云浮者，当浮中兼缓，不离太阴本象；若兼紧数，是麻黄的证，桂枝汤不中与也。（清代王继志《经证证药录·卷二·桂枝》）

太阴脉浮有二义：或风邪中于太阴之经，其脉则浮；或从阳经传入太阴，旋复反而之阳者，其脉亦浮。浮者，病在经也。凡阴病在藏者宜温，在经者则宜汗，如少阴之麻黄附子细辛，厥阴之麻黄升麻皆是也。桂枝汤甘辛入阴，故亦能发散太阴之邪。（清代尤怡《伤寒贯珠集·卷六·太阴篇·太阴诸法》）

自利不渴者，属太阴，以其脏有寒[1]故也，当温之，宜服四逆辈[2]。（277）

【康平本原文】

自利不渴者，属大阴，其脏有寒故也，当温之（注：宜服回逆辈）。

【词释】

[1] 有寒：指脾脏虚寒。

[2] 四逆辈：辈，作"类"字解。四逆辈，指四逆汤、理中汤一类方剂。

【何注】

太阴证时中焦脾胃阳虚，寒湿内盛，水湿下渗，故见腹泻；寒湿在中，无热邪扰，故不口渴。此时需用温药化寒，如理中类方、四逆类方等。

【临床体会】

1. 太阴病主要有两个特征性的表现，一是下利，一是口不渴。临床上见到患者同时出现腹泻、口不渴的症状时，可以考虑为太阴病，可以用理中类方或四逆类方治疗。若是出现下利伴有口渴一证，则可以考虑为少阴证。

2. 关于"四逆辈"：曹颖甫、沈目南等认为"四逆辈"即是四逆汤，因太阴证阳虚已陷大肠，必兼肾阳不足；成无己、尤在泾、钱天来等人认为是四逆汤等方，可由当时情况灵活变通，随证治之；喻昌、《医宗金鉴》等认为"四逆辈"中一定包括了理中汤，因理中汤正与太阴脾脏虚寒的病机相符合，除理中汤外，还包括附子理中汤、四逆汤等。我对"四逆辈"的理解更倾向于第三种观点，理中类方为治疗太阴病的主方，故在出现下利、呕吐、腹满等脾胃虚寒证时一定可以使用理中类方来治疗；四逆类方虽为治疗少阴病的主方，但四逆类方并非为少阴证专设，在病位由脾及肾，脾肾阳虚同见时，例如出现手足逆冷等四逆汤证时，即使以太阴病为主要表现，亦需选用四逆类方。

【医家选注】

此条乃申明太阴病之脏有寒证，以见异于传经而入之热邪，另立法以别之也。太阴为脏属阴，而太阴为经，自是阴中之表，传经之邪，本风寒而变热递传自是热邪，前条俱辨之矣。然有太阴脏中本寒，而得病者，则又当另为谛审其证而治之，不容混言热邪以贻误矣。如其人自利者，太阴病也，自利未有不渴者，或自利而不渴，则非太阴之经病，而属太阴之脏病也。太阴之经为标，言土之用也，太阴之脏为本，言土之体也，故属经者毕竟为里之表，属脾脏者，方为里之里也。以其人脾脏之阳，平素不足，寒湿凝滞则斡运之令不行，所以胃肠水谷不分，而下泄益甚，此欲执升散经邪之法，必不对矣。仲师言当温之二字为主可耳。盖伤寒为病，凡六经之邪，皆应论其为标为本，以分经病脏腑病，不然本经即混矣。况合病并病及传递之间，或尽传或不尽传之辨，愈渺茫矣。再者自利二字乃未经误下误汗吐而成者，故知其脏本有寒，而非药味之所致也。其渴为热，不渴为寒，在太阳亦屡言之，不复赘。（清代魏荔彤《伤寒论本义·太阴全》）

太阴自少阳传来原无寒证，乃有其脏本素有寒积，经外感传入而触发之，致太阴外感之证不显，而唯显其内蓄之寒凉以为病者，是则不当治外感，唯宜治内伤矣。（近代张锡纯《医学衷中参西录·第七期第三卷·太阴病宜四逆辈诸寒证》）

本太阳病，医反下之，因尔腹满时痛者，属太阴也，桂枝加芍药汤主之。大实痛者，桂枝加大黄汤主之。（279）

桂枝加芍药汤

桂枝三两，去皮　芍药六两　甘草二两，炙　大枣十二枚，擘　生姜三两，切

上五味，以水七升，煮取三升，去滓，温分三服。本云桂枝汤，今加芍药。

桂枝加大黄汤

桂枝三两，去皮　大黄二两　芍药六两　生姜三两，切　甘草二两，炙　大枣十二枚，擘

上六味，以水七升，煮取三升，去滓。温服一升，日三服。

【康平本原文】

本大阳病，医反下之，因尔腹满时痛者（属大阴也），桂枝加芍药汤主之。大实痛者，桂枝加大黄汤主之。

桂枝加芍药汤方

桂枝三两（去皮）　芍药六两　甘草二两（炙）　大枣十二枚（擘）　生姜三两（切）

上五味，以水七升，煮取三升，去滓，温分三服（注：本云，桂枝汤，今加芍药）。

桂枝加大黄汤方

桂枝三两　大黄二两　芍药六两　生姜三两（切）　甘草二两（炙）　大枣十二枚（擘）

上六味，以水七升，煮取三升，去滓。温服一升，日三服。

【何注】

太阳病本应用汗法发之，今却误用下法伤及脾阳，故引邪直接由表入里。若患者腹部胀满，时时隐痛，正是太阴病的表现，可用桂枝加芍药汤，以调和脾阳，缓急止痛；若患者腹痛剧烈难忍，此为实证，故称"大实痛"，可用桂枝加大黄汤，以增强通便泄热的功效。

【临床体会】

1. 桂枝加芍药汤的方证是：腹部胀满，隐隐作痛，不伴有呕吐、泄泻、不能食的症状，恶风恶寒，舌淡，脉弦。

表 6-1　桂枝加芍药汤的"类方 – 方证 – 主证"

类方	方证	主证
桂枝类方 （特征：怕风怕冷，颈部僵硬，有汗）	腹部胀满，隐隐作痛，不伴有呕吐、泄泻、不能食的症状，恶风恶寒，舌淡，脉弦	腹部胀满，隐痛，恶风恶寒，舌淡

　　桂枝加大黄汤的方证是：腹部胀满，剧烈疼痛，大便干或大便数日而行，不伴有呕吐、泄泻、不能食的症状，舌苔黄腻。

　　2.《神农本草经·卷三·中品》中言芍药的功效可"主邪气腹痛，除血痹，破坚积，寒热；疝瘕；止痛；利小便；益气"，由此可见芍药有很好的止痛疗效，尤其是对于腹痛而言。《神农本草经·卷四·下品》说大黄"主下瘀血；血闭；寒热；破癥瘕、积聚；留饮宿食，荡涤肠胃，推陈致新，通利水谷，调中化食，安和五脏"。因此对于有形之实痛，可加大黄以泻实邪。

表 6-2　小建中汤、桂枝加芍药汤与桂枝加大黄汤之比较

	小建中汤	桂枝加芍药汤	桂枝加大黄汤
条文	伤寒，阳脉涩，阴脉弦，法当腹中急痛，先与小建中汤，不瘥者，小柴胡汤主之。 伤寒二三日，心中悸而烦者，小建中汤主之	本太阳病，医反下之，因尔腹满时痛者，属太阴也，桂枝加芍药汤主之	大实痛者，桂枝加大黄汤主之
方证	心中悸而烦，腹中痛，鼻衄，梦失精，肢体酸痛，手足心热，口干咽干，身发黄，小便正常，舌淡红，少苔	腹部胀满，隐隐作痛，不伴有呕吐、泄泻、不能食的症状，恶寒，舌淡，脉弦	腹部胀满，剧烈疼痛，大便干或大便数日而行，不伴有呕吐、泄泻、不能食的症状，舌苔黄腻
主证	在饥饿时便感到腹中痛或心中悸	腹部胀满，隐隐作痛，舌淡	腹部胀满，剧烈疼痛，大便干

续表

	小建中汤	桂枝加芍药汤	桂枝加大黄汤
药物组成	桂枝三两（去皮），甘草二两（炙），大枣十二枚（擘），芍药六两，生姜三两（切），胶饴一升	桂枝三两（去皮），芍药六两，甘草二两（炙），大枣十二枚（擘），生姜三两（切）	桂枝三两（去皮），大黄二两，芍药六两，生姜三两（切），甘草二两（炙），大枣十二枚（擘）

【医家选注】

本太阳病，医反下之，误治。因而腹满时痛，属太阴也。引邪入于太阴，故所现皆太阴之症。桂枝加芍药汤主之。虽见太阴症，而太阳之症尚未罢，故仍用桂枝汤，只加芍药一倍，以敛太阴之症。大实痛者，此句承上文"腹满时痛"言。腹满时痛，不过伤太阴之气，大实痛，则邪气结于太阴矣。桂枝加大黄汤主之。此因误下而见太阴之症。大实痛，则反成太阴之实邪，仍用大黄引之，即从太阴出，不因误下而禁下，见症施治，无不尽然。（清代徐大椿《伤寒论类方·桂枝汤类·桂枝加芍药汤》）

盖桂枝加芍药法，是兼治太阴。此方主治太阳证，表邪未解，业已传里，腹中实痛，舌起厚苔，发烦发渴，见种种当下之证者。此太阳病，表邪未解，而已传胃，为本经半表半里之证，即经文所谓"太阳阳明"也。邪已入胃，其表证必不同初起之盛，故用桂枝，不用麻黄。邪甫入胃，其胃火亦未至十分燥烈，故用大黄，不用枳、朴也。（清代何贵孚《伤寒论大方图解·上卷·桂枝加大黄汤》）

第七章　辨少阴病脉证并治第十一

少阴之为病，脉微细，但欲寐^[1]也。（281）

【词释】

[1]但欲寐：精神萎靡，似睡非睡的状态。

【何注】

如果出现了脉微细，白天昏沉疲乏、没有精神，这是少阴病的表现。少阴为心肾之所主，亦为水火之脏，病至少阴，阴阳俱微，阳气不能养神则见疲惫欲寐，阴血不足故见脉象微细。

【临床体会】

此条文在临床中非常重要，是少阴病的提纲证。在什么时候可以考虑从少阴病论治呢？若患者表现出白天昏昏沉沉，两个眼睛老是睁不开，想闭目养神，同时伴有脉微细时，便可以从少阴病论治。少阴病的主方是麻黄附子甘草汤和麻黄附子细辛汤。

临床上少阴病的患者多见于麻黄附子甘草汤证。若患者白天精神萎靡，昏昏沉沉，总想睡觉，则可以直接麻黄附子甘草汤。

【医家选注】

《内经》云：少阴之上，君火主之。又云：阴中之阴，肾也。是少阴本热而标寒，上火而下水，其病不可摸捉。故欲知少阴之为病，必先知少阴之脉象，其脉薄而不厚为微，窄而不宽为细；又须知少阴之病情，其病似睡非睡、似醒非醒、神志昏愦，但见其欲寐。所以然者，少阴主枢转，出入于内外，今则入而不出，内而不外故也。（清代陈修园《伤寒论浅注·卷五·辨少阴病脉证篇》）

少阴一经兼水火二气，寒热杂居，故为病难以辨别。其寒也，证类太阴；其热也，证似太阳。故长沙以微细之病脉、欲寐之病情为提纲，立法于象外，使人求法于病中。凡证之寒热与寒热之真假，仿此脉情以推之，而真阴阳之虚实见矣。（清代熊寿试《伤寒论集注·卷三·少阴经上》）

少阴病，欲解时，从子至寅上。（291）

【何注】

少阴病的将要解决向愈的时间，是从子时（23 点）至寅时（次日凌晨 5 点）。

【临床体会】

我认为，在"欲解时"的时间段内，正气和邪气必有一争，正气若胜，则症状在此时间段内缓解，但临床更多见的可能是正不胜邪，则症状加重。因此，"欲解时"一词，更多的可能是症状周期性发作或加重，可以以此作为六经辨证的依据。如果患者某一疾病或症状每次都是在子时到寅时之间定时发作，则可以考虑从少阴论治，可以用少阴病的主方麻黄附子甘草汤，多有效验。

【医家选注】

亥，为老阴。阴得阳化变于亥从子枢开，阴液不合阳气从子枢开，阴阳相背，则不解。阴液合阳气从子枢开，交纽于丑，引达于寅，明于卯，曰"少阴病，欲解时，从子至寅上"。（清代戈颂平《伤寒指归·壬·伤寒杂病论少阴篇指归卷之五》）

各经解于正气旺时，少阴解于阳生之际，正谓阳进则阴退，阴阳和而邪自解矣。（清代沈明宗《伤寒六经辨证治法·卷六·少阴前篇证治大意》）

少阴病，六七日，息高[1]者死。（299）

【词释】

[1]息高：息指呼吸，息高是指吸气不能下达，呼吸浅表，为肾不纳气的表现。

【何注】

少阴病日久，肾气将绝不能纳气时，会出现气息微弱而浅表，这是预后不良的表现。

【临床体会】

1.在六经辨证中，阴证与阳证相比预后更差，而在阴证中少阴病与厥阴病更容易出现"死"证，有预后不良的情况出现，临床中需高度关注。

2.我在CCU病房中，反复观察到"息高"一症，这个情况多出现在患者病危弥留之际，往往是呼吸深度变浅、呼吸频率增快。西医学总结，在患者濒死期时各项生命体征（包括体温、脉搏、血压、呼吸等）都会发生改变，尤其是呼吸会变得不规则而短促，并出现张口呼吸，而这在1800年前的中医学中早已观察到了。

表 7-1　少阴病"死"证条文汇总

少阴病"死"证	少阴病，吐利躁烦，四逆者死
	少阴病，下利止而头眩，时时自冒者死
	少阴病，四逆，恶寒而身蜷，脉不至，不烦而躁者死
	少阴病，六七日，息高者死
	少阴病，脉微细沉，但欲卧，汗出不烦，自欲吐，至五六日自利，复烦躁，不得卧寐者死
	少阴病，下利脉微者，与白通汤。利不止，厥逆无脉，干呕烦者，白通加猪胆汁汤主之。服汤脉暴出者死，微续者生

【医家选注】

直中少阴之症，气多微细，以阳气不足故也。今息高，是寒邪逼阳于上，不能下引气机，而短浮于胸分，则其气海已为阴寒占据，即经所谓胸中多气者，死也。（清代高学山《伤寒尚论辨似·少阴经总说》）

真气上浮，不归气海，自有一种无根而不返之声。成氏曰：肾为生气之源、呼吸之门，少阴病六七日不愈而息高者，生气绝也。（清代徐赤《伤寒论集注·辨少阴病脉证并治法》）

少阴病，始得之，反发热脉沉者，麻黄细辛附子汤主之。（301）

麻黄细辛附子汤

麻黄二两，去节　细辛二两　附子一枚，炮，去皮，破八片

上三味，以水一斗，先煮麻黄，减二升，去上沫，内诸药，煮取三升，去滓，温服一升，日三服。

【何注】

初感便出现了发热一证，本应从太阳论治，但此时患者脉不浮反沉，是少阴阳虚无力助阳外出抗邪，故外邪直中少阴，需用麻黄附子细辛汤温阳同时兼以解表。

【临床体会】

1.麻黄附子细辛汤的方证是：发热，畏寒，流清鼻涕，打喷嚏，咽痛，精神困倦萎靡，情绪低落，对事物缺乏兴趣，脉沉细。主证是：发热畏寒，精神萎靡，脉沉细。在临床中，此方不仅限于治疗虚人外感，临床应用其实非常广泛。

表7-2　麻黄附子细辛汤的"类方 - 方证 - 主证"

类方	方证	主证
麻黄类方（特征：恶寒，身痛）	发热，恶寒，流清鼻涕，打喷嚏，咽痛，精神困倦萎靡，情绪低落，对事物缺乏兴趣，脉沉细	发热恶寒，精神萎靡，脉沉细

2.麻黄附子细辛汤可治疗发热类疾病，在患者出现怕风怕冷，伴

有精神萎靡，且脉沉时可用麻黄附子细辛汤。麻黄附子细辛汤与麻黄汤均可以治疗外感发热一证，但麻黄汤证的脉象为浮，麻黄附子细辛汤证的脉象为沉。

3.麻黄附子细辛汤可以治疗脉缓之症。临床见患者心率小于50次/分（在心动过缓、病态窦房结综合征时可以见到这样的情况）时，可以用麻黄附子细辛汤使心率逐渐恢复正常。但使用此方的前提是患者必须怕风怕冷，精神萎靡，脉沉迟。

4.本方还可以治疗慢性咽痛。但患者咽喉部色应不红，身体恶寒，此是寒邪直中少阴所致。

【医家选注】

少阴标寒而本热，太阳标热而本寒。少阴病，始得之，当不发热，今反发热，是少阴而得太阳标热之化也。既得太阳之标热，其脉应浮。今诊其脉沉者，为虽得太阳之标，而仍陷少阴之里也。以麻黄附子细辛汤主之，使少阴、太阳交和于内外则愈。此言少阴得太阳之标阳，而太阳之标阳又陷于少阴之里阴也。（清代陈修园《伤寒论浅注·卷五·辨少阴病脉证篇》）

论曰："病有发热恶寒者，发于阳也；无热恶寒者，发于阴也。"此证发于阴，法当恶寒，故曰反发热也。以太阳伤寒，邪初输于少阴，壬水不行，故发太阳之标热；癸水不升，故见少阴之脉沉。脉始于少阴，合于太阳寒邪，则阳气入阴。故以辛、附启水中之阳，麻黄开卫阳，以通水源也。（清代王继志《经证证药录·卷一·麻黄》）

少阴病，得之二三日，麻黄附子甘草汤，微发汗。以二三日无证[1]，故微发汗也。（302）

麻黄附子甘草汤

麻黄二两，去节　甘草二两，炙　附子一枚，炮，去皮，破八片

上三味，以水七升，先煮麻黄一两沸，去上沫，内诸药，煮取

三升，去滓，温服一升，日三服。

【康平本原文】

少阴病，得之二三日，麻黄附子甘草汤，微发汗（注：以二三日无里证，故微发汗也）。

【词释】

[1]无证：康平本《伤寒论》、《金匮玉函经》和《注解伤寒论》均作"无里证"，即指无呕吐下利等虚寒里证。

【何注】

此条较上条而言，已发热"二三日"，故病程更长，正阳更虚。若患者没有呕吐、下利等虚寒里证，仅有表邪直中少阴，此时可用麻黄附子甘草汤，可发微汗而温肾阳。此方较麻黄附子细辛汤发汗力量更弱。

【临床体会】

1.麻黄附子甘草汤的方证是：情绪低落，对事物缺乏兴趣，或嗜睡，脉微细。麻黄附子甘草汤是少阴病的主方，如果患者有精神萎靡，白天昏昏沉沉，两个眼睛睁不开的症状，则可以用麻黄附子甘草汤治之。

表7-3　麻黄附子甘草汤的"类方－方证－主证"

类方	方证	主证
麻黄类方（特征：恶寒，身痛）	情绪低落，恶寒，对事物缺乏兴趣，乏力，或嗜睡，脉微细	情绪低落乏力，恶寒，脉微细

2.麻黄附子甘草汤的主治范围中，特别有意思的一点是麻黄、附子这一类兴奋中枢神经的药物，竟可以用于治疗失眠。或许有读者会就此提出疑问，其实，用麻黄附子甘草汤来治疗失眠是有前提的——此方专门治疗白天精神萎靡、昏昏欲睡，但到了晚上却失眠睡不着的情况，第二日又因睡眠不足继续疲乏、犯困，如此恶性循环，此时可使用麻黄附子甘草汤。但是需要注意的是此方服法的特别之处，需嘱咐患者早上、中午饭后服药，而晚饭前后不可服药。如此则使患者白

天精神抖擞，精力倍增，晚上睡眠亦佳。

【医家选注】

再或少阴病也，得之二三日而不见发热，似太阳之病在于阴而发热迟滞矣。而其人竟不发热至二三日之久，则亦非太阳之病发于阴，盖亦为少阴寒邪直伤本经之病也。寒邪伤太阳应发汗，寒邪伤少阴经，独不宜发汗乎？总之在经即表证也，表证皆可汗也。特各经有各经发汗之义，不容混施耳。在三阳桂枝、麻黄、葛根、柴胡已不同矣，况三阴乎？知此则经与脏腑自有表里，而又与阳表阴里之道不可混言也。仲师于少阴病发热者用前法，于少阴病竟不发热者，用麻黄、附子温经散寒，与前同。而不用细辛者，阴寒未曾逼阳于外，无事乎入阴返阳也。但用甘草甘缓，以缓其寒紧之气于经，而病愈矣。用药之法，一丝不乱，后贤皆不发明其意，何怪乎千载暗室耶？仲师犹恐人不识表里之理，故又自明之曰，以二三日无里证，故微发汗也。此里岂主肾脏，而言以其人病在少阴之经，而病不在少阴之脏。经为表，表宜发汗。脏为里，里方不宜发汗。其理始彰明较著矣。知乎此，则六经皆有可发汗之道，而不为误汗矣。学者顾可执一而论法哉。（清代魏荔彤《伤寒论本义·少阴后》）

少阴病，得之二三日，麻黄附子甘草汤微发其汗，麻黄发太阳之表，附子、甘草，温癸水而培土。少阴禁汗，此微发汗者，以二三日内，尚无少阴之里证，故微发汗也。此推原上章之义。无里证，何以知为少阴？是必脉已见沉。沉为在里，何以宜汗？是必发热也。（清代黄元御《伤寒悬解·卷十一·少阴经全篇》）

少阴病，得之二三日以上，心中烦，不得卧，黄连阿胶汤主之。（303）

黄连阿胶汤

黄连四两　黄芩二两　芍药二两　鸡子黄二枚　阿胶三两（一云三挺）

上五味，以水六升，先煮三物，取二升，去滓，内胶烊尽，小冷，内鸡子黄，搅令相得，温服七合，日三服。

【何注】

少阴病阴血不足时，疾病易从热化，若出现心中烦躁，没有睡意甚至不想卧下的情况，是心火亢盛于上，肾阴亏虚于下的表现。此时可用黄连阿胶汤，清泄心火，补充阴津。

【临床体会】

1. 黄连阿胶汤的方证是：精神萎靡不振，白天心烦，夜间失眠，舌红少苔；主证是：心中烦，精神萎靡，失眠。

2. 中国古代有四神兽，其中青龙、白虎、玄武在《伤寒论》中均有相应命名的方剂，唯独不见朱雀一汤。参考《辅行诀脏腑用药法要》中出现的小朱雀汤可知，朱雀汤应是《伤寒论》中的黄连阿胶汤。从另一个角度亦可以理解，朱雀就是朱鸟，为凤凰别名，方中用鸡子黄一药以象朱鸟之形。所以此方中，鸡蛋黄必不可少，若黄连阿胶汤中不加鸡蛋黄，便是在朱雀汤缺少了朱雀，如何能见疗效呢？

3. 鸡子黄的具体用法："小冷，内鸡子黄，搅令相得。"熬完药后，滤出药液并将其静置 5 ～ 8 分钟，使药液凉至 55 ～ 65℃，然后在药液中放入 2 个生的鸡蛋黄，将其充分搅拌均匀。现代有医家在使用此方时，嘱患者在服药的同时食用一个溏心鸡蛋，这并不符合仲景"搅令相得"原则，是不宜取的。

4.《名医别录·卷第一·上品·阿胶》中记载阿胶的制作办法为"煮牛皮作之"，与今阿胶由驴皮制作的过程不同，彼时阿胶用牛皮熬制而成，这与今天的黄明胶制作方法更相符合。我在临床中曾用黄明胶代替阿胶，仍有佳效，并且药费便宜更多。

> 黄连阿胶汤，治疗失眠第一方！
>
> ——何庆勇（2010 年）

【医家选注】

少阴病，二三日以上心烦，知非传经邪热，必是伏气发温，故二三日间，便心烦不得卧。然但烦而无躁，则与真阳发动迥别。盖真阳发动，必先阴气四布，为呕，为下利，为四逆，乃致烦而且躁，魄汗不止耳。今但心烦，不得卧，而无呕利、四逆等证，是为阳烦，乃真阴为邪热煎熬，故以救热存阴为急也。（清代张璐《伤寒缵论·卷下·温热病篇》）

男元犀按：少阴病但欲寐为提纲。此节云心中烦不得卧，是但欲寐之病情而变为心中烦，可知水阴之气不能上交于君火也。心烦之极而为不得卧，可知君火之气不能下入于水阴也。此为少阴热化之证。方中用黄连、黄芩之苦寒以折之，芍药之苦平以降之，又以鸡子黄补离中之气，阿胶补坎中之精，俾气血有情之物，交媾其水火，斯心烦止而得卧矣。此回天手段。（清代陈修园《长沙方歌括·卷五·少阴方·黄连阿胶汤》）

少阴病，得之一二日，口中和[1]，其背恶寒者，当灸之，附子汤主之。（304）

附子汤

附子二枚，炮，去皮，破八片　茯苓三两　人参二两　白术四两　芍药三两

上五味，以水八升，煮取三升，去滓，温服一升，日三服。

少阴病，身体痛，手足寒，骨节痛，脉沉者，附子汤主之。（305）

【康平本原文】

少阴病，得之一二日，口中和，其背恶寒者，附子汤主之。

【词释】

[1] 口中和：指口中不苦、不燥、不渴。

【何注】

少阴病，阳虚寒湿凝于经脉时，阻滞气机运行，故见恶寒。寒湿留于筋骨时，可见身体疼痛，骨节疼痛，手脚冰凉。脉沉微为病邪在里，直接用附子汤以扶阳温经，并散寒除湿止痛。除此之外，亦可以用灸法，灸大椎、关元、气海等穴。

【临床体会】

1.附子汤的方证是：精神萎靡，后背恶寒，身体痛，骨头痛，手脚冷，脉沉。其中，我在临床体会到附子汤的主证是：整块后背恶寒，身体痛，脉沉。"后背恶寒"不仅是附子汤的使用指征，推而广之，也是附子一药的使用指征。需注意鉴别的是，小青龙汤证与苓桂术甘汤证中的后背恶寒情况与此不同，是"后背冷如掌背大"，患者常常感到只有后背局部一小块发冷怕凉；而附子汤的主证与附子的药证均是患者整块后背都感到寒凉。

表 7-4　附子汤的"类方－方证－主证"

类方	方证	主证
理中类方（特征：腹中凉）	精神萎靡，整块后背恶寒，身体痛，骨头痛，手脚冷，脉沉	整块后背恶寒，身体痛，脉沉

2.附子汤的使用指征，除后背恶寒以外，因其属于少阴病，故必见脉沉。

3.据考证与实测，"附子一枚"用量为 12 ～ 25g，两枚附子为 24 ～ 50g（剂量举例：黑顺片 15g）。《伤寒论》中，仅有附子汤与甘草附子汤用附子二枚，绝大多数情况仅用一枚。重用炮附子，以其为大辛大热之药，可治"心腹冷痛"（《神农本草经·卷四·下品·附子》）。附子的毒性主要集中在乌头类生物碱，久煎后会水解，大大降低附子毒性。临床使用时只要做到先煎半小时以上，并且口尝无麻嘴感后，便可放心安全服用。

【医家选注】

身，伸也，舒也；体，第也；痛，不通也。少阴病，阴阳气液不足于中，难以伸舒次第半表上，身体之阴失阳气温通而痛，手足不温而寒，骨节之阴失阳气温通滑利于里，曰"少阴病，身体痛，手足寒，骨节痛，脉沉者，附子汤主之"。助脾土中阴阳气液内荣半里，外荣半表，曰"附子汤主之"。（清代戈颂平《伤寒指归·壬·伤寒杂病论少阴篇指归卷之五》）

长沙盖千古见微知著之神人也，但言灸，而不言所主之处，论背恶寒，当灸中行督脉，论少阴肾寒，当主两旁二行太阳脉，以太阳为少阴之腑也。今并考之，以俟取用。按《素问·水热穴篇》王冰注曰，背脊中行，督脉气所发者五穴：曰脊中，在十一椎下，不可灸，令人偻；曰悬枢，在十三椎下；曰命门，在十四椎下；曰腰俞，在二十一椎下；曰长强，在脊骶端，督脉别络，少阴所结，俱可灸三壮。夹督脉两旁，去同身寸之一寸半，足太阳脉气所发者，五穴：曰大肠俞，在十六椎旁；曰小肠俞，在十八椎旁；曰膀胱俞，在十九椎旁；中膂俞，在二十椎旁；曰白环俞，在二十一椎旁。俱可灸三壮。（清代高学山《伤寒尚论辨似·少阴经总说》）

少阴病，下利便脓血者，桃花汤主之。（306）

桃花汤

赤石脂一斤，一半全用，一半筛末　干姜一两　粳米一升

上三味，以水七升，煮米令熟，去滓，温服七合，内赤石脂末方寸匕，日三服。若一服愈，余勿服。

少阴病，二三日至四五日腹痛，小便不利，下利不止，便脓血者，桃花汤主之。（307）

少阴病，下利便脓血者，可刺。（308）

【康平本原文】

少阴病，下利便脓血者，桃花汤主之。

赤石脂一斤（一半全用，一半筛末）　干姜一两　粳米一升

上三味，以水七升，煮米令熟，去滓（温服七合），内赤石脂末方寸匕，日三服（注：若一服愈，余勿服）。

【何注】

少阴病脾肾虚衰，若见下利伴脓血，是统摄不足，血络不摄所致，常常伴有腹痛绵绵喜按，并且阳虚气化失司故令小便不畅。此时可用桃花汤以温涩固脱。若用针刺之法，可选关元、天枢、脾俞等穴以治之。

【临床体会】

1. 桃花汤的方证是：腹痛，腹泻，大便中有脓血，怕冷。

2. 在此方中，赤石脂为本方的君药，用至一斤，临床至少需用至48g以上（剂量举例：赤石脂48g，干姜3g，粳米一把）。赤石脂的"赤石脂一斤，一半全用，一半筛末"，赤石脂本呈块状，在使用时将其分成两等份，其中一半与干姜、粳米一同煎煮，另一半需研成粉末，并在药液煮好后直接兑入冲服，如此既可取赤石脂之温涩之气，又可直接进入肠道发挥其固涩作用。正如其名，赤石脂色赤，故此方熬出来似桃花般红色，故名桃花汤。

3. 唐代《外台秘要·第二十五卷·冷痢方二十二首》中说："又疗久冷痢方。赤石脂捣作末，和面作馄饨，空腹服一碗以下，不过两顿瘥。老人尤佳。体中先热者，不可服之。"此方将赤石脂做成了馄饨，通过食疗的方法，可解决老年人的多年冷痢一证。这种服药方法色味俱佳，使人易于接受。

4. 此方服用时需中病即止，"若一服愈，余勿服"，因其收涩力强，若多服后邪易内敛，亦过犹不及。

【医家选注】

少阴热利，久成滑脱，下焦不约而里气虚寒也。涩可固脱，君以赤石脂之涩，少佐干姜、粳米开以润之，导石脂至下焦，成其固脱之用，此制方之意也。温之补之，又属第二义矣。（清代徐赤《伤寒论集

桃花汤，非湿热暴利，积多气实之所宜，盖所以治阴寒虚滑之剂也。李时珍云：赤石脂，手足阳明药也。体重性涩，故能收湿止血而固下；味甘气温，故能益气生肌而调中。中者，肠胃肌肉，惊悸黄疸是也。下者，肠澼泄利，崩带失精是也。白入气分，赤入血分，故仲景用桃花汤，治下利便脓血，取赤石脂之重涩，入下焦血分而固脱；干姜之辛温，暖中焦气分而补虚；粳米之甘温，佐石脂、干姜而润肠胃也。（清代钱潢《伤寒溯源集·卷之九·少阴前篇证治第十九》）

少阴病，吐利，手足逆冷，烦躁欲死者，吴茱萸汤主之。
（309）

吴茱萸汤

吴茱萸一升，洗　人参二两　生姜六两，切　大枣十二枚，擘
上四味，以水七升，煮取二升，去滓，温服七合，日三服。

【何注】

少阴寒邪较重，上扰中焦，脾胃升降失司，故呕吐、下利并见。阳被寒郁，不能达于四末，故见手脚冰凉；阳郁不畅，留于上焦，故见烦躁明显。此时可用吴茱萸汤以温胃散寒，通阳达郁。

【临床体会】

1.吴茱萸汤的方证是：呕吐，或腹泻、手脚凉并兼烦躁，或干呕、吐涎沫，头痛（尤颠顶部），伴有头怕风、头怕冷，或干呕伴有胸口闷。主证是：呕吐或腹泻，头痛伴怕风怕冷。

2.此处出现的吴茱萸汤，与《伤寒论》和《金匮要略》其他处出现的吴茱萸汤剂量均不同——人参与生姜的比例是1：3，而不是1：2。此条可以提示我们在临床中运用吴茱萸汤时，若呕吐、腹泻较甚时，要相对增加生姜的用量，并且将人参的量相对减少。《神农本草经·卷三·中品·干姜》言生姜可治疗"咳逆上气"及"肠澼下痢"，其功效与仲景的剂量变动相符合，由此亦可推测仲景的用药思路。

【医家选注】

少阴寒气，合于太阴之湿，冲脉逆而不降，故吐利肢厥也。脾、肾上系于心，寒结于少阴之络，肾水不能滋木生火，故烦躁欲死。吴茱萸温脾肾之络，下冲逆以回厥；人参、姜、枣补中滋液，降胃反以除烦躁也。（清代王继志《经证证药录·卷十·吴茱萸》）

此寒中少阴，而复上攻阳明之证。吐利厥冷，烦躁欲死者，阴邪盛极而阳气不胜也，故以吴茱萸温里散寒为主。而既吐且利，中气必伤，故以人参、大枣，益虚安中为辅也。然后条云，少阴病，吐利，烦躁，四逆者死，此复以吴茱萸汤主之者，彼为阴极而阳欲绝，此为阴盛而阳来争也。病证则同，而辨之于争与绝之间，盖亦微矣。或云：先厥冷而后烦躁者，阳欲复而来争也；先烦躁而四逆者，阳不胜而欲绝也。亦通。郭白云云：四逆而烦躁者，不问其余证，先宜服吴茱萸汤；四逆而不烦躁者，先宜服四逆汤；四逆下利脉不出者，先宜服通脉四逆汤。此三者，治少阴之大法也。（清代尤怡《伤寒贯珠集·卷七·少阴篇·少阴温法十五条》）

少阴病，下利、咽痛、胸满、心烦，猪肤汤主之。（310）
猪肤汤
猪肤一斤

上一味，以水一斗，煮取五升，去滓，加白蜜一升，白粉[1]五合熬香[2]，和令相得[3]，温分六服。

【词释】

[1] 白粉：米粉。

[2] 熬香：即炒出香味。

[3] 和令相得：即调和均匀。

【何注】

少阴病在下利之后，阴液被伤，虚热循足少阴肾经上扰，至胸则见胸闷、心烦，至咽则见咽痛。此时需用猪肤汤大补津液，滋润肾阴，以降虚火。

【临床体会】

1.猪肤汤的方证是：精神萎靡，或腹泻，咽痛，胸闷，心烦。

2.猪肤汤的服法：准备猪皮一斤熬汤，然后将用米碾出的米粉、蜂蜜与熬好的猪皮汤同煎，然后才可服用。

【医家选注】

下利，咽痛，胸满心烦，少阴之伏邪，虽发阴经，实为热证，邪热充斥，上下中间，无所不到，寒下之药不可用矣。又立猪肤汤，以润少阴之燥，与用黑驴皮之意颇同。阳微者，用附子温经。阴竭者，用猪肤润燥，同具散邪之义。比而观之，思过半矣。（清代张璐《伤寒缵论·卷下·温热病篇》）

按此条乃申解少阴病，传经热邪上下充满之证，立法滋阴散热为义，示人知所救也。少阴病，咽痛、心烦、便血、便脓，前俱言之。然少阴之邪上冲为咽痛，为心烦热之性升也；为便血、为便脓，阴之性降也。又有上下充周热邪弥漫者，果何以谛之？如少阴病下利则犹之阴之降也，咽痛、胸满、心烦则犹之热之升也。无非邪在少阴，既内耗其真，复交乱三焦，使之然也。于是非直趋贼庭，扶正祛邪，不足收功。法用猪肤汤主之，猪，亥水肾畜也。其肤主太阳，能入肾滋阴兼透表散邪之用也，佐白蜜甘寒而上炎之焰熄，白粉淡渗而下利之路分，一剂而三善备焉。盖肾脏原无散法散药，又必用辛温。今热邪在内，非散不可，辛温又不可用，仲师于是另出一法，以甘寒之味佐原属肾经之物，带太阳表性者入其中以导之出，肤乃肉外皮中之薄脂，浮而外发之性也，亦如石膏以辛凉为发散之义也。又能识其群分类聚，从上从下之理，可谓近取诸身，远取诸物，通神明之德，类万物之情者矣。（清代魏荔彤《伤寒论本义·少阴前·猪肤汤》）

少阴病，二三日，咽痛者，可与甘草汤，不瘥，与桔梗汤。（311）

甘草汤

甘草二两

上一味，以水三升，煮取一升半，去滓，温服七合，日二服。

桔梗汤

桔梗一两　甘草二两

上二味，以水三升，煮取一升，去滓，温分再服。

【何注】

外感邪热初客于少阴肾经，热邪不盛时，可单用甘草一味解毒；若服甘草汤后不愈，是热邪较甚，需用桔梗汤以开肺利咽。

【临床体会】

1.甘草汤的方证是：咽痛，咽部局部偏红。桔梗汤的方证是：咽痛，属热证，或咳黄稠痰，甘草汤治疗后仍不愈者。

2.此为单捷小方，欲效必用足量（剂量举例：生甘草28g），用甘草汤后若不愈，可以继续用桔梗汤（剂量举例：桔梗14g，生甘草28g）。《名医别录·卷第二·中品·桔梗》中言桔梗有专门"治喉咽痛"的作用。《备急千金要方·肺痈第七》中，桔梗用量被提升至了三两（42g）。因为在韩国与我国延边等地区都将桔梗做成泡菜，故大量使用无须担心其毒副作用。

【医家选注】

少阴风热，循经上逆，咽中搏结，故为咽痛，所以甘草一味煎汤，解毒清热，和缓阴阳。而服之不瘥，乃热结难开，更加桔梗，开提散结，此即随其所得而攻之也。初病未具他证则效，若兼下利呕逆，心烦不卧，肾水告竭，用之无益矣。（清代沈明宗《伤寒六经辨证治法·卷六·少阴前篇证治大意》）

邪热客少阴之标，故咽痛。苦寒则犯本，不可用也，只宜甘草缓之。不瘥者，经气阻而不通也，加苦桔以开之。此在二三日，他证未具，故可用之。若五六日，则少阴之下利、呕逆诸症继起，此法又未可行矣。（清代熊寿试《伤寒论集注·卷三·少阴经上》）

少阴病，咽中伤，生疮，不能语言，声不出者，苦酒汤主之。（312）

苦酒汤

半夏洗，破如枣核，十四枚　鸡子一枚，去黄，内上苦酒，著鸡子壳中

上二味，内半夏，著苦酒中，以鸡子壳置刀环中，安火上，令三沸，去滓，少少含咽之，不瘥，更作三剂。

【康平本原文】

少阴病，咽中伤生疮，不能语言，声不出者，半夏苦酒汤主之。

半夏（洗，破如枣核）十四枚　鸡子一枚（去黄，内上苦酒，著鸡子壳中）

上二味，内半夏著苦酒中，以鸡子壳置刀环中，安火上，令三沸，去滓，少少含咽之，不瘥，更作三剂。

【词释】

［1］生疮：咽部受损，局部发生溃烂。

［2］苦酒：米醋。

［3］刀环：刀柄一端之圆环。可架鸡蛋壳于环中，今可用粗铁丝作圆环代柄以置蛋壳。

【何注】

邪热阻于咽喉，火烧则肉腐，故见咽部受伤，不能正常发声。此时可用苦酒汤，以敛疮消肿，清热止痛。

【临床体会】

1.苦酒汤的方证是：咽部受伤，或咽部糜烂，或咽部充血、水肿，疼痛，声音嘶哑甚至不能发出声音，多为新发者。此种情况尤其常见于用嗓过度的歌唱家、教师、播音员等人群。

2.原方煎法需将鸡蛋的蛋黄取出，只留蛋清，倒入米醋后，再将十四枚半夏装入蛋壳中。如此放置，实在是空间不足。若能将鸡蛋壳

换为稍大一点的容器，则能顺利煎煮。

3.本方的服用方法是含服，使药液停留于咽部的时间延长，即"少少含咽之"，并不是直接一口吞下。若不用苦酒汤，仅单独含服鸡蛋清，对咽部发声亦有一定的保护作用。据称，俄罗斯男歌唱家，被称为"海豚音王子"的维塔斯，每天早上吃7个生鸡蛋以保护自己的嗓音，这与本方有异曲同工之妙。

【医家选注】

前人以一咽痛，而有治法三等之不同，遂至议论纷出。不知第一条咽痛，少阴之邪气轻微，故但以甘桔和之而已。其二条，因经邪未解，痛在咽中，痰热锁闭，故以半夏开豁，桂枝解散。此条则咽已生疮，语言不能，声音不出，邪已深入，阴火已炽，咽已损伤，不必治表，和之无益，故用苦酒汤。以半夏豁其咽之利，鸡子白以润咽滑窍，且能清气除伏热，皆用开豁润利，收敛下降而已。因终是阴经伏热，虽阴火上逆，决不敢以寒凉用事也。（清代钱潢《伤寒溯源集·卷之九·少阴后篇证治第二十》）

寒水下旺，火盛咽伤，故生疮，不能语言。金被火刑，故声不出。苦酒汤，苦酒散结而消肿，半夏降逆而驱浊，鸡子白清肺而发声也。（清代黄元御《伤寒悬解·卷十一·少阴经全篇》）

少阴病，咽中痛，半夏散及汤主之。（313）
半夏散及汤
半夏洗　桂枝去皮　甘草炙
上三味，等分，各别捣筛已，合治之，白饮和服方寸匕，日三服。若不能散服者，以水一升，煎七沸，内散两方寸匕，更煮三沸，下火，令小冷，少少咽之。半夏有毒，不当散服。

【康平本原文】

少阴病，咽中痛，半夏散及汤主之。

半夏（洗）　桂枝（去皮）　甘草（炙）

上三味，等分，各别捣筛已，合治之，白饮和服方寸匕，日三服。若不能散服者，以水一升，煮七沸，内散两方寸匕，更煮三沸，下火，令小冷，少少咽之（注：半夏有毒，不当散服）。

【何注】

寒邪直中少阴，发于咽喉，故见咽痛一证，此时可用半夏散及汤以通阳而散寒。

【临床体会】

1. 半夏散及汤的方证是：咽痛，咽部色淡，咳痰清稀。

2. 此方包括了半夏散和半夏汤两种剂型——散剂和汤剂。又因为条文后注"半夏有毒，不当散服"，故临床中最好是以汤剂形式服用。

3. 此方的服用方法亦是"少少咽之"，需慢慢吞服，不可一饮而尽，以使药至病所停留时间更长。

表7-5　甘草汤、桔梗汤、半夏散及汤之比较

	甘草汤	桔梗汤	半夏散及汤
条文	少阴病，二三日，咽痛者，可与甘草汤	不瘥，与桔梗汤	少阴病，咽中痛，半夏散及汤主之
方证	咽痛，咽部局部微红	少阴病，咽痛，咳痰稠，属热证，甘草汤治疗后仍不愈者	咽痛，咽部色淡，咳痰清稀
药物组成	甘草二两	桔梗一两，甘草二两	半夏洗，桂枝去皮，甘草炙，等分

【医家选注】

诸条皆伏气病，但寒热微甚不同耳。大讷按：阴精不亏，则阴火不升，更得时邪之火，侵之渐次入经而肾阴更自消烁。夫少阴之经上循喉咙，阴火上逆，夹痰攻咽，故痛也。虽为阴精之不足，实为火邪之内薄，故以半夏为君，不嫌其燥；桂枝为臣，祛散其邪；佐以甘草

缓急而下火，使火不复升，则痰壅咽痛，皆随药而愈矣。（清代徐赤《伤寒论集注·卷四·辨少阴病脉证并治法》）

少阴主枢。少阴病，热气不能从枢而出者，既有甘草汤、桔梗汤之治法矣。而寒气不能从枢而出，逆于经脉之中，而为咽中痛，非甘草、桔梗汤所能治也，以半夏散及汤主之。（清代陈修园《伤寒论浅注·卷五·辨少阴病脉证篇》）

少阴病，下利，白通汤主之。（314）

白通汤

葱白四茎　干姜一两　附子一枚，生，去皮，破八片

上三味，以水三升，煮取一升，去滓，分温再服。

少阴病，下利脉微者，与白通汤。利不止，厥逆无脉，干呕烦者，白通加猪胆汁汤主之。服汤脉暴出[1]者死，微续[2]者生。（315）

白通加猪胆汁汤

葱白四茎　干姜一两　附子一枚，生，去皮，破八片　人尿五合　猪胆汁一合

上五味，以水三升，煮取一升，去滓，内胆汁、人尿，和令相得，分温再服。若无胆，亦可用。

【康平本原文】

少阴病，下利，脉微者，与白通汤。利不止，厥逆无脉，干呕烦者，白通加猪胆汁汤主之。（注：服汤，脉暴出者死，微续者生。）

葱白四茎　干姜一两　附子一枚（生，去皮，破八片）　人尿五合　猪胆汁一合

上五味，以水三升，煮取一升，去滓，内胆汁、人尿，和令相得，分温再服（注：若无胆，亦可用）。

【词释】

[1]脉暴出：指脉搏突然浮大躁动。

[2]微续：指脉搏由小到大，逐渐浮起。

【何注】

少阴病，本已神疲体倦，脉微细，若出现下利一证，是脾肾阳虚不能固摄所致。若出现面赤一证（由通脉四逆汤方后加减法"面色赤者加葱九茎"可知白通汤证必有面赤），是阴盛于内、阳浮于外的戴阳之证，需用白通汤宣通上下，破阴回阳。若上焦虚阳更甚，并出现了干呕、心烦的症状，则需在前方基础上再加猪胆汁、人尿，以借助其苦寒之性使阳热之药不被格据于外。

【临床体会】

1. 白通汤的方证是：腹泻，面赤，精神萎靡不振，四肢发凉，脉微细。主证是：腹泻，面赤，脉微细。

白通加猪胆汁汤的方证是：腹泻，心烦，面赤，干呕，精神萎靡不振，四肢发凉，脉微。主证是：腹泻心烦，四肢发凉，脉微。

表 7-6　白通汤的"类方 - 方证 - 主证"

类方	方证	主证
四逆类方 （特征：四肢发凉，精神萎靡）	腹泻，面赤，精神萎靡不振，四肢发凉，脉微细	腹泻面赤，四肢发凉，脉微细

表 7-7　白通加猪胆汁汤的"类方 - 方证 - 主证"

类方	方证	主证
四逆类方 （特征：四肢发凉，精神萎靡）	腹泻，心烦，面赤，干呕，精神萎靡不振，四肢发凉，脉微	腹泻心烦，四肢发凉，脉微

2. 白通汤、白通加猪胆汁汤是治疗少阴病腹泻的两个专方。若少阴病（精神萎靡，脉微细）的基础上出现腹泻，可以用白通汤或白

通加猪胆汁汤。此证多见于治疗危重症患者，预后不佳，再次验证了"少阴多'死'证"的观点。

3.白通加猪胆汁汤在白通汤的基础上，除了加猪胆汁，还加了人尿。《名医别录·卷第三·下品·豚卵》中说："胆，治伤寒热渴。"《名医别录·卷第一·上品·人溺》中说："治寒热，头疼，温气。男童者尤良。"经临床观察发现，白通加猪胆汁汤中若寻不到猪胆汁可以不用，但人尿较易寻得，仍需要用。若能寻得男童的童子尿，则疗效更佳。

表7-8 白通汤与白通加猪胆汁汤之比较

	白通汤	白通加猪胆汁汤
条文	少阴病，下利，白通汤主之。少阴病，下利脉微者，与白通汤	利不止，厥逆无脉，干呕烦者，白通加猪胆汁汤主之。服汤脉暴出者死，微续者生
方证	腹泻，面赤，精神萎靡不振，四肢发凉，脉微细	腹泻，心烦，面赤，干呕，精神萎靡不振，四肢发凉，脉微
药物组成	葱白四茎，干姜一两，附子一枚（生，去皮，破八片）	葱白四茎，干姜一两，附子一枚（生，去皮，破八片），人尿五合，猪胆汁一合

【医家选注】

此言下利宜通其阳也。少阴病，谓有脉微细，欲寐证也。少阴下利，阴盛之极，恐至格阳，故用姜附以消阴，葱白以升阳。通之者，一以温之而令阳气得入，一以发之而令阴气易散也。（清代程知《伤寒经注·少阴温散第十》）

男元犀按：白通汤主少阴水火不交，中虚不运者也。用生附启水脏之阳，以上承于心；葱白引君主之火，以下交于肾；干姜温中焦之土，以通上下。上下交，水火济，中土和，利自止矣。（清代陈修园《长沙方歌括·卷五·少阴方·白通加猪胆汁汤》）

少阴病，二三日不已，至四五日，腹痛，小便不利，四肢沉重疼痛，自下利者，此为有水气，其人或咳，或小便利，或下利，或呕者，真武汤主之。（316）

真武汤

茯苓三两　芍药三两　白术二两　生姜三两，切　附子一枚，炮，去皮，破八片

上五味，以水八升，煮取三升，去滓，温服七合，日三服。若咳者，加五味半升，细辛、干姜各一两；若小便利者，去茯苓；若下利者，去芍药，加干姜二两；若呕者，去附子，加生姜，足前成半斤。

【康平本原文】

少阴病，二三日不已，至四五日，腹痛，小便不利，四肢沉重疼痛，自下利（自下利者，此为有水气也），其人或咳，或小便利，或下利，或呕者，玄武汤主之。

【何注】

少阴病由二三日发展至四五日，病程渐长，肾阳渐衰。阳虚不能温煦故见腹痛，气化不得故水饮留聚，见小便异常（多为小便少），大便反泻，湿邪弥漫于四肢故见沉重、疼痛。可用真武汤以温补肾阳，化气行水。阳虚水泛，水饮之邪变动不居，游于上焦肺脏故见咳嗽，行于中焦胃脘故见呕逆，流于下焦肠腑故见腹泻，此时可在真武汤的基础上分别加五味子、干姜、细辛，或生姜，或干姜，以更有针对性地清除饮邪。若小便自利，便无须利水，可去茯苓。

【临床体会】

1.真武汤的方证是：一动则头晕，一动就心悸，四肢特别是双下肢水肿或沉重疼痛，后背冷，腹痛，小便异常（多为小便少），面色㿠白，大便稀或有腹泻。舌淡胖，苔白，精神萎靡，目眩，脉沉或沉滑。主证是：动则心悸或头晕，后背冷，下肢水肿或小便量少。

表 7-9 真武汤的"类方－方证－主证"

类方	方证	主证
理中类方 （特征：腹中凉）	动则头晕，一动就心悸，四肢特别是双下肢水肿或沉重疼痛，后背冷，腹痛，小便异常（多为小便少），面色㿠白，大便稀或有腹泻。舌淡胖，苔白，精神萎靡，目眩，脉沉或沉	动则心悸或头晕，后背冷，下肢水肿或小便量少

2. 以西医学的角度来看，真武汤是治疗心力衰竭的专方。我们可以看看，这个方子很有意思。首先附子一药，具有强心作用，能够促进心肌收缩、增加心搏出量；茯苓一药具有利尿作用，对心源性水肿患者利水效果尤佳；芍药有一定的血管扩张作用；白术可以调节水液代谢、运脾化湿；生姜中的生姜皮，可以利水消肿，生姜还可以温中。诸药组在一起，有强心利尿扩血管的作用，与西医学对心衰的治疗方案不谋而合，故可为治疗心衰的专方。

3. 经测定，附子一枚约为 15g，临床中使用附子时，我在临床中多从 10～15g 开始用，不必着急加量。若疗效不够，每周逐渐增加3～5g 即可。仲景虽未言附子先煎，但临床在煎煮时，仍需将附子先煎半小时，以达到减毒增效的目的。

4. 此方在遵循古法加减的前提下，可扩大真武汤的临床使用范围。若伴有咳嗽，可加五味子、细辛、干姜，《神农本草经·卷二·上品·五味子》记载五味子主"咳逆上气"，《神农本草经·卷二·上品·细辛》记载细辛首要功效便是"主咳逆"，《神农本草经·卷三·中品·干姜》言干姜可"主治胸满，咳逆上气"，三药均有止咳平喘之效；茯苓本可"利小便"，故小便通畅、量多时可去茯苓一药；伴有腹泻下利时，可去芍药，加干姜二两，《神农本草经·卷三·中品·干姜》言干姜可治疗"肠澼下痢"；若有呕吐，此时胃气反逆，需去附子而加生姜，《备急千金要方·卷第十六·胃腑·呕吐哕逆第五》中说："凡呕者多食生姜，此是呕家圣药"，若呕吐更甚者，可用生姜汁代替。

5.除少阴证外，若太阳病见真武汤的方证，如发热、动则心悸、动则头晕、身体眴动等，亦可以用真武汤治之。

【医家选注】

阴寒甚而水泛滥，由阳虚不能摄水，复不能生土以制水，以故腹痛，小便不利，四肢沉重疼痛，自下利，或小便亦利，或咳，或呕，水性泛滥，无所不之，非赖真武坐镇北方之水，宁有底哉？《太阳篇》中，厥逆筋惕肉眴而亡阳者，用真武汤之法以表明之矣。兹少阴之水湿上逆，仍用真武一法以镇摄之，可见太阳膀胱与少阴肾，一脏一腑，同居北方寒水之位，腑邪为阳邪，借用麻黄为青龙，脏邪为阴邪，借用附子为真武。得此二汤以涤痰导水，消阴摄阳，其神功妙济，真有不可思议者。（清代张璐《伤寒缵论·卷上·少阴上篇》）

大讷按：别本原文俱是或小便利，或下利，此则曰小便不利，并无或下利三字。观成氏注云：肾主水，肾病不能制水，水饮停为水气。腹痛者，寒湿内甚也；四肢沉重疼痛，寒湿外甚也。小便不利，自下利者，湿胜而水谷不别也。《内经》湿胜则濡泄，与真武汤益阳气、散寒湿等语，则必小便不利而下利者，方与此汤。盖腹中痛，小便不利，四肢重痛，此肾中真阳不能制水，而寒水之气迟留中外也。腹痛，水侮土也。小便不利，自下利，湿胜而水谷不别也。身重痛，湿流关节也。咳呕，水气上逆也。以附子益火，以白术培土，以茯苓利湿，以生姜散寒，皆所以制水也。至芍药之用，亦以和腹痛之逆邪而引水下行，则是当从"小便不利，自下利"为是，故仍增或下利三字，伏祈明者之订定。（清代徐赤《伤寒论集注·卷四·辨少阴病脉证并治法》）

少阴病，下利清谷，里寒外热，手足厥逆，脉微欲绝，身反不恶寒，其人面色赤，或腹痛，或干呕，或咽痛，或利止脉不出者，通脉四逆汤主之。（317）

通脉四逆汤

甘草二两，炙　附子大者一枚，生用，去皮，破八片　干姜三两，强人可四两

上三味，以水三升，煮取一升二合，去滓，分温再服，其脉即出者愈。面色赤者，加葱九茎；腹中痛者，去葱，加芍药二两；呕者，加生姜二两；咽痛者，去芍药，加桔梗一两；利止脉不出者，去桔梗，加人参二两。病皆与方相应者，乃服之。

【康平本原文】

少阴病，下利清谷，里寒外热，手足厥逆，脉微欲绝，身反不恶寒，其人面色赤，或腹痛，或干呕，或咽痛，或利止、脉不出者，通脉回逆汤主之。

甘草二两（炙）　附子大者一枚（生用，去皮，破八片）　干姜三两（强人可四两）

上三味，以水三升，煮取一升二合，去滓，分温再服。其脉即出者愈。面色赤者，加葱九茎；腹中痛者，去葱，加芍药二两；呕者，加生姜二两；咽痛者，去芍药，加桔梗一两；利止脉不出者，去桔梗，加人参二两（注：脉病皆与方相应者，乃服之）。

【何注】

患者若出现大便稀溏甚至腹泻，大便中有未消化的完谷，伴有手足厥冷，这是少阴病肾阳衰微的表现。阳不足本应恶寒，患者反而不恶寒、面色发红似有热象，这是阴气极盛，使阳格于外的征象，脉微欲绝已是危候。此时急需用通脉四逆汤以破阴回阳，祛除内寒。若阴寒较盛使相火浮于面部，可加葱白以交通上下阴阳；若阴寒凝结腹部导致腹痛，可加芍药以缓解止痛；阴寒犯胃使胃气上逆，发为呕吐，可加生姜以温胃止呕；浮越之阳随少阴经上行咽喉可见咽痛，此时加桔梗以清喉利咽；脉已不见，需急加人参以复其脉。若见脉力增强、脉管变宽，则是向愈的佳象。

【临床体会】

1.通脉四逆汤的方证是：腹泻、大便稀溏或大便中有未消化的食物，手足冰凉、超过肘膝关节，面色红赤，身热不恶寒，精神萎靡，脉微欲绝。

2.此方直接用未经炮制生附子"大者一枚"，是为急祛寒邪，救逆回阳，此时附子至少需用20g以上。

3.若属强壮之人，干姜可从三两（剂量举例：9～12g）增加至四两（剂量举例：12～20g），使药量与病证相符，避免病重药轻。

4.通脉四逆汤证常见于极危重症的患者，此类患者或因休克等病因，已处于无脉的危急情况，作为医者，除急为患者救治外，还应及时为家属交代病情——此类患者预后较差。

5.此方在遵循古法加减的前提下，可适当扩大临床的使用范围。如面赤之人，可加葱白10～15g。兼见腹痛者，可加芍药10～15g，又因《神农本草经·中品·芍药》中言芍药可"主邪气腹痛"，可"止痛"，再旁参小建中汤、桂枝加芍药汤的方证，可知仲景加用芍药的最重要的指征便是腹痛。呕者加生姜10～15g，《名医别录·卷第二·中品·生姜》中说生姜具有"止呕吐"之功用。咽痛者可去芍药，加桔梗10～15g，此时患者咽部或有轻微发红，这是取桔梗汤之意，《名医别录·卷第二·中品·桔梗》中说桔梗具有"治喉咽痛"的作用。无脉者可加人参10～20g，《名医别录·卷第一·上品·人参》言其可"通血脉"。

6.方后注言"病皆与方相应者，乃服之"，此处再次提示了仲景"病方论治"的思路，除六经辨证外，方证辨证的思想实则贯穿《伤寒论》始终。

【医家选注】

面赤色，加葱九茎。阳开半表，气浮半里上阴气遏之，其人面颜映之色赤。加葱九茎。九，阳数也；葱，通也。加葱通半里脉中阴气，使阴液和阴气明于午也。腹中痛者，去葱，加芍药二两。阳气不来复腹中，半里下土气不疏，而腹中痛，去葱，加芍药苦平气味，疏泄土气，使阳气来复腹中。呕者，加生姜二两。失半里下阴失阳温，水气无所区别，逆半里上从口呕者，加生姜辛温，化气横行，疏泄土气，散逆上之水。咽痛者，去芍药，加桔梗一两。咽，地气以温通。去芍药苦泄通下，加桔梗微辛微温气味，开通地脉，上润于咽。利止脉不出者，去桔梗，加人参二两。阴液下利止，脉中阳气无阴内固不生于子，去桔梗开通地脉，加人参二两，甘寒多汁，固阳气于脉中生于子。（清代戈颂平《伤寒指归·壬·伤寒杂病论少阴篇指归卷之五》）

按：太阳篇四逆汤中干姜两半，以治汗多亡阳之证。至通脉四逆汤药味同前，唯将干姜加倍，盖因寒盛脉闭，欲藉辛热之力开凝寒以通脉也。面赤者加葱九茎（权用粗葱白切上九寸即可），盖面赤乃阴寒在下，逼阳上浮，即所谓戴阳证也，加葱以通其上下之气，且多用同于老阳之数，则阳可下归其宅矣。而愚遇此等证，又恒加芍药数钱，盖芍药与附子并用，最善收敛浮越之元阳下降也。（近代张锡纯《医学衷中参西录·第七期第四卷·少阴病通脉四逆汤证》）

少阴病，四逆，其人或咳或悸，或小便不利，或腹中痛，或泄利下重[1]者，四逆散主之。（318）

四逆散

甘草炙　枳实破，水渍，炙干　柴胡　芍药

上四味，各十分，捣筛，白饮和服方寸匕，日三服。咳者，加五味子、干姜各五分，并主下利；悸者，加桂枝五分；小便不利者，加茯苓五分；腹中痛者，加附子一枚，炮令坼[2]；泄利下重者，先以水五升煮薤白三升。煮取三升，去滓，以散三方寸匕内汤中，煮取一升半，分温再服。

【康平本原文】

少阴病（四逆），其人或咳，或悸，或小便不利，或腹中痛，或泄利下重者，回逆散主之。

甘草（炙）　枳实（破，水渍，炙干）　柴胡　芍药

上四味，各等分，捣筛，白饮和服方寸匕，日三服。咳者，加五味子、干姜各五分，并主下利；悸者，加桂枝五分；小便不利者，加茯苓五分；腹中痛者，加附子一枚，炮令坼；泄利下重者，先以水五升煮薤白三茎。煮取三升，去滓，以散三方寸匕内汤中，煮取一升半，分温再服。

【词释】

［1］泄利下重：下利重坠不爽感。

［2］坼：破裂。

【何注】

此条"四逆"非少阴虚寒所致，而是少阴枢机不利，阳郁于内，使阳气不能达于四末所致。此时需舒畅气机，透达郁阳，方用四逆散。若在此基础上兼有咳嗽，是寒饮束肺，肺失宣降所致，可加五味子、干姜温肺化饮；若有心悸，是心阳不足，可加桂枝温通心阳；若有小便不利，是阳气不能温煦而气化，可加茯苓以利小便；若有腹中疼痛，是寒邪在中，可加附子散寒止痛；若有腹泻严重患者，是中焦有寒，可加薤白以通阳。

【临床体会】

1.四逆散的方证是：手足不温，一般不超过腕关节、踝关节；易上火；身体胀痛，自觉体内气窜，或伴精神萎靡不振、白天昏沉；多与情志有关。

2.在此方中，柴胡、芍药、枳壳、甘草四味药用量相等，是1∶1∶1∶1的关系。"散者，散也"，将药物捣散后，可更好发挥其发散的功用，使郁阳得伸。

3."白饮"，即面汤。临床使用此方时，需用面汤送服散剂，一日需服三次，以求更好的疗效。

4.从采摘时间、药量比例等角度来考证，汉代的枳实应为枳壳，之前已有详述，故此处不再赘述。

5.经过古法加减后，我们可以扩充四逆散的临床适用范围。若在精神萎靡、手足不温的基础上，出现咳嗽一证，可加五味子、干姜各 10～15g，《神农本草经·卷二·上品·五味子》《神农本草经·卷三·中品·干姜》对两药均有主"咳逆上气"的功效记载；如果伴有腹泻，超过 3 次以上的情况，亦可加五味子、干姜各 10～15g，《神农本草经·卷三·中品·干姜》记载其可主"肠澼下利"；若有心慌，可加桂枝 10～15g；小便少或排出不畅者，可加茯苓 10～15g；腹中痛者，加制附子 12～25g，《名医别录·卷第三·下品·附子》言其可治疗"心腹冷痛"；对于腹泻，肛门处有坠胀感的患者，可用薤白大量，如 30～50g。薤白列于卫健委公布的既是食品又是药品的中药名单中，故可以放心大量使用。

另外，除了四逆散证的患者，临床有泄利下重症状的患者（如符合白头翁汤证的患者），只要在方中合用大量薤白，对于腹泻伴肛门坠胀多有佳效。

【医家选注】

言四逆有和法也。吴氏曰：邪传至少阴，里有结热，则阳气不能交接于四末，故四肢逆冷而不温。用枳实所以破结气而除里热，用柴胡所以升发真阳而回四逆，甘草以和四肢之气，芍药以收失位之阴。此证虽曰阳邪在里，然慎勿用寒下。盖伤寒以阳为主，四逆有阴进之象，下之则阳易亏，陷而不出，故经谓诸四逆者不可下也。热邪传经，至于手足逆冷，最难辨认，谓为寒深于里，则无脉微欲绝证；谓为热深于里，则无烦渴证。盖只是热邪入结于里，而阳气不得顺行于四肢也。此证当用和解，不当用寒下，故经中用剂之轻少者，无如此方。经方于各味下，并无一两二两之文，止言各十分，捣筛，白饮和服方寸匕，则其轻缓解散之义可见矣。干姜、五味、桂枝、茯苓、附子、薤白各随证而加之，然皆是温中散结之品，则此证之不可用寒下又可概见矣。方用散者，取其轻扬于四肢也。

咳者，加五味子、干姜各五分，并主下利。肺与大肠表里，故治颇同。五味子之酸以收阴，干姜之辛以散阳。悸者，加桂枝五分。小便不利者，加茯苓五分。悸者，气不能通行，心筑筑然悸动也。桂枝以通阳气；小便不利，热在下焦也，以茯苓渗热。腹中痛者，加附子一枚，炮，令坼。四逆加之腹痛，则寒胜矣，故加附子一枚。泄利下重者，先以水五升，煮薤白三升，煮取三升，去滓，以散三方寸匕内汤中，煮取一升半，分温再服。泄利下重，阳结于里而不上升也，加白以温中散结止利。

猪苓汤

少阴病，下利六七日，咳而呕渴，心烦不得眠者，猪苓汤主之。（319）

【何注】

少阴病，患者精神萎靡不振，白天昏沉，却伴有心烦、夜里难以入眠。这是少阴热化的表现，热邪循于少阴心经，故见心烦、不能入眠。少阴主水功能失职，水气渗利于肠可见下利，津不上承可见口渴，水饮射肺可见咳嗽，此时可用猪苓汤清热利水，育阴清热。

【临床体会】

1.猪苓汤的方证是：渴欲饮水，小便不利，面部或下肢水肿，心烦，不得眠，发热，或伴有精神萎靡不振，腹泻，咳喘，舌红少苔或无苔。主证是：口渴心烦，小便不利或水肿，舌红少苔或无苔。

2.我在临床发现，猪苓汤可以治疗顽固性心力衰竭。在使用强心、利尿、扩血管等西医常规治疗如洋地黄、利尿剂、硝酸酯类药物使用后，仍不见效的心衰患者，可用猪苓汤治之。此时，需提高猪苓、茯苓、泽泻的剂量，最大可用至 60～120g，可有起死回生之妙用。其中的茯苓一药，在卫健委公布的既是食品又是药品的中药名单中，甚至可以用至180g。

3.此方中有阿胶一药，若用阿胶珠时，可以不必烊化，与诸药同煎即可；若直接使用阿胶，便需烊化。临床中可用黄明胶代替阿胶的使用，其中缘由前已详述。

4.此方在服用时，一日需服用三次，以求佳效。

【医家选注】

此少阴风热还胃也。少阴风热，转入阳明，风湿相搏，逼迫水谷下奔则利，胃气上逆则呕，泻伤津液则渴，火无水制，淫肺则咳，而心烦不眠。故以猪苓、茯、泽、滑石宣导湿热，俾从膀胱而出，阿胶滋阴而驱伏风，且助导邪滋干之力，则不治咳呕而咳呕自止。盖前条心烦不眠，较此似同，而治异何也？然前心烦不得眠，而无下利，乃肾水将绝，故用黄连阿胶汤滋阴清火，急救肾阴为主。此乃少阴风热转入阳明，逼迫水谷下奔，故以猪苓汤驱导水邪还从膀胱而去，当救胃中津液为主，乃本在少阴而标入阳明，肾脏邪机乘他腑之治也。（清代沈明宗《伤寒六经辨证治法·卷六·少阴前篇证治大意》）

咳、呕、烦渴者，是水不上升下利。不眠者，是火不下降耳。下利而渴，心烦不眠，知夹热也。咳而呕渴，知停饮也。下利多，小便必不利，宜利小便，则热降饮开，下利、呕、渴止矣。五苓属之太阳，以其气从寒化，故用术、桂从其寒也。猪苓汤属之阳明，以其气从燥化也，故去术、桂而用滑石、阿胶从其燥也。少阴但欲寐者也，今反不得眠，而且渴而呕渴心烦，至是肾有燥邪，故亦以猪苓汤主之也。（清代孟承意《张仲景伤寒原文点精·少阴脉证·猪苓汤症》）

少阴病，得之二三日，口燥咽干者，急下之，宜大承气汤。（320）

大承气汤

枳实五枚，炙　厚朴半斤，炙，去皮　大黄四两，酒洗　芒硝三合

上四味，以水一斗，先煮二味，取五升，去滓，内大黄，更煮取二升，去滓，内芒硝，更上火令一两沸，分温再服。一服得利，止后服。

少阴病，自利清水，色纯青，心下必痛，口干燥者，可下之，宜大承气汤。（321）

少阴病，六七日，腹胀不大便者，急下之，宜大承气汤。（322）

【何注】

此三条旨在论述少阴病的"急下"之证。少阴病若内有腑实，灼伤津液可见口燥、咽干，伴有腹胀、不大便，或仅有青黑色液体排出，腹诊切于胃脘部时有疼痛感的症状。此是真阴被伤，病情危急，需急下存阴，可用大承气汤。

【临床体会】

1. 大承气汤不是专为阳明病所设，正如小柴胡汤并非专为少阳病所设一般。在少阴病即使遇到大承气汤证，亦可使用大承气汤。因此，从某种程度来说，方证辨证较六经辨证适用范围更广。

2. 大承气汤的方证是：大便干或大便数日一行，腹胀，下午 3～9 点潮热，怕热，手足汗出，气短，喘促，不能进食，烦躁，言语谵妄，循衣摸床，独语不休，视物不清楚，眼珠转动不灵活，舌苔厚腻，脉滑而数。主证是：大便干或大便数日一行，腹胀，或出现各种神志相关症状。

3. 此方需中病即止，腑实一泻，即可"一服得利，止后服"。服药后一旦排出宿便、腹胀减轻，或口咽干燥好转，便需停止服药。

4. 大承气汤中，大黄需后下使泄热之劲更强，最后再加入芒硝使水重新微沸，令芒硝完全融化，不宜分冲。前已详论，此不再述。

【医家选注】

此平日阳胜阴亏之人，故入少阴二三日，而热邪剥削真阴，便见口燥咽干之症。虽属上焦，而实则下焦阴精为邪热所伤，反吸太阴阳明之液故也。是宜急下其热以存阴。否则，肾水枯涸而莫救矣。（清代高学山《伤寒尚论辨似·少阴经总说》）

少阴病得之二三日，阳邪初传入阴。口燥舌干者，急下之。阳邪

传阴，肾水欲涸，故当急去其邪，以保津液。宜大承气汤（清代徐灵胎《伤寒类方·承气汤类六》）

少阴病，脉沉者，急温之，宜四逆汤。（323）

四逆汤

甘草二两，炙　干姜一两半　附子一枚，生用，去皮，破八片

上三味，以水三升，煮取一升二合，去滓，分温再服。强人可大附子一枚，干姜三两。

少阴病，饮食入口则吐，心中温温[1]欲吐，复不能吐。始得之，手足寒，脉弦迟者，此胸中实，不可下也，当吐之。若膈上有寒饮，干呕者，不可吐也，当温之，宜四逆汤。（324）

【康平本原文 1】

少阴病，脉沉者，急温之，宜回逆汤。

【康平本原文 2】

少阴病，饮食入口则吐，心中温温欲吐，复不能吐。始得之，手足寒，脉弦迟（脉弦迟者，此胸中实），不可下也（当吐之）。若膈上有寒饮，干呕者，不可吐也，当温之，宜回逆汤。

【词释】

[1]温温：温，同"愠"。心中自觉愠结不适。

【何注】

患者精神萎靡，脉沉且微细，是少阴证的表现，此时阳气已虚，阴寒内盛，急用四逆汤温肾回阳。若脉弦而迟，由"脉双弦者，寒也……脉偏弦者，饮也"可知，弦脉主寒饮；由"脉迟为寒"可知，尺脉主寒，此时患者若见干呕不能进食、食入便吐，是寒饮结于胸中所致。阳气不得从胸中宣发，故见四肢厥冷。若初得时，可随"其高者，因而越之"使用吐法，如瓜蒂散等；若病情深入，干呕不能食，此时可用四逆汤，以温阳化饮，固护正气，不可用再吐法，使正气更伤。

【临床体会】

四逆汤是少阴病的主方之一，若患者精神萎靡，脉沉或微细，伴有四肢厥冷、下利清谷、小便清长等，便可使用四逆汤治疗。

【医家选注】

《经》曰"寒淫于内，治以甘热"，又曰"寒淫所胜，平以辛热"，甘草姜附相合，为辛甘大热之剂，乃可发散阴寒之气。四肢者，诸阳之本，阳气不足，阴寒加之，阳气不相顺接，故四肢不温而成逆冷，此汤申发阳气，却散阴寒，温经暖肌，是以四逆名之。然此奇制之大剂也，四逆属少阴，少阴肾也，肝肾位远，非大剂不能达，《内经》曰"远而奇偶，制大其服"，此之谓也。（清代林澜《伤寒折衷·卷八·少阴经证治篇》）

少阴先天之气发原于下而达于上。少阴阴寒之病，脉沉者，生气衰微不能上达也。急温之，以启下焦之生阳，宜四逆汤。（述）此言少阴之气不能由下而上也。脉沉而四逆、吐利、烦躁等证，已伏其机，脉沉即宜急温。所谓见微知著者，消患于未形也。（清代陈修园《伤寒论浅注·卷五·辨少阴病脉证篇》）

少阴病，下利，脉微涩，呕而汗出，必数更衣，反少者[1]，当温其上，灸之[2]。（《脉经》云，灸厥阴，可五十壮。）（325）

【康平本原文】

少阴病，下利，脉微涩，呕而汗出，必数更衣，反少者，当温其背上，灸之。

【脉经原文】

少阴病，下利，脉微涩者，即呕汗出，必数更衣，反少，当温其上，灸之（一云灸厥阴可五十壮）。

【词释】

[1] 数更衣，反少者：指大便次数多而量反少。

[2] 当温其上，灸之：温灸上部之穴位，如百会穴。

【何注】

少阴病，出现频频下利却大便量少，大便不爽，干呕，出汗的症状。肾阳不固故脉微，大便稀；汗出后脉涩，故阴液不足，大便难出。此时患者病情复杂，本应温阳却被阴虚所限，本应升提止利却被呕恶所限。此类患者可以用灸法。

【临床体会】

笔者临床遇此类患者（精神萎靡，大便腹泻次数多，量少，伴大便不爽，干呕），主张用灸法，可灸百会及中脘，每日灸20～30分钟。百会属诸阳之会，可统摄全身阳气，因其位于头顶，可升举阳气，中脘为胃之募穴、八会穴之腑会，二者灸之，对于频频下利、久泻之人尤为适宜。

【医家选注】

下利，脉阳微而阴涩，为真阴、真阳两伤之候。呕者，阴邪上逆也；汗出者，阳虚不能固外，阴弱不能内守也；数更衣反少者，阳虚则气下坠，阴弱则勤努责也。灸百会穴以温其上，庶阳不致下陷以逼迫其阴，然后阴得安静不扰而下利自止。设用药以温下，宁不劫其阴乎？节《尚论篇》文。郭白云曰：自利者，三阴证也。仲景以自利不渴者属太阴，渴者属少阴，何也？盖太阴，脾之经也，其脉布胃中，与胃为表里，脾本恶湿，加以胃中寒，故不渴也。少阴，肾之经也，肾属水，故恶燥，经中邪则肾当大燥，于是引水自救，故渴也。是以太阴无渴证，少阴有渴证也。（清代徐赤《伤寒论集注·辨少阴病脉证并治法》）

疏曰：脉微涩者，利多而阴精亏于下。呕而汗出者，胃之虚阳逆于上。仍数更衣而反少者，气血既亏，而下趋之势莫能自止。思欲为挽回逆转之法，唯有灸之而温其上，使之升举，从阴引阳之法也。（清代吴人驹《医宗承启·卷之五·针灸》）

第八章　辨厥阴病脉证并治第十二

厥阴之为病，消渴[1]，气上撞心[2]，心中疼热[3]，饥而不欲食，食则吐蛔。下之利不止。（326）

凡厥者，阴阳气不相顺接，便为厥。厥者，手足逆冷者是也。（337）

【康平本原文】

厥阴之为病，（消渴）气上撞心，心中疼热，饥而不欲食，食则吐（蛔）。下之利不止。

【词释】

[1] 消渴：消瘦，口渴。

[2] 气上撞心：心，泛指心胸及胃脘部。气上撞心，即病人自觉有气上冲心胸部位。

[3] 心中疼热：自觉胃脘部疼痛，伴有灼热感。

【何注】

如果出现了口渴，消瘦，有气从胃脘部向上冲至心胸部，心胸或胃脘部疼痛伴有灼热感，胃中饥饿，却不欲饮食，即使进食亦会将食物吐出，若有蛔虫在内还会吐出蛔虫。这是厥阴病的表现。厥阴为风木之脏，内寄相火，邪入厥阴，常见热化之证，故有口渴、胃中灼热、消谷善饥。但厥阴病属阴证而非实热阳证，故见消瘦、不能食，易见下利。

除此之外，厥阴病很重要的特点便是手足冷，这是因厥阴为六经之末，属阴阳交接之处，故厥阴一病，四末阴阳交接不畅，故见手足冷。

【临床体会】

以上两条条文均为厥阴病的提纲证。

厥阴病的患者多见口渴、消瘦、有气从胃脘部向上冲至心胸部、心胸或胃脘部疼痛伴有灼热感、胃中饥饿却不欲饮食、腹泻、四肢冷等症状。其中四肢冷一症，患者多言自觉在双手肘膝关节以下很凉，细察之，此凉一般不会超过肘膝关节。厥阴病的主方可以是乌梅丸，也可以是当归四逆汤。

【医家选注】

此由他经传入厥阴之症也。厥阴经之性，与少阳相似，而更甚，病则善逆，但传经之热邪，多上逆，直中之寒，邪多下逆。下逆，则夹虚寒以侮其所胜，故下焦为之下利。上逆，则夹实热以授其所生，故上焦为之消渴，上撞疼热也，气上撞心，心中疼热，即消渴之注脚。盖消水而渴，皆因厥阴之阴火乘热而上撞，故津液炙干，借资于水，而水为之消也。胃中津液不足，而邪火胜之，故饥状，木邪伤其胃中之真气，故不欲食，正与少阳之默默不欲食同。蛔性避寒就热，厥阴之症，上热下寒，故蛔皆上聚，食则闻香而上，故吐也。此宜主黄连阿胶汤为合。若误下之，则利不止矣。盖木邪既横，又下之，以去脾胃之无辜。脾阳胃阳俱冷，木气下逆而愈凌之，故其利不止也。（清代高学山《伤寒尚论辨似·厥阴经总说·厥阴全篇说》）

朱震亨曰：凡手足六经之脉，皆自阴传阳，自阳传阴。阴气胜，则阳不达于四肢，故为寒厥。热厥可下，寒厥唯有温补。（清代沈金鳌《伤寒论纲目·卷十四·少阴经·手足厥逆》）

厥阴病，欲解时，从丑至卯上[1]。（328）

【词释】

[1] 从丑至卯上：指丑、寅、卯三个时辰，即从1时至7时这段时间。

【何注】

厥阴病的将要解决向愈的时间，是从丑时（1点）至寅时（7点）。

【临床体会】

厥阴病的正邪斗争、病情加重之时，往往发生在凌晨1点到7点。总结三阴病中，太阴病欲解时为21点至次日凌晨3点，少阴病欲解时为23点至次日凌晨5点，厥阴病欲解时为凌晨1点到7点，这段时间均在夜间，患者多已入眠。若患者诉半夜病情发作或加重，可在三阴病中考虑，结合他证再具体辨证。因此，从疾病的发病时间可以提示辨证方向，这属于"经方时间治疗学"理论的内容。

【医家选注】

厥阴病欲解时，从丑至卯上，何也？少阳旺于寅卯，从丑至卯，阴尽而阳生也。解于此时者，中见少阳之化也。此言厥阴病愈之时也。（清代陈修园《伤寒论浅注·卷六·辨厥阴病脉证篇》）

若夫本经原有正气，气若旺时，自能拥正驱邪，何必俟医药升举也。乘其旺时治之亦易。厥阴旺时，则丑寅卯是也。丑者寒水之余，位寅者少阳之正位，卯者厥阴之正位。观此知厥阴之邪，原由于少阴必达于少阳，其间由水而木，由阴而阳，原天地一定之位置也。故其气随建顺之运，缘乎木而升于阳，所以厥阴之邪，必以少阳为升举之门户，非人力也。天地之自然也。则凡六经之传，为入为出，虽云病气，何非应天地自然之运行乎？余所以有六经传经之总论，虽前人未言，而终不敢逞臆妄言也。正气与病邪原非二物，正气者中道也，过不及则为病气，名之曰邪矣。如民之为盗，盗亦民也，民可流为盗，盗仍可化为民，一理也。至于脏腑经络，则城郭道路也，民必由此出入，盗亦必由此出入，故正气血所行所存之处，皆病邪所行所存之处也。识此可与言正邪之气，可与论出入之方，可以论主治之法矣。凡病皆然，宁止伤寒乎哉？（清代魏荔彤《伤寒论本义·厥阴全》）

伤寒脉微而厥，至七八日肤冷，其人躁，无暂安时者，此为脏

厥[1]，非蛔厥[2]也。蛔厥者，其人当吐蛔。令病者静，而复时烦者，此为脏寒[3]。蛔上入其膈，故烦，须臾复止，得食而呕，又烦者，蛔闻食臭出，其人当自吐蛔。蛔厥者，乌梅丸主之。又主久利。（338）

乌梅丸

乌梅三百枚　细辛六两　干姜十两　黄连十六两　当归四两
附子六两，炮，去皮　蜀椒四两，出汗[4]　桂枝去皮，六两　人参六两　黄檗六两

上十味，异捣筛[5]，合治之，以苦酒渍乌梅一宿，去核，蒸之五斗米下，饭熟捣成泥，和药令相得，内臼中，与蜜杵二千下，丸如梧桐子大，先食饮服十丸，日三服，稍加至二十丸，禁生冷滑物臭食等。

【康平本原文】

伤寒脉微而厥，至七八日肤冷，其人躁无暂安时者，（此为脏厥）非为蛔厥也（注：蛔厥者，其人当吐蛔）。令病者静，而复时烦（此为脏寒）（注：蛔上入其膈，故烦），须臾复止，得食而呕，又烦（烦者，蛔闻食臭出），其人当自吐蛔。蛔厥者，乌梅丸主之（注：又主久利）。

【词释】

[1] 脏厥：肾脏真阳虚极而致的四肢厥冷。

[2] 蛔厥：蛔虫内扰，气机逆乱而致的四肢厥冷。

[3] 脏寒：此指脾脏虚寒，实为肠中虚寒。

[4] 出汗：用微火炒至油质渗出。

[5] 异捣筛：将药物分别捣碎，筛出细末。

【何注】

此条文论述了脏厥及蛔厥的辨证论治。对于脉微，四肢冰凉，肌肤冰冷，反而烦躁不止的患者，这是真阳虚微、脏气垂绝、虚阳外越之象。此时病情凶险，需用四逆类方以回阳救逆。对于得食则呕，时

时心烦的患者，这是蛔虫内扰所致。但其中的根本原因是脏寒，故蛔虫因其避寒就温的特性而上扰胸膈。此时可用乌梅丸以清上温下，并能安蛔止痛。若无蛔虫在中，对于寒热错杂、虚实互见的久利之证，亦可以用乌梅汤以涩肠止泻。

【临床体会】

1. 乌梅丸的方证是：脉弦，按之无力，脘腹胀满或痛，或胁痛，不欲饮食，肢冷，心中疼热，气上冲至心胸部，烦躁，消渴，上热（上半身热或胃热）下凉（下半身寒或肠寒），大便稀溏或干结，或长期腹泻。乌梅丸的主证包括了两组症状：第一，"上热"与"下寒"并见；第二，脉弦，按之无力。

表 8-1　乌梅丸的"类方 – 方证 – 主证"

类方	方证	主证
杂法类方	脉弦，按之无力，脘腹胀满或痛，或胁痛，不欲饮食，肢冷，心中疼热，气上冲至心胸部，烦躁，消渴，上热（上半身热或胃热）下凉（下半身寒或肠寒），大便稀溏或干结，或长期腹泻	"上热"与"下寒"并见；脉弦，按之无力

2. 乌梅丸非但可治蛔厥也，亦乃厥阴病之主方也。对于符合厥阴病提纲证，如有口渴、心中疼热、消谷善饥或消瘦、不能食、下利的患者，或在厥阴病欲解时（1～7点）病情发作或加重的患者，可以使用乌梅丸治疗。

3. 方后"又主久利"一句，扩大了乌梅丸的应用范围。对于顽固性的腹泻患者，若伴有上热、下寒的症状，可以用乌梅丸治之。

4. 此方中乌梅需用大量，原文中用"三百枚"，我在临床中每剂方中乌梅多用 60～90g，《神农本草经·卷三·中品·梅实》言其可"主下气，除热烦满，安心"，《名医别录·卷第二·中品·梅实》言梅实可"止下痢，好唾，口干"，可以较好缓解消渴、气上撞心、心中疼热、心烦等症状。（剂量举例：乌梅 60～90g，细辛 6g，干姜 10g，黄连 16g，当归 4g，黑顺片 6g，花椒 4g，桂枝 6g，党参 6g，黄柏 6g）。

5.乌梅丸在使用时，应用丸剂，不宜改成汤剂。我曾为患者处以"乌梅汤"，患者却反馈说此汤是"世界上最难吃的汤药""酸甜苦辣，人间百态都在汤中尝遍了"！我一细思，果然如此。在一锅汤剂中，乌梅的酸味，黄连、黄柏的苦味，蜀椒的辣味，桂枝、人参的甘味……汤剂的味道难以入口下咽，或许这也正是仲景将此汤做成丸剂的原因。

若临床中遵循原方制丸之法，方能得仲景之道也——"以苦酒渍乌梅一宿，去核，蒸之五斗米下，饭熟捣成泥，和药令相得，内臼中，与蜜杵二千下，丸如梧桐子大"，此方需将乌梅用醋泡制一夜后，去除乌梅中的硬核，留存乌梅肉，然后将乌梅肉放在大米之下与之同蒸，米熟后将乌梅肉与大米捣烂成泥，与其他药物混合均匀后放入容器中，加入蜂蜜，不断用杵捣碾后，将其制成梧桐子大小。如此一来，口感甚佳！故乌梅丸不可擅改为汤剂，即使乌梅汤亦有疗效。煎药之法，不可随意更改。

【医家选注】

按：乌梅丸主胃气虚而寒热错杂之邪积于胸中，所以蛔不安而时时上攻，故仍用寒热错杂之味治之。方中乌梅之酸以开胃，蜀椒之辛以泄滞，连、檗之苦以降气。盖蛔闻酸则定，见辛则伏，遇苦则下也。其他参、归以补中气之虚寒，姜附以温胸中之寒饮。若无饮则不呕逆，蛔亦不上矣。辛、桂以祛陷内之热邪。若无热邪，虽有寒饮，亦不致于呕逆。若不呕逆，则胃气总虚，亦不致于蛔厥矣。（清代张璐《伤寒缵论·卷下·正方》）

厥阴一脏，为少阳相火之所寄，又上通君火，本性属木，木近火则焚，故其发用也多热，下连寒水，又居至阴之分，故其体多寒，此方所主，即一脏之中，上热下寒，经热脏寒之病也。肝脉夹胃而上，胃阴被烁，故消渴。浊寒上涌，逼邪火入心，故心热。心痛热者，血被火侵，疼则天君不安矣。火扰胃则胃虚，而蛔亦饥，故闻食即出，亦为下焦阴气逼涌不安也。肝与大肠相近，寒气浸入，加以下焦阳虚，真气散漫，故久痢不愈也。消渴，气上撞心，心热，心疼，饥，是热病。不欲食，食即吐蛔，是寒热相激病。久痢是寒病。（清代何贵孚《伤寒论大方图解·下卷·乌梅丸》）

伤寒脉滑而厥者，里有热，白虎汤主之。（350）

知母六两　石膏一斤，碎，绵裹　甘草二两，炙　粳米六合

上四味，以水一斗，煮米熟，汤成去滓。温服一升，日三服。

【何注】

滑脉属阳盛之脉，故知患者手足厥冷是由阳热被郁于内，不能达于四末所致，可用白虎汤以清里热。

【临床体会】

1. 白虎汤的方证是：壮热面赤，大汗出恶热，烦渴引饮，谵语，遗尿，面有油垢，或手足冷，舌红，脉数洪大。

2. 此条说明白虎汤证的患者可以见到手足凉，正如《伤寒论·辨厥阴病脉证并治第十二》指出"厥深者热亦深"。只要患者表里俱热，即使手足凉，我们仍可以用白虎汤。

若白虎汤中石膏用量少于48g，则不足与谈经方也！

——何庆勇（2009年）

【医家选注】

滑以候热，此以里热甚而反见厥也，故以石膏汤解其热。柯韵伯曰：厥阴脉微欲绝，是伤寒所起之脉，所谓不可下者是矣。脉滑而厥，是内热闭郁之脉，所谓厥应下之是矣。下之，是下其热，非下其实。泄利下重者，四逆散；欲饮水数升者，白虎汤。此厥阴之下药，所以下无形之邪也。若以承气下之，利不止矣。（清代徐赤《伤寒论集

注·辨厥阴病脉证并治法》）

寒里，半里上也；热，阳气也。阳不藏酉，脉滑于表而短于里者，得半里上阳气有余也，主白虎汤，肃降天气，藏阳于酉，曰："伤寒脉滑而厥者，里有余也，白虎汤主之。"（清代戈颂平《伤寒指归·癸·伤寒杂病论厥阴篇指归卷之六》）

手足厥寒，脉细欲绝者，当归四逆汤主之。（351）

当归四逆汤

当归三两　桂枝三两，去皮　芍药三两　细辛三两　甘草二两，炙　通草二两　大枣二十五枚，擘（一法，十二枚）

上七味，以水八升，煮取三升，去滓，温服一升，日三服。

【何注】

手足厥冷，脉象微细，可知患者既有阳气不足之证，又有阴血不充之证，此时可用当归四逆汤养血通脉，温经散寒。

【临床体会】

1. 当归四逆汤的方证是：手足发凉（多为膝关节、肘关节以下发凉），脉细或细涩。符合当归四逆汤的方证的患者，多见双肘、膝关节以下冰冷。但是，手凉或脚凉不一定同见，若仅有双肘关节以下凉，或仅有双膝关节以下凉，均可以使用此方。

表 8-2　当归四逆汤的"类方－方证－主证"

类方	方证	主证
四逆类方 （特征：四肢发凉，精神萎靡）	手足发凉（多为膝关节、肘关节以下发凉），脉细或细涩	手足发凉（多为膝关节、肘关节以下发凉），脉细

2. 当归四逆汤是治疗厥阴病的主方之一。"凡厥者，阴阳气不相顺接便为厥。厥者，手足逆冷是也"是厥阴病的提纲证，因此若见患者手脚冰凉，不过肘膝，便可使用当归四逆汤。

3. 细辛在此方中使用三两，我在临床中使用细辛时多从 10g 起用。细辛在汤剂中可以过钱，只要在煎煮时先煎半小时，打开锅盖煎药即可，对于此点之前已有详述。本方大枣用量较多，为"二十五枚"，我在临床多从 30g 起用，以补气生血，保护胃气。若能做到每日"三服"，则疗效更好。

【医家选注】

四逆之名多矣，此名当归四逆者，因风寒中于血脉而逆，当去血中之邪，故用当归通脉散逆。桂枝、细辛散太阳少阴血分之风寒，末有营卫不和，而脉道能通者，故以甘草、大枣、芍药调和营卫，通草利九窍通关节，合而用之破阻滞，散厥寒，诚为劲敌。前贤云：四逆汤全从回阳起见，四逆散全从和解表里起见，当归四逆全从养血通脉起见，不加辛热之味者，恐灼阴也。厥阴职司藏血，不养血则脉不起；少阴重在真阳，阳不回则邪不退。成氏曰：手足厥寒者，阳气外虚，不温四末；脉细绝者，阴血内弱，脉行不利。与此汤复脉生阴。（清代孟承意《张仲景伤寒原文点精·少阴脉证·四逆汤症下》）

此又属血虚而致四逆者也。血虚则不宜姜附，重劫津液，故以当归补血为主，佐以芍药甘草大枣，和阴而生津，复以桂枝细辛通草，通阳而温表，使阴阳之气顺接，则四末温而厥逆止。按：此方为亡血家设法。亡血家四逆，有脉细欲绝者，血虚不能荣于外也，有脉浮革者，血虚不能固于中也，同为当归四逆汤主治。（清代吕震名《伤寒寻源·下集·当归四逆汤》）

若其人内有久寒[1]者，宜当归四逆加吴茱萸生姜汤。（352）
当归四逆加吴茱萸生姜汤

当归三两　芍药三两　甘草二两，炙　通草二两　桂枝三两，去皮　细辛三两　生姜半斤，切　吴茱萸二升　大枣二十五枚，擘

上九味，以水六升，清酒六升，和煮取五升，去滓，温分五服。（一方，酒水各四升）

【词释】

［1］久寒：指脏腑陈寒痼冷。

【何注】

在当归四逆汤方证的基础上，病情日久而深，可能出现如腹中（或其他部位）冷痛、呕吐、头痛的症状，此时是厥阴之寒过甚，需加吴茱萸、生姜二药，以去肝胃之痼寒。

【临床体会】

1. 当归四逆加吴茱萸生姜汤的方证是：手足厥寒，腹中（或其他部位）冷痛，呕吐，头痛，脉细。此类患者多见双肘关节以下冰凉、双膝关节以下冰凉的病程已经很长，或冰冷程度非常严重。

2. 本方在当归四逆汤的基础上，加入了"生姜半斤"，"吴茱萸二升"。其中吴茱萸一药，属大辛大热之品，《名医别录·卷第二·中品·吴茱萸》言其可"主去痰冷，腹内绞痛，诸冷食不消，中恶，心腹痛"之证。根据我的经验总结，在临床中应用此方时生姜多用 15～35g，吴茱萸多用 9～12g。因当归四逆加吴茱萸生姜汤的寒邪较前更甚、更加深入，可加清酒同煎，以行药势，可提高疗效。

3. 关于清酒：清酒最早见于《周礼·天官·酒正》，记载为："辨三酒之物，一曰事酒，二曰普酒，三曰清酒。"宋代李昉、李穆等著《太平御览》引魏朝郎中鱼豢《魏略》一书，说："太祖（曹操）时禁酒，而人窃饮之，故难言酒。以白酒为贤人，清酒为圣人。"可以看出，清酒、白酒并存或相对。古代酿酒工艺主要分为两种，一种为果实谷类酿成的有色酒，一种为蒸馏酒。李时珍《本草纲目·谷部》说："烧酒非古法也，自元时始创其法。用浓酒和糟入甑，蒸令气上，用器承取滴露。"故烧酒的出现应晚于仲景之时，故可认为清酒为有色酒的范畴。李时珍认为："今入药佐使，专用糯米，以清水白面麹所造为正。黄酒有灰……谷气既杂，酒不清美，并不可入药。"糯米酒常分层，上层透明，质清稀，下层较稠厚，质浊。清酒与白酒相对，多数学者认同上层为炙甘草汤之清酒，下层为瓜蒌薤白白酒汤之白酒。因此，在临床中若能使用糯米酒清晰透明的上层与诸药同煎，则最为符合仲景原意。我在临床为考虑降低成本，多用高度白酒代替。但因糯米酒度数较低（多为 5%～20%），故用高度白酒代替时，我会嘱咐患者加 10～20mL 即可，放入药锅与诸药同煎，不可在临服药时"小酌一杯"。

【医家选注】

此肝血虚而受邪之治也。手足厥寒，脉细欲绝，乃厥阴阳明气血皆不足也。但厥阴属肝而藏血，邪入当以血为主治，故用桂枝汤，去生姜散气，以和营卫，充济肝虚，而驱风寒外出，加入当归，养血和肝，使血足风灭，细辛、通草，疏通心肾之气，即为泻肝乘胃之邪，而厥自退。若内有久寒，即寒疝癥瘕之类，仅宜加生姜散寒，吴茱萸温肝，安伏旧邪，不夹新邪上逆为善。此当与上条，互参究明耳。（清代沈明宗《伤寒六经辨证治法·卷八·厥阴全篇证治大意》）

手足厥寒，脉细欲绝者，当归四逆汤主之。此四逆乃太阳传经之邪，而表症犹未罢，因阳气已虚，故用桂枝汤，加当归和血，细辛温散，以和表里之阳也。若其人内有久寒者，宜当归四逆加吴茱萸生姜汤主之。内有久寒，指平素言，必从问而得之，或另有现症，乃为可据。吴茱萸温中散寒，其性更烈。按：前四逆诸法，皆主于温，此二方则温中兼通阳和阴之法。（清代徐大椿《伤寒论类方·四逆汤类·当归四逆加吴茱萸生姜汤》）

大汗出，热不去，内拘急[1]，四肢疼，又下利厥逆而恶寒者，四逆汤主之。（353）

四逆汤

甘草二两，炙　干姜一两半　附子一枚，生用，去皮，破八片

上三味，以水三升，煮取一升二合，去滓，分温再服。若强人可用大附子一枚，干姜三两。

大汗，若大下利，而厥冷者，四逆汤主之。（354）

呕而脉弱，小便复利[2]，身有微热，见厥者难治，四逆汤主之。（377）

【词释】

[1] 内拘急：腹中拘挛急迫。

[2] 小便复利：复，仍然之意，表示没有变化。小便复利，即指小便仍然清长而通利。

【何注】

患者若表证未去，仍有发热、恶寒、四肢疼痛，同时若见大汗出、腹部拘急、腹泻、手足冰冷，此时阳虚为甚，应"急当救里"，用四逆汤治之。若无外邪，仅有大汗出、泄利不止、手足厥逆，亦可以用四逆汤急救回阳。若内寒过甚导致出现胃寒呕逆、小便清长、脉微弱，反而有虚阳浮越导致身有微热的情况，此时急需用四逆汤回阳破阴，潜制浮阳。

【临床体会】

1. 四逆汤的方证是：手足厥冷（过肘、膝关节），休克，小便清长，腹泻清谷，精神萎靡不振，身体疼痛，脉沉迟或脉微。四逆汤最主要的特征便是"厥"，此类患者四肢可能凉过肘膝，甚至在肩关节、髋关节的范围均有发凉。

2. 在前两条条文中，对于四逆汤的使用有以下三点重要特征——大汗淋漓；严重腹泻，大便清稀甚至有未消化的食物；四肢厥冷，已过肘膝关节，甚至冷至肩关节、髋关节。临床若见此类患者，可能病情已属危重，急需用四逆汤救之。

【医家选注】

大汗出则热当去，热反不去者，亡阳也；内拘急下利者，寒甚于里也；四肢疼，厥逆恶寒者，寒甚于表也，与四逆汤复阳散寒。大汗，若大下利，而厥冷者，四逆汤主之。大汗，若大下利，内外虽殊，其亡津液损阳气则一也，阳虚阴胜故生厥逆，与四逆汤固阳退阴。（清代林澜《伤寒折衷·卷九·厥阴经证治篇·寒厥证》）

（引危亦林）阴阳二厥，脉皆沉，所以使人疑之。然阴厥脉沉迟而弱，阳厥脉沉伏而滑，阳厥指甲时一温，阴厥指甲常冷，足蜷不渴，清便如常，外症则自惺惺也。若未辨阴阳，宜用理中汤试之，阳厥则便热，阴厥则不热（清代沈金鳌《伤寒论纲目·卷十四·少阴经·手足厥逆》）

病人手足厥冷，脉乍紧[1]者，邪[2]结在胸中，心下满而烦，饥不能食者，病在胸中，当须吐之，宜瓜蒂散。（355）

瓜蒂散

瓜蒂　赤小豆

上二味，各等分，异捣筛，合内臼中，更治之，别以香豉一合，用热汤七合，煮作稀糜，去滓，取汁，和散一钱匕，温顿服之。不吐者，少少加，得快吐乃止。诸亡血虚家，不可与瓜蒂散。

【词释】

[1]脉乍紧：乍，忽然。指脉忽然变紧。

[2]邪：此指停痰、食积等致病因素。

【何注】

"紧脉如转索无常者，有宿食也"，紧脉兼见手足厥冷，可知为胸中有痰饮等实邪将阳气阻遏，使之不能达于四肢末端，故见肢厥。阳气郁于胸中，故见心中烦满，有饥饿感却因胸中痰实不能进食，此时可用吐法将胸中痰饮吐出，方用瓜蒂散。

【临床体会】

1.瓜蒂散的方证是：胸中痞塞胀闷，心烦，有饥饿感，却因胃脘部胀满不能进食，手脚冷，脉紧，寸脉微浮，苔白腻。

2.本方使用吐法，药量需随时根据患者的反应而调整。服药之后若未吐者，需增加少许药量，直至吐出痰涎为止。一钱匕植物药的重量近似于0.5～1g，故临床中可先从0.5g服起，若不吐则增加药量至1g。一旦吐出痰涎便需停药，即"凡用吐，汤中病便止，不必尽剂也"

之意。

3.临床若见符合瓜蒂散方证的患者，却同时有大量失血病史，或伴体质较虚，不宜食用此方，否则正气更虚。这是瓜蒂散的禁忌证。

【医家选注】

不此风寒两伤脉证也。木邪制胃，故手足厥冷，然紧脉为寒，而乍紧者，即风寒互应之脉，则知寒邪而夹风也。风痰上结于胸，寒邪郁结心下，故心下满而烦。痰凝胸膈，胃气受制，故饥不能食。邪机上向，因其高而越之，故以瓜蒂散涌吐其邪也。（清代沈明宗《伤寒六经辨证治法·卷八·厥阴全篇证治大意》）

瓜蒂其性上提，能系全瓜而不坠，上吸之力大，故能吸痰上出，为吐剂要药，非仅取其苦也。赤小豆燥可去湿，为利痰豁饮之要药，非仅取其酸也。助以豆豉之轻浮上行，则无不出之痰饮矣。（清代何贵孚《伤寒论大方图解·上卷·瓜蒂散》）

伤寒厥而心下悸，宜先治水，当服茯苓甘草汤，却[1]治其厥；不尔[2]，水渍入胃[3]，必作利也。(356)

茯苓甘草汤

茯苓二两 甘草一两，炙 生姜三两，切 桂枝二两，去皮

上四味，以水四升，煮取二升，去滓，分温三服。

【词释】

[1] 却：然后。

[2] 不尔：不这样，指不先治水。

[3] 水渍入胃：水饮之邪浸入到肠。

【何注】

伤寒使太阳气化不行，故水饮停聚。水气凌心则心下悸，水饮内停，阳气被遏故不能通达四末而见手脚凉。治宜茯苓甘草汤温中阳，化水饮。若不及早治疗，阴邪下行至胃肠，便会出现腹泻的表现。

【临床体会】

1. 茯苓甘草汤的方证是：心悸喜按，胃脘部有跳动感，推之可闻及振水声，手足逆冷，呕逆，口不渴，舌苔白滑。

2. 茯苓甘草汤中包含有桂枝甘草汤的原方。故符合茯苓甘草汤证的患者，亦多具有如心悸、喜按，伴有心慌、小便不利、四肢厥冷、呕逆等符合桂枝甘草汤证的表现。但茯苓甘草汤在桂枝甘草汤的基础上，又加上茯苓和生姜。因茯苓的药证为"心下悸，小便不利"，生姜的药证为"呕"，由此可推断出茯苓甘草汤与桂枝甘草汤相比，除心悸症状外，又出现了呕逆的症状。

表 8-3　茯苓甘草汤与桂枝甘草汤之比较

	茯苓甘草汤	桂枝甘草汤
条文	伤寒，汗出而渴者，五苓散主之；不渴者，茯苓甘草汤主之。 伤寒厥而心下悸，宜先治水，当服茯苓甘草汤，却治其厥；不尔，水渍入胃，必作利也	发汗过多，其人叉手自冒心，心下悸，欲得按者，桂枝甘草汤主之
方证	心悸喜按，胃脘部有跳动感，推之可闻及振水声，手足逆冷，呕逆，口不渴，舌苔白滑	心悸，喜按
药物组成	茯苓二两　甘草一两（炙）　生姜三两（切）　桂枝二两（去皮）	桂枝四两（去皮）　甘草二两（炙）

【医家选注】

伤寒寒胜则厥，心下有水则悸。厥而心下悸者，寒中于阴而水聚于心下也。是宜以茯苓甘草汤先治其水，水去然后治厥。如伤寒二三日，心中悸而烦者，先服建中汤之意也。建中者，建立中气，恐其中虚而邪易入，邪入则烦不止矣。茯苓甘草汤，甘淡利水，益中气，恐其水渍入胃而作利，利作则厥不回矣。仲景治病，每以正气为虑如此。（清代尤怡《伤寒贯珠集·卷八·厥阴篇·厥阴温法十条》）

《金匮要略》曰："水停心下，甚者则悸。"厥阴有此，多因消渴得之。厥其主也，水其客也，治客宜急，故先与茯苓甘草汤治水，以清下利之源，而后治其厥。若不先水而先厥，则恐水渍入胃，犯土凌心，阳不得复，必至厥利相兼耳。（清代熊寿试《伤寒论集注·卷四·厥阴经》）

伤寒六七日，大下后，寸脉沉而迟，手足厥逆，下部脉[1]不至，喉咽不利[2]，唾脓血，泄利不止者，为难治，麻黄升麻汤主之。（357）

麻黄升麻汤

麻黄二两半，去节　升麻一两一分　当归一两一分　知母十八铢　黄芩十八铢　葳蕤[3]十八铢，一作菖蒲　芍药六铢　天门冬六铢，去心　桂枝六铢，去皮　茯苓六铢　甘草六铢，炙　石膏六铢，碎，绵裹　白术六铢　干姜六铢

上十四味，以水一斗，先煮麻黄一两沸，去上沫，内诸药，煮取三升，去滓，分温三服，相去如炊三斗米顷，令尽汗出愈。

【词释】

[1]下部脉：有两种解释，一指寸口脉的尺脉，一指三部九候中的趺阳脉与太溪脉。

[2]喉咽不利：咽喉疼痛，吞咽困难。

[3]葳蕤：即玉竹。

【何注】

伤寒六七日，若表证仍在，应先解其表，反而误用下法，反而使邪陷于里，阳郁于内，且正气被伤。阳不能伸，故见寸脉沉而迟，手足厥冷，郁阳在上灼伤肺络，可见咽喉疼痛，甚至吞咽困难，吐出脓血；正气被伤，故见下部脉不至，可能出现尺脉不足的情况，此脉与下利不止的症状是相符的，亦可能出现手足冰凉的症状。此时寒则错杂，虚实互见，可用麻黄升麻汤，以清上温下，发越郁阳。

【临床体会】

1. 麻黄升麻汤的方证是：手脚凉，咽喉疼痛甚至吞咽困难，吐脓血，腹泻不止，寸脉沉迟，尺脉不足或不显。

2. 此方多用于危重证患者的救治，此类患者往往有已有脓毒血症、呼吸衰竭，甚至多脏器功能衰竭的西医诊断。若兼见手脚凉、咽喉疼痛甚至吞咽困难、吐出脓血、腹泻的症状，符合麻黄升麻汤的方证，可用麻黄升麻汤治之。

【医家选注】

言厥逆有因于误下致变者也。凡伤寒热炽者，其阴必虚，六七日虽当传里之时，脱表证仍在，则犹当清解，而不当用下。设以为大热不解而大下之，则阴伤而阳亦陷。寸脉沉迟，手足厥冷，下利不止，伤其阳而气内陷也。下部脉不至，咽喉不利，吐脓血，伤其阴而热内逼也。一下之误，既伤其阳，复伤其阴，故为难治。与升麻、麻黄、桂枝、干姜、甘草以升阳，而复以茯苓白术调其下利，与当归、白芍、天冬、葳蕤、知母以滋阴，而复以石膏、黄芩清其内热。盖传经热邪从外入之于内者，仍当从内出之于外也，故曰汗出愈。观此，而可以知治热病厥逆大法也。（清代程知《伤寒经注·厥阴证治第十二》）

伤寒六七日，邪传厥阴之时，大下之后，下焦气虚，阳气内陷，寸脉迟而手足厥逆，下部脉不至也，厥阴之脉贯膈上注肺，循喉咙，邪在厥阴，随经射肺，因亡津液，遂成肺痿，咽喉不利而唾脓血也。《要略》曰：肺痿之病，从何得之？被快药下利，重亡津液，故得之。若泄利不止者，为里气大虚，故云难治，与麻黄升麻汤以调肝肺之气。（清代林澜《伤寒折衷·卷九·厥阴经证治篇》）

伤寒本自寒下，医复吐下之，寒格[1]更逆吐下。若食入口即吐，干姜黄芩黄连人参汤主之。（359）

干姜黄芩黄连人参汤

干姜、黄芩、黄连、人参各三两

上四味，以水六升，煮取二升，去滓，分温再服。

【词释】

[1]寒格：指下寒与上热相格局，以饮食入口即吐为特征。

【何注】

患者素来脾阳不足，虚寒在中，平时素有腹泻之证，又被误用吐下之法，故中气更伤，甚至食物入口即吐。此时可用干姜黄芩黄连人参汤，用苦寒之黄连、黄芩以泄降，用辛温之干姜以通阳，用甘温之人参以补虚。

【临床体会】

1.干姜黄连黄芩人参汤的方证是：食入则吐，便溏或腹泻，口干，口苦，口舌糜烂，舌黄或舌尖红，苔白。

2.临床使用此方时，通过适量调整药物剂量，便对2型糖尿病有较好疗效。此类患者多有乏力、视物模糊、失眠、口干、大便干、夜尿2～3次以上，舌体细微颤动、舌底有瘀斑，脉沉的症状。通过调整此方的剂量，可使之成为改造版的干姜黄芩黄连人参汤（剂量举例：干姜10～15g，黄连30g，黄芩30g，人参30g），可以缓解上述症状。遣方时需注意用大剂量黄连，最少用30g，可根据患者病情继续调整至60g甚至120g；干姜剂量需用黄连剂量的1/3～1/2，具体剂量由患者的脾胃功能决定。若脾胃虚寒较甚者，干姜量用黄连的1/2（剂量举例：黄连60g，干姜30g）；若脾胃虚寒不甚者，干姜量用黄连的1/3（剂量举例：黄连60g，干姜20g），若未愈，可再将药量加大。

③改造版的干姜黄芩黄连人参汤（剂量举例：干姜10～15g，黄连30g，黄芩30g，人参30g）熬出后口感较苦，令人难以下咽。服用时需嘱咐患者将此药既不在饭前服药，也不在饭后服药，而是在饭中服用，此来，一可缓和其口感，二可使药物直达中焦脾胃，精准发挥疗效。

【医家选注】

平素胃寒下利之人而病伤寒，医者复以寒药吐之，遂成格拒，其吐下更逆矣，若食入口即吐是也。人参、干姜以正治其吐，黄连、黄芩反佐以通其格。魏氏《本义》曰：伤寒，热浮于上为上热，而平素阳微于下为下寒，传经热邪自少阴而转厥阴，则凡热多厥少，总为可治之证，升之、举之不暇，何故吐之，下之乎？医者认可见之热在上，不知不可见之寒在下，吐下而势愈逆、阳越微，于是阴在阳外，寒在热上，阴药之寒性留于胸膈，而上焦之阳气伤于涌泄，是之谓寒格。唯其阳宜升而反降之，正宜助而反泄之，所以更为逆也。食入即吐，或至下利不止，本为阴阳争拒之证，驯致为有阴无阳之渐矣。法当急温其中焦，使阳在内为阴所包者力盛而自出，干姜、人参是升阳之品也。且使寒在上，郁伏其热邪者，气开而自降，黄连、黄芩是降阴之品也。一方而升阳降寒，温中治逆，数善备焉矣。（清代徐赤《伤寒论集注·辨厥阴病脉证并治法·干姜黄连黄芩人参汤方》）

按：此证系阴格于内，拒阳于外，以姜开通阴寒，芩连泄去阳热，复以人参鼓助胃气，并可助干姜之辛温，冲开阴邪，俾格开而吐自止。（清代吕震名《伤寒寻源·下集·干姜黄连黄芩人参汤》）

下利清谷，里寒外热，汗出而厥者，通脉四逆汤主之。（370）
通脉四逆汤

甘草二两，炙　附子大者一枚，生，去皮，破八片　干姜三两，强人可四两

上三味，以水三升，煮取一升二合，去滓，分温再服，其脉即出者愈。

【何注】

患者阴寒内盛，出现了腹泻并且大便中有未消化的谷物，这是脾肾阳虚之证，本应以四逆汤急救其里。但患者身热，此为内寒过甚格阳于外，故在回阳救逆四逆汤的基础上又重用大热之干姜，以挽救欲脱之阳。

【临床体会】

通脉四逆汤的方证是：腹泻、大便中泻下未消化的食物，手足冰凉、超过肘膝关节，面色红赤，身热，有汗，精神萎靡，脉微欲绝。

【医家选注】

疏曰：下利清谷，在里真寒，而反汗出，在表则假热也。阴阳相厥逆，不得交通，四逆汤之附子，从阳引阴，干姜、甘草，交通于其间也。（清代吴人驹《医宗承启·卷之五·温里》）

夹热下利者，伤在太阴之阴；中寒清谷者，伤在少阴之阳。里寒外热，汗出而厥，为阴内盛而阳外越之象，故于四逆加干姜一倍，以温里而胜寒邪。曰通脉者，盖欲使阳气内行，而厥与利俱止耳。（清代尤怡《伤寒贯珠集·卷八·厥阴篇·厥阴温法十条》）

热利下重者，白头翁汤主之。（371）

白头翁汤

白头翁二两　黄檗三两　黄连三两　秦皮三两

上四味，以水七升，煮取二升，去滓，温服一升，不愈，更服一升。

下利欲饮水者，以有热故也，白头翁汤主之。（373）

【何注】

此条主述厥阴之热痢。热毒下注，气机滞涩，故见下利，且里急而后重。热邪损伤肠络，化腐成脓，可见脓血便。火性炎上，热毒邪伤津，故见口渴欲饮水。此时可用白头翁汤，以清热燥湿，凉血止利。

【临床体会】

1.白头翁汤的方证是：腹泻，里急后重（大便急，但到肛门处有重滞感，不易出）或下利脓血，渴欲饮水，脉浮。主证是：腹泻，多伴脓血，里急后重，口渴欲饮水。此方可治疗属于热痢下重的患者。大便非常着急，肛门处有重坠感，却难以便出。伴有口渴。而其中最为典型的特点便是：里急后重。

2. 在《备急千金要方·卷第十五下·脾脏下》亦有一白头翁汤，治赤滞下血，连月不瘥。即用于治疗腹泻，伴下血，里急后重，数月不愈的患者。其药物组成及煎服法为："白头翁、厚朴、阿胶、黄连、秦皮、附子、黄柏、茯苓、芍药（各二两），干姜、当归、赤石脂、甘草、龙骨（各三两），大枣（三十枚），粳米（一升），上十六味㕮咀，以水一斗二升先煮米令熟，出米内药，煮取三升，分四服。"

3. 神农本草经·卷四·下品·白头翁》言其可"主温疟，狂易，寒热，癥瘕，积聚，瘿气，逐血，止痛"，对热毒泻痢疗效尤佳。

【医家选注】

就天地之虚邪而言，曰寒。就人身之冬不藏精者而言，曰伤于寒。就冬月之即发者而言，曰伤寒。若夫伏邪在身，延日久，乘春温而变温病，乘夏热而变热病，乘秋凉而变或晹或利者，俱曰伤寒病。盖以人身之病机，与天地之气机。同为化象也，热利，即脏中本寒，尽化为热，而奔迫下利，及暑热伤其正气，并血分者皆是。下重者，乘下利之机，致清阳之气下陷也。白头翁得阳气之先，而直挺单花，具升举之性，且味苦气寒，能清火分之热，取以名汤，其意可知矣。然后以黄连清心脾之火，黄蘗清肾火，秦皮清肝火，则热除而血中之清阳上举。其利与下重，宁有不止者乎？（清代高学山《伤寒尚论辨似·厥阴经总说》）

白头翁一名独摇草，后世本草谓其无风自摇，有风反安然不动。愚初甚疑之，草木之中，何曾见有风不动，无风反自摇者乎？乃后登本邑古城址墓，见其背阴多长白头翁，细察其状，乃恍悟其亦名独摇草之所以然也。盖此物茎粗如箸，而高不盈尺，其茎四面生叶与艾叶相似，而其蒂则细而且软，微有风吹，他草未动而其叶已动，此其无风自摇也；若有大风，其茎因粗而且短，是以不动，而其叶因蒂细软顺风溜于一边，无自反之力，亦似不动，此所谓有风不动也。事非亲见，又安知本草之误哉？盖此物生冈阜之阴而性，原禀有阴性，而感初春少阳之气即突然发生，正与肝为厥阴，而具有升发之气者同也。

为其与肝为同气，故能升达肝气，清散肝火，不使肝气夹热下迫以成下重也。且其头生白茸，叶上亦微有白毛，原兼禀西方之金气，故又善镇肝而不使肝木过于横恣也。至于又加连、柏、秦皮为之佐使，陈氏论中已详言其义，无庸愚之赘语也。（近代张锡纯《医学衷中参西录·第七期第四卷·厥阴病白头翁汤证》）

下利腹胀满，身体疼痛者，先温其里，乃攻其表。温里宜四逆汤，攻表宜桂枝汤。（372）

桂枝汤

桂枝三两，去皮　芍药三两　甘草二两，炙　生姜三两，切　大枣十二枚，擘

上五味，以水七升，煮取三升，去滓，温服一升，须臾啜热稀粥一升，以助药力。

【何注】

患者出现腹泻、腹部胀满，是里证之兆，此时脾肾阳衰，浊阴不化；患者出现身体疼痛，或伴有头项僵痛或身痛，发热汗出恶风，是表证之象，此时风寒束表。在表里之证兼备，里证为甚时，宜先用四逆汤救其里，待正气稍起后，再用桂枝汤解其表。

【临床体会】

1.四逆汤的方证是：手足厥冷（过肘、膝关节），休克，小便清长，腹泻清谷，精神萎靡不振，身体疼痛，脉沉迟或脉微。桂枝汤的方证是：发热，恶风恶寒，有汗，头痛，颈项僵硬，舌淡，脉浮。

2.在患者表里同病之时，若里证危急，当先救其里。

【医家选注】

厥阴病，下利腹胀满，为里寒；身体疼痛者，为表寒。夫脏寒生满病，厥阴之脉夹胃，寒甚则水谷之气下行，阴寒之气上逆，故不唯下利，而且胀满也。表里相权，以里为主，必也先温其里；里和而表

不解，始乃专攻其表。温里宜四逆汤，攻表宜桂枝汤。此节言寒在表里，治有缓急之分也。（述）下利而腹胀满，其中即伏清谷之机。先温其里，不待其急而始救也。里和而表不解，可专治其表。注云：攻，专治也。此不曰救，而曰攻，义同。（清代陈修园《伤寒论浅注·卷六·辨霍乱病脉证并治法》）

下利不可攻表，既闻命矣，设兼有表证则云何？腹胀满者，里寒也；身疼痛者，表滞也。先里后表，治例不殊太阳也（集程郊倩）。（清代熊寿试《伤寒论集注·卷四·厥阴经》）

下利谵　语者，有燥屎也，宜小承气汤。（374）

小承气汤

大黄四两，酒洗　枳实三枚，炙　厚朴二两，去皮，炙

上三味，以水四升，煮取一升二合，去滓，分二服。初一服，谵语止，若更衣者，停后服，不尔尽服之。

【何注】

患者内有燥屎在肠中，阳明腑实热甚，上扰神明，故见谵语；热结肠腑，大便干结不出，即使排便仍是属于下利清水，色纯青，为热结旁流之象。此时可用小承气汤以通腑泄热。

【临床体会】

1.小承气汤的方证是：便秘、腹胀，潮热汗出，谵语，微烦，小便数，脉疾滑。主证是：大便干，腹胀，严重者谵语。

2.患者本有下利，却用下法，是"通因通用"之意，阳明腑实一泄，热结旁流自止。

3."初一服，谵语止"是经方效果立竿见影的表现。

4."若更衣者，停后服"说明此方需中病即止，若大便次数明显增多，大便后出现明显不适感，则需停止服药。

【医家选注】

经曰：实则谵语。有燥屎为胃实，下利为肠虚。与小承气汤，以

下燥屎。（明代张遂辰《张卿子伤寒论·卷六·辨厥阴病脉证并治第十二》）

疏曰：下利则邪有泄路，盛者当虚，乃反谵语，谵语属热实，必因其内有燥屎，利自利，而燥屎自若也，欲止谵语者，必须去其燥屎，但宜小承气汤。（清代吴人驹《医宗承启·卷之三·攻下》）

下利后更[1]烦，按之心下濡者，为虚烦也，宜栀子豉汤。（375）

栀子豉汤

肥栀子十四个，擘　香豉四合，绵裹

上二味，以水四升，先煮栀子，取二升半，内豉，更煮取一升半，去滓，分再服。一服得吐，止后服。

【词释】

[1] 更：更加，越发。

【何注】

患者本有下利，下利之后反而出现心烦，如果按之胃腹部濡软不硬，这是有虚热留在胸中，符合栀子豉汤的方证，可用栀子豉汤。

【临床体会】

本条强调了实烦与虚烦的区别：虚烦者，一是指下利后心更烦，二是指按之胃腹部濡软者。

【医家选注】

疏曰：初因烦满而下之，乃下利之后，而更加其烦，则知利自利，其所以为烦者，非下利之所能解也。按之心下濡，其结原不实而轻虚，须从而吐达之。（清代吴人驹《医宗承启·卷之三·涌吐》）

下利后不烦，为欲解。若更烦而心下坚者，恐为谷烦。此烦而心下濡者，是邪热乘虚，客于胸中，为虚烦也，与栀子豉汤，吐之则愈。（明代张遂辰《张卿子伤寒论·卷六·辨厥阴病脉证并治第十二》）

干呕，吐涎沫，头痛者，吴茱萸汤主之。（378）

吴茱萸汤

吴茱萸一升，汤洗七遍　人参三两　大枣十二枚，擘　生姜六两，切

上四味，以水七升，煮取二升，去滓，温服七合，日三服。

【何注】

厥阴肝寒犯胃，胃失和降，故见干呕；寒饮停胃，上泛于口，故见吐出清稀涎沫；厥阴肝经行于颠顶，故可见头痛。此时可用吴茱萸汤暖肝温胃，散寒降浊。

【临床体会】

1. 本条文是运用吴茱萸汤的条文，亦正是吴茱萸汤的主证（头痛、怕风、怕冷）。在《伤寒论》《金匮要略》中，很多条文都是抓主证的辨证方法，抓主证是辨证的尖端。

2. 在《伤寒论》中出现的吴茱萸汤中，人参：生姜 =1：3 ～ 1：2。若干呕较甚的患者，可适当相对增加生姜的用量（两药比例为1：3，剂量举例：党参 10g，生姜 30g）。吴茱萸味辛、苦，口感较差难以下咽，我会多从小剂量起用，如 9 ～ 15g 即可。

【医家选注】

此本温胃之方，而亦以通治厥少二阴吐利垂绝之证。盖阳明居中土，食谷欲呕，土受木克，胃气垂败。按：吴萸本厥阴药，兹以人参甘草大枣，奠安中土，而主吴萸温中散寒，以泄土中之木，则呕止而谷可纳。至少阴病吐利，手足逆冷，烦躁欲死，此因上下交征，胃气随吐利而将败，而厥阴更得侮其所不胜。病本在肾，病机在肺，而主治则在胃，得此剂补火生土，而浊阴自退矣。（清代吕震名《伤寒寻源·下集·吴茱萸汤》）

干，燥也。半里下阴液不能区别半表上，半表上气燥而不润则干呕，半里上阴液逆而不降，化为沫，则从口吐；半里上阴逆不降，头部之阴亦逆不降，则头痛，曰"干呕，吐涎沫头痛者，吴茱萸汤主

之"。浊阴逆半里上，非威烈气味不能冲开，以吴茱萸大辛大温气味，威烈冲半里上浊阴，使之须臾下降；生姜辛温，化气横行，疏泄土气，温通半里阴液，使之左开；以人参甘寒，大枣味浓汁厚，和半表阳气，使之右阖。（清代戈颂平《伤寒指归·癸·伤寒杂病论厥阴篇指归卷之六》）

呕而发热者，小柴胡汤主之。（379）

小柴胡汤

柴胡八两　黄芩三两　人参三两　甘草三两，炙　生姜三两，切　半夏半升，洗　大枣十二枚，擘

上七味，以水一斗二升，煮取六升，去滓，更煎取三升，温服一升，日三服。

【何注】

厥阴与少阳本为表里经，此时若在厥阴病中见到干呕、发热等少阳病的表现，是邪气从少阳转出厥阴的佳兆。此时可用小柴胡汤，因势利导，引邪外出。

【临床体会】

1.有人认为，小柴胡汤是退热专方，并以"伤寒五六日中风，往来寒热，胸胁苦满，嘿嘿不欲饮食，心烦喜呕，或胸中烦而不呕，或渴，或腹中痛，或胁下痞鞕，或心下悸，小便不利，或不渴，身有微热，或咳者，小柴胡汤主之"一条为依据，其实这是毫无道理的。因"往来寒热"并非恶寒、发热之意，而是对冷、对热都较为敏感，并不一定会见到发热的症状。真正能提示小柴胡汤是退热的专方的，应是本条"呕而发热者，小柴胡汤主之"。只要见到患者有呕吐，有发热的症状，便可放手直用小柴胡汤。仲景在《伤寒论》《金匮要略》中，很多条文都是使用了抓主证的辨证方法，本条便是其中之一。笔者认为"方证是汉唐时期的主要辨证方法"，并且认为"抓主证"是辨证（包括方证辨证）的尖端。

2. 在《备急千金要方·卷第十·伤寒下》中有一"黄龙汤（仲景名小柴胡汤）"，可以治疗"伤寒瘥后更头痛，壮热烦闷"。黄龙汤的方证是：壮热，头痛，往来寒热，胸胁苦满，嘿嘿不欲饮食，心烦喜呕，口苦，咽干，目眩，脉弦。黄龙汤的主证是：壮热不退。这是一个治疗伤寒壮热不退的方子，药物组成与小柴胡汤完全相同，但重用柴胡到了一斤。因此，若用小柴胡汤退热时，需要改变剂量，使柴胡的剂量至少达到其他药物的四倍以上！唐代 1 两折合今之 14.262g，柴胡最保守也需用至 48g。同时，在重用柴胡的同时，也应增加生姜的剂量，因《神农本草经·中品·干姜》中指出"干姜……肠澼下利，生者尤良"，其具有维护中土，防止柴胡荡涤肠胃太过，以致腹泻的情况（剂量举例：柴胡 48g，黄芩 9g，人参 6g，清半夏 12g，生甘草 6g，生姜 12g，大枣 15g）。

表 8-4 小柴胡汤与黄龙汤之比较

	小柴胡汤	黄龙汤
条文	本太阳病不解，转入少阳者，胁下鞕满，干呕不能食，往来寒热，尚未吐下，脉沉紧者，与小柴胡汤	治伤寒瘥后更头痛，壮热烦闷方
方证	往来寒热，胸胁苦满，嘿嘿不欲饮食，心烦喜呕，口苦，咽干，目眩，脉弦	壮热，头痛，往来寒热，胸胁苦满，嘿嘿不欲饮食，心烦喜呕，口苦，咽干，目眩，脉弦
主证	上述方证，但见一症便是	壮热＋小柴胡汤证
药物组成	柴胡八两，人参三两，黄芩三两，甘草三两，炙，半夏半升，洗，生姜三两，切，大枣十二枚，擘	柴胡一斤，半夏半升，黄芩三两，人参、甘草各二两，生姜四两，大枣十二枚

> 黄龙汤（小柴胡汤），退热的专方！
>
> ——何庆勇（2017年）

【医家选注】

但发热而非往来寒热，则与太阳、阳明同，唯呕则少阳所独，故亦用此汤。（清代徐大椿《伤寒论类方·柴胡汤类·小柴胡汤》）

疏曰：呕多有属于内因者，但属内者，其外必不发热。呕而发热，小柴胡汤是宜。（清代吴人驹《医宗承启·卷之四·和解》）

第九章　辨霍乱病脉证并治第十三

问曰：病有霍乱者，何？答曰：呕吐而利，名曰霍乱。（382）

【何注】

霍乱之证的主要表现，一为呕吐，一为下利。此病多因饮食不节所致，脾胃功能失调后，胃气不降反升故见呕吐，脾气不升反降故见下利。

【临床体会】

1.霍乱指呕吐，伴腹泻。《备急千金要方·卷第二十·膀胱腑·霍乱第六》中说："原夫霍乱之为病也，皆因饮食，非关鬼神……大凡霍乱，皆中食脍酪及饱食杂物过度，不能自裁，夜卧失覆，不善将息所致，以此殒命者众。"说明此病是由饮食不节所致，这与西医学中所言"霍乱"——霍乱弧菌引起的急性肠道传染病不同。

2.《备急千金要方·卷第二十·膀胱腑·霍乱第六》中说："凡霍乱，务在温和将息，若冷即遍体转筋。"此条言明霍乱之治法，需用温药治之，不可用寒凉之品，否则寒凉伤阳不能养筋，会出现浑身筋脉拘急难以屈伸，甚至牵引作痛的情况。因此本篇诸方，如桂枝类方中的桂枝汤、五苓散、理中丸，四逆类方中的四逆汤、四逆加人参汤、通脉四逆加猪胆汁汤等，均属"温和将息"之法。

③《备急千金要方·卷第二十·膀胱腑·霍乱第六》又说："凡此病定，一日不食为佳，仍须三日少少吃粥，三日以后可恣意食息，七日勿杂食为佳，所以养脾气也。大凡霍乱，皆中食脍酪及饱食杂物过度，不能自裁，夜卧失覆，不善将息所致，以此殒命者众。"此言霍乱

病后调护之法，此病本是饮食失于节制所致，故在康复过程中必须注意所食之物不可过多、过杂、令人过饱。若不注重饮食调护，不仅此病难以康复，甚至可能有性命之忧。

【医家选注】

三焦者，水谷之道路。邪在上焦，则吐而不利；邪在下焦，则利而不吐；邪在中焦，则既吐且利。以饮食不节，寒热不调，清浊相干，阴阳乖隔，遂成霍乱。轻者止曰吐利，重者挥霍撩乱，名曰霍乱。（明代张遂辰《张卿子伤寒论·卷七·辨霍乱病脉证并治第十三》）

食寒饮冷，水谷不消，外感风寒，则病霍乱。胃以消化为能，水谷消化，旧者下传而新者继入，中气运转，故吐利不作。水谷不消，在上脘者，则胃逆而为吐，在下脘者，则脾陷而为利。或吐或利，不并作也。若风寒外束，经迫腑郁，则未消之饮食，不能容受，于是吐利俱作。盖胃本下降，今上逆而为吐，脾本上升，今下陷而为利，是中气忽然而紊乱也，故名曰霍乱。（清代黄元御《伤寒悬解·卷十三·伤寒类证》）

恶寒，脉微（一作缓）而复利，利止亡血[1]也，四逆加人参汤主之。（385）

四逆加人参汤

甘草二两，炙　附子一枚，生，去皮，破八片　干姜一两半　人参一两

上四味，以水三升，煮取一升二合，去滓，分温再服。

【康平本原文】

吐利恶寒，脉微而复利（利止，亡血也），回逆加人参汤主之。

【词释】

[1]亡血：此处作亡失津液解。《金匮玉函经》说："水竭则无血。"

【何注】

患者恶寒，下利不止，脉象微细，此是寒邪较重，本应用四逆汤

以扶其阳。后津液脱竭，下利虽止，病却未愈，需在四逆汤中更加人参，以求复脉而生津。

【临床体会】

1. 四逆加人参汤的方证是：四逆汤证＋少气，口渴。此方多用于大伤津液之后，临床对于休克患者，若符合四逆加人参汤的方证，便可用之。

表 9-1　四逆加人参汤的"类方－方证－主证"

类方	方证	主证
四逆类方（特征：四肢发凉，精神萎靡）	手足厥冷（过肘、膝关节），休克，小便清长，腹泻清谷，精神萎靡不振，身体疼痛，少气，口渴，脉沉迟或脉微	四逆汤证＋少气，口渴

2.《备急千金要方·卷二十·霍乱第六》中，四逆汤的方后有注："《广济方》云：若吐后吸吸少气及下而腹满者，加人参一两。"此条提示临床见到四逆汤方证的基础上，若患者又符合人参的药证——即患者除有手足冷外，兼见少气、下之后腹满之症，此时便可使用四逆加人参汤。

【医家选注】

按：亡阴即为亡血，不必真脱血也。成无己注引《金匮玉函》曰"水竭则无血"，谓利止则津液内竭。加参以生津液。（清代徐大椿《伤寒论类方·四逆汤类·四逆加人参汤》）

治霍乱恶寒，脉微而利，利止亡血也。以中焦取汁，变化而为血，人参滋脾精以生血也。（清代王继志《经证证药录·卷五·人参》）

霍乱，头痛发热，身疼痛，热多欲饮水者，五苓散主之；寒多不用水者，理中丸主之。（386）

五苓散

猪苓去皮、白术、茯苓各十八铢　桂枝半两，去皮　泽泻一两

六铢

上五味，为散，更治之，白饮和服方寸匕，日三服，多饮暖水，汗出愈。

理中丸（下有作汤，加减法）

人参、干姜、甘草炙、白术各三两

上四味，捣筛，蜜和为丸，如鸡子黄许大。以沸汤数合，和一丸，研碎，温服之，日三四，夜二服。腹中未热，益至三四丸，然不及汤。汤法，以四物，依两数切，用水八升，煮取三升，去滓，温服一升，日三服。若脐上筑[1]者，肾气动也，去术，加桂四两。吐多者，去术，加生姜三两。下多者，还用术。悸者，加茯苓二两。渴欲得水者，加术，足前成四两半。腹中痛者，加人参，足前成四两半。寒者，加干姜，足前成四两半。腹满者，去术，加附子一枚。服汤后如食顷[2]，饮热粥一升许，微自温，勿发揭衣被。

【康平本原文】

吐利，（霍乱）头痛发热，身疼痛，热多欲饮水者，五苓散主之；寒多不用水者，理中丸主之。

人参、干姜、甘草（炙）、白术各三两

上四味，捣筛，蜜和为丸，如鸡子黄许大。以沸汤数合，和一丸，研碎，温服之（注：日三四，夜一服）。

【词释】

[1] 脐上筑：筑者，捣也。形容脐上跳动不安，如有物捶捣。

[2] 食顷：约吃一顿饭的时间。

【何注】

霍乱一病，患者本有腹泻、呕吐。若再出现头痛、发热、身体疼痛，这是表证仍在，又见口渴、发热，是津液分布失常，既不上输胃肠，又不出于膀胱，却从胃肠道出导致呕吐、下利，此时可用五苓散疏调水液代谢，兼以解表。若是寒湿在中造成的吐利，一般不欲饮水，此时可用理中丸或理中汤温胃散寒。

【临床体会】

1.五苓散的主证是：口干欲饮水，水样便，小便不利，水肿，吐涎沫，头眩，脐下动悸，苔白，脉浮。

表9-2　五苓散与理中丸（汤）之比较

	五苓散	理中丸（汤）
条文	霍乱，头痛发热，身疼痛，热多欲饮水者，五苓散主之。 太阳病，发汗后，大汗出，胃中干，烦躁不得眠，欲得饮水者，少少与饮之，令胃气和则愈。若脉浮，小便不利，微热消渴者，五苓散主之。 病在阳，应以汗解之，反以冷水潠之，若灌之，其热被劫不得去，弥更益烦，肉上粟起，意欲饮水，反不渴者，服文蛤散；若不瘥者，与五苓散	寒多不用水者，理中丸主之。 大病瘥后，喜唾，久不了了，胸上有寒，当以丸药温之，宜理中丸
方证	口干欲饮水，水样便，小便不利，水肿，吐涎沫，头眩，脐下动悸，苔白，脉浮	腹中凉，喜温，下利不渴，腹满呕吐，胸脘痞满，或病后泛吐涎沫，舌质淡，脉沉迟或缓弱
药物组成	猪苓（去皮）、白术、茯苓各十八铢，桂枝半两（去皮），泽泻一两六铢	人参、干姜、甘草（炙）、白术各三两

理中丸的方证是：腹中凉，喜温，下利不渴，腹满呕吐，胸脘痞满，或病后泛吐涎沫，舌质淡，脉沉迟或缓弱。理中丸的主证不在条文之中，而是暗含于方后的注释中："腹中未热，益至三四丸，然不及汤。"因此，理中丸最重要的特征是"腹中冷"，患者感到胃脘部如有凉风钻入，或自觉腹部发冷。这是我临床使用理中丸最为重要的指征，见腹中冷者，多可以用理中丸治之。

2.理中丸可以改成汤剂服用，成为理中汤。"汤者，荡也"，"丸者，缓也"，对于症状较重，病程较久者，可以将丸作汤服用。

3.五苓散与理中丸在使用时，均须注意服药后的调护之法。服完五苓散之后，需"多饮暖水，汗出愈"，饮水后使微微汗出能使药发挥最佳疗效。服完理中丸需饮一碗热粥，并且盖被子休息，亦是取汗出之意。

4. 理中丸、理中汤运用古法加减后，可以扩大其应用范围。若肚脐周围自觉有跳动感，可去掉白术，加桂枝 12～20g 以平冲降逆。若呕吐多者，去白术，加生姜 9～15g 以止呕逆。若下利多者，仍可用术，将白术改为苍术后，燥湿之力更佳。若有心悸，可加茯苓 6～10g 淡渗利水。若口渴想要饮水，可用白术至 15～25g 运水化津。若有腹中疼痛，可用人参至 15～25g 以扶助虚微之中气。若寒邪深重，可用干姜至 15～25g。若腹满者，可去白术，加附子 10～15g，以温通散寒。

5.《备急千金要方·卷第二十·膀胱腑·霍乱第六》中有一"治中汤"，药物组成与方后加减法均与理中丸相同，但条文为"治霍乱吐下胀满，食不消，心腹痛方"。由此可补充理中丸的方证，除喜唾、腹部怕冷外，还有呕吐，下利，腹部疼痛，不欲喝水、不欲吃饭等症状。

【医家选注】

头痛发热，则邪自风寒而来。中焦为寒热相半之分，邪稍高者居阳分，则为热，热多欲饮水者，与五苓散以散之。邪稍下者居阴分，则为寒。寒多不用水者，与理中丸温之。（明代张遂辰《张卿子伤寒论·卷七·辨霍乱病脉证并治第十三》）

《内经》曰"脾欲缓急食甘以缓之"，用甘补之，人参、白术、甘草之甘以缓脾调中；"寒淫所胜，平以辛热"，姜之辛以温胃散寒。心肺在膈上为阳，肝肾在膈下为阴，脾胃应土，处于中州，在五脏曰孤脏，在三焦曰中焦，一有不调，此丸专治，故曰理中。脾欲缓，缓中益脾必甘为主，是以人参之甘温为君；脾恶湿，温中胜湿必以甘为助，是以白术之甘温为臣；甘先入脾，脾不足以甘补之，是以甘草之甘平为佐；喜温恶寒者胃也，胃寒则中焦不治，是以干姜之辛热为使。（清代林澜《伤寒折衷·卷十·霍乱篇》）

吐利止，而身痛不休者，当消息[1]和解其外，宜桂枝汤小和之。（387）

桂枝汤

桂枝三两，去皮　芍药三两　生姜三两　甘草二两，炙　大枣十二枚，擘

上五味，以水七升，煮取三升，去滓，温服一升。

【康平本原文】

吐利止而身痛不休者，当消息和解其外，宜桂枝汤。（小和利之）

【词释】

[1]消息：斟酌的意思。

【何注】

患者呕吐、腹泻已愈，但是仍有身体疼痛，伴有汗出恶风，这时里邪已解，表邪未愈，当解其表。因符合桂枝汤的方证，故仍可斟酌的使用少量桂枝汤治之。

【临床体会】

桂枝汤是用于理中丸治疗吐利后的善后方。

【医家选注】

吐利止而身痛不休，外邪未解也。当消息和解其外，言当辨外邪之微甚，制汤剂之大小也。盖吐下骤虚，虽夏月不妨桂枝汤以和其营卫也。（清代张璐《伤寒缵论·卷下·杂篇》）

吐利既去，而痛不休，以表寒未解，经气壅滞之故。桂枝汤，通经解表，小和其外，身痛即休也。（清代黄元御《伤寒悬解·卷十三·伤寒类证》）

吐利汗出，发热恶寒，四肢拘急，手足厥冷者，四逆汤主之。（388）

四逆汤

甘草二两，炙　干姜一两半　附子一枚，生，去皮，破八片

上三味，以水三升，煮取一升二合，去滓，分温再服，强人可大附子一枚、干姜三两。

既吐且利，小便复利，而大汗出，下利清谷，内寒外热，脉微欲绝者，四逆汤主之。（389）

【何注】

患者出现呕吐、腹泻伴大便中有未消化的食物，这是中气欲绝，寒盛于内，伴肾阳已经虚衰；此时若见汗出，伴有发热之象，是真阳欲绝于外，此时需四逆汤急救回阳救逆，补土温火。

【临床体会】

四逆汤的方证是：手足厥冷（过肘、膝关节），休克，小便清长，腹泻清谷，精神萎靡不振，身体疼痛，脉沉迟或脉微。本条所述之症多见于危重患者，临床见此必当急救以挽救其阳。

【医家选注】

霍乱之为阴虚者。中焦之津液，内灌溉于脏腑，外濡养于筋脉。吐则津液亡于上矣，利则津液亡于下矣，汗出，则津液亡于外矣。亡于外则表虚而发热恶寒；亡于上下，无以荣筋而四肢拘急，无以顺接而手足厥冷者，以四逆汤主之。助阳气以生阴液，方中倍用炙甘草以味补阴。（述）此言四逆汤能滋阴液也。此证尚可治者，在发热一证为阳未尽亡。（清代陈修园《伤寒论浅注·卷六·辨霍乱病脉证并治法》）

不但已也，吐利未止，固宜回阳破阴为急矣。即使吐已下断，犹恐阴邪坚结，阳气难伸，所以证则汗出而厥，四肢拘急不解，脉则微而欲绝。通脉四逆加猪胆汁汤主之。于回阳急救中交通其气，善后犹难为力。如此，敢不慎厥初哉？（清代程郊倩《伤寒论后条辨整理与研究·数集·辨霍乱病脉证篇》）

吐已下断[1]，汗出而厥，四肢拘急不解，脉微欲绝者，通脉四

逆加猪胆汁汤主之。(390)

通脉四逆加猪胆汁汤

甘草二两，炙　干姜三两，强人可四两　附子大者一枚，生，去皮，破八片　猪胆汁半合

上四味，以水三升，煮取一升二合，去滓，内猪胆汁，分温再服，其脉即来，无猪胆，以羊胆代之。

【康平本原文】

吐已下断，汗出而厥，四肢拘急不解，脉微欲绝者，通脉回逆加猪胆汁汤主之。

甘草二两（炙）　干姜三两（强人可四两）　附子大者一枚（生，去皮，破八片）　猪胆汁半合

上四味，以水三升，煮取一升二合，去滓，内猪胆汁，分温再服（其脉即来）（注：无猪胆，以羊胆代之）。

【《备急千金要方》原文】

吐利已断，汗出而厥，四肢拘急不解，脉微欲绝，通脉四逆汤主之方。

大附子一枚　甘草一两半　干姜三两（强者四两）

上三味，㕮咀，以水三升煮取一升二合，分二服，脉出即愈。若面色赤者，加葱白九茎；腹中痛者，去葱，加芍药二两；呕逆，加生姜三两；咽痛，去芍药，加桔梗一两；利止脉不出者，去桔梗，加人参二两。皆与方相应，乃服之。（仲景用通脉四逆加猪胆汁汤）

【词释】

[1]吐已下断：已，停止；断，断绝。吐已下断，指吐利液竭而停止。

【何注】

患者本有吐利之证，却因津液将竭，无物可吐，亦无物再下。患者可见大汗出，四肢完全冰冷，四肢拘急，是阳气不能固表，亦不能温煦所致。此时病情危急，微阳将脱，故在通脉四逆汤的基础上再加

猪胆汁，将姜附之药引阳入阴，以免对辛热之药格拒不受。

【临床体会】

1.通脉四逆加猪胆汁汤的方证是：吐泻之后，见大汗出，四肢冰冷，四肢拘急，精神萎靡，脉微欲绝。

2.此方方后注言若无猪胆，可用羊胆汁代替。旁参《备急千金要方·卷第二十·膀胱腑·霍乱第六》中本条，条文相同用方却为通脉四逆汤。由此可知，即使不加猪胆汁，临床用通脉四逆汤直接治之，仍然有效。

【医家选注】

按：汗出而厥，四肢拘急，脉微欲绝，皆四逆及通脉四逆固有之证，何取乎胆汁之加？要其着眼全在吐已下断四字，盖吐已下断，津液内竭，投通脉四逆纯阳之剂，正恐格不相入，故藉胆汁导引之力，以和阴而复阳也。（清代吕震名《伤寒寻源·下集·干姜黄连黄芩人参汤》）

吐已下断，津液内竭，则不当汗出，汗者不当厥，今汗出而厥，四肢拘急不解，脉微欲绝者，阳气大虚，阴气独胜也，若纯与阳药，恐阴为拒格，或呕或躁，不得复入也，与通脉四逆汤加猪胆汁，胆苦入心而通脉，胆寒补肝而和阴，引置阳药不被拒格，《内经》曰"微者逆之，甚者从之"，此之谓也。恶寒，脉微而复利，利止，亡血也。四逆加人参汤主之。恶寒，脉微而利者，阳虚阴胜也；利止则津液内竭，故云亡血，《金匮》曰"水竭则无血"，与四逆汤温经助阳，加人参生津液而益血。（清代林澜《伤寒折衷·卷十·霍乱篇》）

第十章　辨阴阳易瘥后劳复病脉证并治第十四

大病[1]瘥后劳复[2]者，枳实栀子豉汤主之。（393）

枳实栀子豉汤

枳实三枚，炙　栀子十四个，擘　豉一升，绵裹

上三味，以清浆水[3]七升，空煮取四升，内枳实栀子，煮取二升，下豉，更煮五六沸，去滓，温分再服，覆令微似汗。若有宿食者，内大黄如博棋子五六枚，服之愈。

【康平本原文】

大病瘥后，劳复者，枳实栀子豉汤主之。

枳实三枚（炙）　栀子十四个（擘）　豉一升（包绵）

上三味，以清浆水七升，空煮取四升，内枳实、栀子，煮取二升，下豉，更煮五六沸，去滓，温分再服，覆令微似汗（注：若有宿食者，内大黄如博棋子五六枚，服之愈）。

【词释】

［1］大病：伤寒的统称。

［2］劳复：大病初愈，因过劳而发，谓之劳复。

［3］清浆水：淘米泔水久贮味酸者。

【何注】

大病初愈，正气未愈，余邪未清，本应休养不宜劳累。若劳累后又出现心中烦热、胸脘痞满，大便干结之证，是因余热重新聚于胸膈，气机不舒所致。此时可用枳实栀子豉汤，以清热除烦，宽中行气。

【临床体会】

1.枳实栀子豉汤的方证是：病后初愈，又出现胸中烦热、胃中空虚嘈杂、腹胀满，大便干。此方由栀子豉汤与枳实、大黄组成。栀子豉汤的方证是：胸中燥热或烦热，似有一把火烧灼，胃中空虚嘈杂，胃脘部搅扰不宁、闷塞不舒，但头汗出，虚烦不得眠，舌红，苔黄。《名医别录·卷第二·中品·枳实》言枳实可"破结实，消胀满，心下急痞痛"，结合大承气汤、小承气汤的方证可推测枳实的药证是：腹胀，大便干。因此，若患者兼见栀子豉汤的方证与枳实的药证，可用枳实栀子豉汤共治之。若有宿便多日不出，结于肠中，可加大黄"如博棋子五六枚"，经实测为 5～6g，因《神农本草经·卷四·下品·大黄》中言其可"破癥瘕积聚，留饮宿食，荡涤肠胃，推陈致新，通利水谷道"。

表 10-1　枳实栀子豉汤的"类方－方证－主证"

类方	方证	主证
栀子类方（特征：胸中痞塞不通〈胸中窒闷〉）	病后初愈，又出现胸中烦热窒闷、胃中空虚嘈杂、腹胀满、大便干	胸中烦热窒闷，腹胀满，大便干，多为病后初愈

2."劳复"患者并不一定是虚证，亦可能是实证。徐灵胎在《伤寒论类方·栀子汤类·枳实栀子豉汤》中提道："后人以峻补之剂治劳复，则病变百出也。"对于病愈之后，因劳累而复发的疾病，医者若不辨寒热虚实，对于余热又出，气机痞塞的患者一味用温药峻补，则病情可能不能康复反而加重。

【医家选注】

按：栀子汤加减七方，既不注定何经，亦不专治何误，总由汗吐下之后，正气已虚，尚有痰涎滞气，凝结上焦，非汗下之所能除。经所云"在上者，因而越之"，则不动经气，而正不重伤，此为最便，乃不易之法也。古方栀子皆生用，故入口即吐。后人作汤，以栀子炒黑，不复作吐，全失用栀子之意。然服之于虚烦症，亦有验，想其清肺除烦之性故在也。终当从古法生用为妙。（清代徐灵胎《伤寒论类方·栀子汤类·枳实栀子豉汤》）

枳实栀子豉汤，则应吐剂。此云覆令微似出者，以其热聚于上，苦则吐之；热散于表者，苦则发之。《内经》曰：火淫所胜，以苦发之。此之谓也。王宇泰云：伤寒之邪自外入，劳复之邪自内发，汗吐下随宜施。（明代张遂辰《张卿子伤寒论·卷七·辨阴阳易瘥后劳复病脉证并治第十四》）

伤寒瘥以后，更发热，小柴胡汤主之。脉浮者，以汗解之，脉沉实（一作紧）者，以下解之。（394）

小柴胡汤

柴胡八两　人参二两　黄芩二两　甘草二两，炙　生姜二两
半夏半升，洗　大枣十二枚，擘

上七味，以水一斗二升，煮取六升，去滓，再煎取三升，温服一升，日三服。

【康平本原文】

伤寒瘥以后，更发热，小柴胡汤主之。脉浮者，少以汗解之，脉沉实者，少以下解之。

【何注】

伤寒愈后，经过劳复、食复之后，又见轻微发热，此时正气不足，邪气尚不甚，故用小柴胡汤和解之。若表邪较重，脉显浮象，可以发汗解表，用桂枝类方，麻黄类方等；若内有实邪，脉见沉实，可以用下法通下腑实，用承气类方等。

【临床体会】

1. 本条文提示患者伤寒愈后又见发热，多用小柴胡汤。

2. 在仲景的《伤寒论》中，脉诊所占地位重不重要？答案是肯定的。本条条文便是仲景在辨证中重视脉诊的重要依据。

临床中对汗法、下法的选用，都需以脉为凭证——浮脉属表，需用汗解；沉实之脉为内有里实，需用下法解之。若脉浮，并且出现头痛、发热、身疼、腰痛、骨节疼痛、恶风、恶寒、咳喘、无汗的症状，符合麻黄汤的方证，可以用麻黄汤（麻黄汤的方证中尤为重要的一点便是脉浮，对此仲景已在条文中反复阐述）。若在脉浮的同时，见到发热、恶风恶寒、有汗、头痛、颈项僵硬的症状，符合桂枝汤的方证，可以使用桂枝汤。

"脉实者，宜下之"，可用诸承气类方通下阳明腑实，如见到大便干，腹胀，伴有神志症状的患者，可以用大承气汤下之；若见到口苦，呕吐不止，大便干或按之心下满痛，怕热的患者，可以用大柴胡汤下之。

【医家选注】

此非劳复也，不宜入此。盖瘥后更发热，是隐伏之余热，夹少阳相火而上逆者，居多。故以小柴主之。脉浮、沉、实二句，是就上文而申言之也。盖谓脉弦而浮，则固主小柴以汗之。脉弦沉实，则宜大柴以下之也，俱有弦字为合。喻氏谓汗用枳实、栀、豉，下用枳实、栀、豉加大黄，误，以上条，因劳而神浮火动，故复热。此条是阴分伏匿之余邪，因阳经瘥后，复出而夹少阳之本气以发热耳。果如喻言，则上条夹空中间，亦可主小柴胡汤矣。（清代高学山《伤寒尚论辨似·厥阴经总说·瘥后劳复阴阳易病》）

按：再或伤寒瘥已后更发热者，此热生而病复也。亦必饮食起居，失其节慎之道，而外邪乘虚得感，内邪乘虚易聚也。仲师于热生发热者，与以小柴胡汤主之，不出升清降浊之治，使邪自少阳透越于表。上热散，下热泄，而病可愈矣，亦不出少阳之治也。其间有兼外感而复病者，大病后不宜大汗。喻注谓用枳实栀子豉汤，以微汗是也。其间有兼内伤而复病者，大病后不宜大下。喻注谓枳实栀子豉汤加大黄，以微下是也。然亦有不能该尽者，则于汗下之中，务存大病后之治，庶治复病而不碍于大病后也。此又治余热未尽，而内外更致伤感病复者一也。（清代魏荔彤《伤寒论本义·卷之十七·瘥后劳复》）

大病瘥后，从腰以下有水气者，牡蛎泽泻散主之。（395）

牡蛎泽泻散

牡蛎熬　泽泻　蜀漆暖水洗，去腥　葶苈子熬　商陆根熬　海藻洗，去咸　栝楼根各等分

上七味，异捣，下筛为散，更于臼中治之，白饮和服方寸匕，日三服。小便利，止后服。

【何注】

伤寒病愈之后，水饮之邪停留于体内，壅滞不出向下焦汇聚，故见腰以下出现肿满之证。此时可用牡蛎泽泻散以攻水邪。

【临床体会】

1.牡蛎泽泻散的方证是：腰部及以下（腰部，腿部）出现水肿，口渴，小便少。此方中暗含栝楼牡蛎散一方，可推测出牡蛎泽泻散中方证应有口渴。

2.此方在"小便利，止后服"中，可推测出患者应有小便不利一证。患者服药后，小便增多是病情向愈的指征。小便若利，水肿便消，便可停药，不可多服。

【医家选注】

大病瘥后，脾胃虚弱，不能约制肾水，邪壅下焦，故腰以下肿。《要略》曰：腰以下肿，当利小便。泽泻、葶苈、商陆、海藻皆所以直泄水气也，牡蛎、蜀漆兼攻邪也，栝楼根兼导热也。水出高源，欲直入肺而导之，故用散而不用汤，止服方寸匕，盖药峻而剂则轻矣。（清代程知《伤寒经注·厥阴证治第十二》）

按：大病瘥后，津液已伤，而从腰已下有水气，是水蓄于阴分也。水蓄阴分，非咸不降，故以牡蛎泽泻海藻咸寒之性，入阴软坚，而加蜀漆以通经隧，葶苈商陆以逐水邪，复以栝楼根，于润下导滞之中，回护津液。为散服者，亦以病后当从缓治也。（清代吕震名《伤寒寻源·下集·吴茱萸汤》）

大病瘥后，喜唾[1]，久不了了[2]，胸上有寒，当以丸药温之，宜理中丸。（396）

理中丸

人参、白术、甘草炙、干姜各三两

上四味，捣筛，蜜和为丸，如鸡子黄许大，以沸汤数合，和一丸，研碎，温服之，日三服。

【康平本原文】

大病瘥后，喜唾，久不了了（胸上有寒，当以丸药温之），宜理中丸。

【词释】

[1] 喜唾：时时泛吐涎沫。

[2] 久不了了：绵延不已。

【何注】

伤寒愈后，口中却时时泛吐清晰涎沫，长期缠绵不愈。"脾主涎"，此时脾阳不温，涎唾停聚胸中，上泛于口所致。此时可用理中丸，以温中化饮，

【临床体会】

当患者出现口中常常泛吐清稀涎沫（例如小孩反复输液后遗留此病证），可以考虑用理中丸，笔者认为也可以用甘草干姜汤。

【医家选注】

此病时服凉药太过，伤其胃中之阳，致胃阳虚损不能运化脾脏之湿，是以痰饮上溢而喜唾，久不了了也。故方中用人参以回胃中之阳，其补益之力，且能助胃之瞤动加数，自能运化脾中之湿使之下行。而又辅以白术，能健脾又能渗湿。干姜以能暖胃又能助相火以生土。且又加甘草以调和诸药，使药力之猛者，得甘草之缓而猛力悉化；使药性之热者，得甘草之甘而热力愈长也。至于方后诸多加减，又皆各具精义，随诸证之变化，而遵其加减诸法，用之自能奏效无误也。（近代张锡纯《医学衷中参西录·第七期第四卷·不分经之病烧裈散证、理

中丸证、竹叶石膏汤证》）

此寒伤营，余邪在胃也。瘥后喜唾，因汗下而伤胃中之阳，微寒留滞上脘，甚者，即为胃反，微者，津液凝成，则为喜唾，故不了了。所以参、术、甘草，益胃和中，干姜以温胸膈胃脘之气，驱散余邪，斯因中州阳气不理，故名理中耳。（清代沈明宗《伤寒六经辨证治法·卷八·瘥后劳复》）

伤寒解后，虚羸[1]少气，气逆欲吐，竹叶石膏汤主之。（397）

竹叶石膏汤

竹叶二把　石膏一斤　半夏半升，洗　麦门冬一升，去心　人参二两　甘草二两，炙　粳米半斤

上七味，以水一斗，煮取六升，去滓，内粳米，煮米熟，汤成去米，温服一升，日三服。

【词释】

[1] 虚羸：虚弱消瘦。

【何注】

伤寒解后，余热未清，患者虚弱，消瘦，气短，这是正气不足，仍未恢复至"平人"状态。此时又见干呕欲吐，是胃失和降之证，当需用竹叶石膏汤在清热的基础上固护正气，则正气得充，胃气得降。

【临床体会】

1. 竹叶石膏汤的方证是：烦渴，虚弱，消瘦，短气，气逆欲吐，虚烦失眠，舌红少苔，脉虚数。

表 10-2　竹叶石膏汤的"类方 - 方证 - 主证"

类方	方证	主证
白虎类方（特征：热）	烦渴，虚弱，消瘦，短气，气逆欲吐，虚烦失眠，舌红少苔，脉虚数	烦渴，虚弱短气，脉虚数

2. 此方可治疗"灰中有火"之症。"炉烟虽熄，灰中有火"是一个自然现象，与人相类比，则是指看似病愈却仍有余热未清的病证。

3. 此方大量生石膏，石膏至少需用48g，竹叶常用 10 ～ 15g，以育阴而清热。竹叶石膏汤中需加粳米，我在临床中多嘱患者在药锅中放入一把东北大米与诸药同煎。纵观《伤寒论》，粳米多为配合大量石膏使用，以固护中气，如白虎汤、白虎加人参汤、竹叶石膏汤等。

【医家选注】

竹叶石膏汤主之。此仲景先生治伤寒愈后调养之方也，其法专于滋养肺胃之阴气，以复津液。盖伤寒虽六经传遍，而汗吐下三者，皆肺胃当之。又《内经》云：人之伤于寒也，则为病热。故滋养肺胃，岐黄以至仲景，不易之法也。后之庸医，则用温热之药，峻补脾肾，而千圣相传之精义，消亡尽矣。（清代徐大椿《伤寒论类方·白虎汤类·竹叶石膏汤》）

脉已解者，病邪解而脉已和也。微烦，微热也。解则不当复烦，而日暮微烦者，以病新瘥，不当与谷而强与之，胃虚谷实，不能胜之，则发烦热也。损谷则愈者，谓不可以药治之，但损其谷食，则胃自和耳。（清代尤怡《伤寒贯珠集·卷八·厥阴篇·厥阴诸法》）

病人脉已解[1]，**而日暮微烦，以病新瘥，人强与谷，脾胃气尚弱，不能消谷，故令微烦，损谷**[2]**则愈。**（398）

【词释】

[1] 脉已解：病脉已解，即脉象平和之意。

[2] 损谷：减少饮食。

【何注】

患者脉象平和，大病初愈，若见患者临近傍晚 5 ～ 7 点出现烦躁的症状，是胃气尚有不足，日暮之后难再化谷，故食物郁而化热，上扰神明，故见心烦。此时无须特别治疗，只需减少食物的摄入，或进食更易消化的食物，是胃气能将食物完全消化，烦躁则愈。

【临床体会】

此篇为专门讲解病后康复一章所设，可见并非疾病痊愈便万事大吉，病后仍需注意调摄，否则极易反复发病，或又生新病。病后食物不可过饱，仅需食至六七分饱即可，否则疾病易因食而复发。

【医家选注】

阳明旺于申酉戌，未消之谷在胃，故日暮微烦。方中行曰：脉已解，邪去而无遗也。强与谷，谓压其进食也。损，言当节减之也。盖饮食节则脾胃和，脾胃和则百体安，此调理病余之要法也。（清代徐赤《伤寒论集注·辨阴阳易瘥后劳复病脉证并治法·竹叶石膏汤方》）

李梴曰：复者，其病如初也。新瘥津液未复，血气尚虚，或梳洗言动太早，或思维太过，则成劳复。盖劳则生热，热气乘虚，还入经络，未免再复，宜小柴胡汤、麦门冬汤和之。食复者，新瘥后胃气尚弱，若恣食饮不能克化，依前发热。若用补药，则胃热益增，治须清热消食，轻者腹中微满，损谷自愈，重者必须吐下，宜栀豉枳大黄汤，胸痞者，生姜泻心汤。饮酒复病者，黄连解毒汤。凡复症，先病七日出汗而解。今复举，亦必七日而解。先病十四日出汗而解，今复举，亦必十四日而解。虽三四次复举，亦必三四次发汗而解。但劳复经久不愈，恐成痨瘵。（清代沈金鳌《伤寒论纲目·卷十六·瘥后劳复食复》）

参考书目

［1］覃堃，王辉，但文超，等.何庆勇运用泽泻汤的经验［J］.世界中西医结合杂志，2019，14（5）：636-638.

［2］王辉，高雅，何庆勇.何庆勇运用吴茱萸汤的经验［J］.中国中医急症，2017，26（6）：979-980，1017.

［3］高雅，吴海芳，何庆勇.何庆勇运用苓桂术甘汤的经验［J］.世界中西医结合杂志，2017，12（7）：915-917，932.

［4］王阶，熊兴江，何庆勇，等.方证对应内涵及原则探讨［J］.中医杂志，2009，50（3）：197-199.

［5］邢斌，曾林蕊，周纪芗.类方研究的思路与方法［J］.上海中医药大学学报，2004，18（2）：17-18.

［6］柯琴.伤寒来苏集［M］.北京：学苑出版社，2011.

［7］徐灵胎.徐灵胎医学全书［M］.北京：中国中医药出版社，2015.

［8］尾台榕堂.类聚方广义［M］.北京：学苑出版社，2009.

［9］周雪梅，陈学功，董昌武.论方证辨证的形成源流和运用特点［J］.北京中医药大学学报，2013，36（3）：153-155.

［10］黄煌.论《伤寒论》类方研究的学术意义［J］.南京中医药大学学报，1995，11（2）：18-20.

［11］张仲景.金匮要略［M］.北京：人民卫生出版社，2005：13-14.

［12］刘渡舟.方证相对论［J］.北京中医药大学学报，1996，19（1）：3-5.

［13］马永华.中医临床家——叶橘泉［M］.北京：中国中医药出版社，2005：335-336.

［14］卞庆来，邱文琪，宋美芳，等．从《伤寒论》探讨方证辨证的思路 [J].中华中医药杂志，2018，33（9）：3809-3811.

［15］赵桂芳，何庆勇．何庆勇运用甘麦大枣汤的经验 [J].世界中西医结合杂志，2015，10（1）：7-8，12.

［16］张仲景．伤寒论 [M].北京：人民卫生出版社，2005.

［17］田代华．黄帝内经素问 [M].北京：人民卫生出版社，2005.

［18］田代华．灵枢篇 [M].北京：人民卫生出版社，2005.

［19］张仲景，李群堂．涪陵古本伤寒杂病论 [M].北京：学苑出版社，2015.

［20］山秋五徂，付国英，张金鑫．康治本·康平本伤寒论 [M].北京：学苑出版社，2012.

［21］张仲景．白云阁藏本伤寒杂病论 [M].北京：中国古籍出版社，2017.

［22］张仲景．桂林古本伤寒杂病论 [M].北京：中国中医药出版社，2014.

［23］张仲景，刘世祯，刘瑞瀜．长沙古本《伤寒杂病论》[M].郑州：中原农民出版社，2016.

［24］顾观光，杨鹏举．神农本草经 [M].北京：学苑出版社，2007.

［25］陶弘景，尚志钧．名医别录（辑校本）[M].北京：中国中医药出版社，2013.

［26］苏敬．新修本草 [M].太原：山西科学技术出版社，2012.

［27］孙思邈．备急千金要方 [M].北京：中国医药科技出版社，2011.

［28］孙思邈．千金翼方 [M].北京：中国医药科技出版社，2011.

［29］王焘．外台秘要方 [M].北京：中国医药科技出版社，2011.

［30］管锡华．尔雅 [M].北京：中华书局，2014.

［31］汤可敬．说文解字 [M].北京：中华书局，2018.

［32］张仲景．注解伤寒论 [M].北京：人民卫生出版社，2012.

［33］王肯堂，宋立人．证治准绳 [M].北京：人民卫生出版社，2014.

［34］张遂辰，魏小萌．张卿子伤寒论 [M].北京：中国中医药出版社，2015.

［35］尤怡，张慧芳.伤寒贯珠集［M］.北京：中国古籍出版社，1997.

［36］魏荔彤，刘从明.伤寒论本义［M］.北京：中医古籍出版社，2008.

［37］陈修园.伤寒论浅注［M］.北京：中国中医药出版社，2016.

［38］陈修园.长沙方歌括［M］.北京：中医中医药出版社，2016.

［39］程郊倩，李平，楚更五.伤寒论后条辨整理与研究［M］.北京：中医古籍出版社，2012.

［40］吴人驹，英洪友.医宗承启［M］.北京：中国中医药出版社，2015.

［41］徐大椿.伤寒论类方［M］.北京：中国中医药出版社，2015.

［42］林澜，汪泳涛，刘堂义，等.伤寒折衷［M］.北京：中国中医药出版社，2016.

［43］何贵孚，曲丽芳，傅小燕，等.伤寒论大方图解［M］.北京：中国中医药出版社，2016.

［44］吕震名，王琳.伤寒寻缘［M］.北京：中国中医药出版社，2015.

［45］孟承意，肖梅华.张仲景伤寒原文点精［M］.北京：中国中医药出版社，2016.

［46］张璐，付笑萍，李淑燕.伤寒缵论［M］.北京：中国中医药出版社，2015.

［47］沈明宗，姜枫.伤寒六经辨证治法［M］.北京：中国中医药出版社，2015.

［48］高学山，郭永洁.伤寒尚论辨似［M］.北京：中国中医药出版社，2016.

［49］程知，张再良，杨文喆.伤寒经注［M］.北京：中国中医药出版社，2016.

［50］熊寿试，张苇航.伤寒论集注［M］.北京：中国中医药出版社，2015.

［51］戈颂平，张方毅.伤寒指归［M］.北京：中国中医药出版社，2015.

［52］张锡驹，姜建国.伤寒论直解［M］.北京：中国中医药出版社，2015.

［53］斋宫静斋，浅野徽，吴中平.伤寒论特解［M］.北京：中国中医药出版社，2016.

［54］史以甲，徐江雁.伤寒正宗［M］.北京：中国中医药出版社，2015.

［55］汪琥，王振亮，王晓艳，等.伤寒论辩证广注［M］.北京：中国中医药出版社，2016.

［56］吴仪洛，张胜忠，胡久略.伤寒分经［M］.北京：中国中医药出版社，2015.

［57］郑重光，蔡永敏，吴远旭.伤寒论证辨［M］.北京：中国中医药出版社，2015.

［58］张璐，许敬生，施淼，等.伤寒绪论［M］.北京：中国中医药出版社，2015.

［59］沈金鳌，蔡永敏.伤寒论纲目［M］.北京：中国中医药出版社，2015.

［60］余景和，艾华，曲道炜.伤寒启蒙集稿［M］.北京：中国中医药出版社，2015.

［61］童养学，张大明.伤寒活人指掌补注辨疑［M］.北京：中国中医药出版社，2015.

［62］邵成平，邸若虹.伤寒正医录［M］.北京：中国中医药出版社，2015.

［63］钱潢，谢忠礼，陈素美.伤寒溯源集［M］.北京：中国中医药出版社，2015.

［64］徐赤，吴士镇，汤晓龙.伤寒论集注［M］.北京：中国中医药出版社，2015.

［65］缪存济，邵明义，张慧珍，等.伤寒撮要［M］.北京：中国中医药出版社，2015.

［66］陶华，马作峰.伤寒全生集［M］.北京：中国中医药出版社，2015.

［67］王继志，张宗祥.经证证药录［M］.北京：中国医药科技出版社，2017.

［68］秦之桢，杨丽平，占永立.伤寒大白［M］.北京：中国中医药出版社，2012.

［69］杨璿，李玉清.伤寒温疫条辨［M］.北京：中国医药科技出版社，2019.

［70］黄元御，孙洽熙.黄元御伤寒解［M］.北京：中国中医药出版社，2012.

［71］俞根初，徐荣斋.重订通俗伤寒论［M］.北京：中国中医药出版社，2011.

［72］吕志杰，张锡纯.《医学衷中参西录》临证助读系列.伤寒论分册［M］.北京：人民卫生出版社，2016.

［73］王庆国.伤寒论选读［M］.北京：中国中医药出版社，2016.

［74］王新佩，贾春华.金匮要略［M］.北京：中国中医药出版社，2017.

［75］张文选，王建红.跟刘渡舟学用经方［M］.北京：中国医药科技出版社，2019.

［76］高齐民.高齐民先生经方临床经验集［M］.北京：中医古籍出版社，2019.

［77］单玉堂.单玉堂伤寒论针灸配穴［M］.北京：中国中医药出版社，2016.

［78］何庆勇.白天临证，夜间读书：方证辨证解伤寒［M］.北京：人民卫生出版社，2017.

［79］何庆勇.白天临证，夜间读书：经方治疗疑难病实录［M］.北京：人民卫生出版社，2019.